教育部职业教育与成人教育司推荐教材

全国卫生职业院校规划教材

供中职护理、助产等专业使用

母婴与儿童青少年护理

（第三版）

主　编　黄爱松
副主编　段慧琴
编　者　（按姓氏汉语拼音排序）
　　　　段慧琴　（阳泉市卫生学校）
　　　　冯延平　（平顶山市卫生学校）
　　　　黄爱松　（玉林市卫生学校）
　　　　黄秋玲　（广西医科大学护理学院）
　　　　刘　红　（吉林卫生学校）
　　　　刘丽萍　（阳泉市卫生学校）
　　　　姚伟妍　（惠州卫生学校）

U0193929

科　学　出　版　社
北　京

内 容 简 介

本书以生命周期为主线介绍产科护理与儿童青少年护理,以案例教学为主线,突出"实用、创新、领先"的特色,重在培养学生分析问题、解决问题的能力。本书设计了"引言"、"案例"、"链接"、"小结"等模块,提高学生学习兴趣。同时,又兼顾护士执业考试,正文中插入护考链接并进行分析,章后自测题均采取护士执业考试题型,以案例为主强化训练。

本书主要供中等卫生职业学校护理、助产专业使用。

图书在版编目(CIP)数据

母婴与儿童青少年护理 / 黄爱松主编 . —3 版 . —北京:科学出版社, 2012. 6

教育部职业教育与成人教育司推荐教材·全国卫生职业院校规划教材
ISBN 978-7-03-034167-9

Ⅰ. 母… Ⅱ. 黄… Ⅲ.①产褥期–护理–中等职业教育–教材 ②新生儿–护理–中等职业教育–教材 ③儿科学–护理学–中等职业教育–教材 Ⅳ. R473

中国版本图书馆 CIP 数据核字(2012)第 115593 号

责任编辑:张　茵 / 责任校对:宋玲玲
责任印制:徐晓晨 / 封面设计:范璧合

科学出版社 出版
北京东黄城根北街 16 号
邮政编码:100717
http://www.sciencep.com

北京虎彩文化传播有限公司 印刷
科学出版社发行　各地新华书店经销
*
2004 年 8 月第 一 版　开本:787×1092　1/16
2012 年 6 月第 三 版　印张:15 1/4
2019 年 1 月第十四次印刷　字数:360 000

定价: 38. 00 元
(如有印装质量问题,我社负责调换)

前　言

本教材自 2004 年出版后，被选入教育部职业教育与成人教育司推荐教材，在中等卫生职业学校护理、助产专业中使用，取得了良好的社会效益，对培养中等卫生职业教育护理人才起到积极作用。7 年多来，通过总结前两版教材使用过程中的反馈信息，并以前两版为基础，我们对不足之处努力进行了修订工作。如已略显滞后的内容亟待在其中加入最新的研究成果，给予充实完善；孕产期保健、新生儿窒息复苏等内容在编写中以 2011 年最新护士执业考试大纲为蓝本；增加了护士执业考试要求的内容，如晚期产后出血等，更加体现"实用、创新、领先"的特色。在大家的热情呵护下，本教材第三版今天与大家见面了。第三版突出案例教学，重在培养学生分析、解决问题的能力。

本教材以第二版为基础，对部分章节进行了增减，在此对参与第二版编写工作的陈倩、黄怀宇、孔庆亮、王勤俭、许平、臧伟红、张梅珍老师表示感谢。

护理教育改革在迅速发展，鉴于我们的经验、水平有限，对于本教材内容中的不妥之处，恳请同仁给予提出，以便今后修订时纠正和改进。

编　者

2012 年 3 月

目　　录

第1章

女性生殖系统生理及保健

女性从呱呱坠地开始到衰老是一个渐进的生理过程,各个阶段具有哪些不同的生理特征? 如何针对这些生理特征进行保健呢?

第1节　卵巢和子宫内膜的周期性变化

一、卵巢周期性变化

自青春期开始至绝经前,卵巢在功能和形态上发生周期性变化称为卵巢周期,包括卵泡的发育与成熟、排卵、黄体的形成与退化(图1-1)。

(一)卵泡的发育与成熟

新生儿卵泡数约200万个,临近青春期,原始卵泡开始发育,逐渐达到成熟,每一个月经周期一般只有一个卵泡发育成熟,称成熟卵泡。妇女一生中有400～500个卵泡发育成熟,其余卵泡发育到一定程度后即自行退化,称为卵泡闭锁。在卵泡发育过程中产生雌激素。

(二)排卵

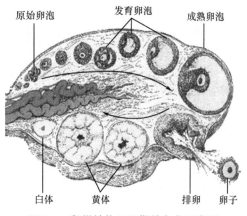

图 1-1　卵巢结构及周期性变化示意图

随着卵泡的发育成熟,卵泡逐渐向卵巢表面外移并突出,在垂体促性腺激素的作用下,成熟卵泡中的卵细胞和卵丘颗粒细胞被排出,称为排卵。排卵在下次月经来潮前14天左右。

(三)黄体的形成与退化

排卵后卵泡塌陷,卵泡内膜细胞和卵泡颗粒细胞向残存卵泡内部侵入,卵泡外膜细胞包裹着外周,形成黄体。排卵后7～8天黄体发育成熟,外观色黄。在黄体发育过程中产生雌激素和孕激素。若排出的卵子未受精,至排卵后9～10日开始退化、萎缩,逐渐变小并纤维化,外观色白,称为白体。黄体退化后月经来潮,新的卵巢周期开始,有一批新的卵泡发育。

考点:排卵时间、黄体退化时间

二、子宫内膜的周期性变化

子宫内膜在卵巢激素的作用下出现与卵巢相对应的周期性变化(图1-2)。

(一)增生期

增生期为月经周期的第5～14天,又称卵泡期。此时卵巢内卵泡发育,分泌雌激素。在雌激素的作用下,子宫内膜腺上皮逐渐增生分化,内膜增厚,腺体增多、增长和弯曲,腺腔扩

1

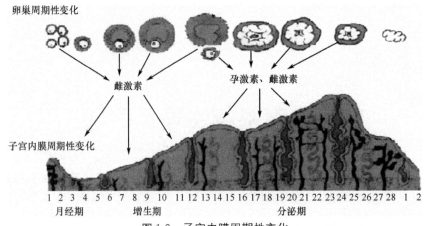

卵巢周期性变化

雌激素

孕激素、雌激素

子宫内膜周期性变化

1 2 3 4 5 6 7 8 9 10 11 12 13 14 15 16 17 18 19 20 21 22 23 24 25 26 27 28 1 2

月经期　　　增生期　　　　　　分泌期

图1-2　子宫内膜周期性变化

大,螺旋动脉也增长并弯曲。

（二）分泌期

分泌期又称黄体期。卵巢已排卵,黄体形成。在黄体分泌的雌激素和孕激素的作用下,内膜腺体更弯曲,腔也变大,螺旋动脉增长并更弯曲,内膜进一步增厚、柔软,利于孕卵着床。

（三）月经期

考点: 子宫内膜周期性变化

月经期为周期第1～4天。卵巢黄体退化,雌激素和孕激素分泌量骤然下降,子宫内膜功能层的螺旋动脉发生持续性收缩,内膜缺血,组织坏死。蜕变及坏死的内膜呈小块状剥脱,从阴道排出,即为经血。

第2节　妇女一生各阶段的生理特点及保健要点

女性出生后,随着年龄的增长,分为新生儿期、儿童期、青春期、性成熟期、围绝经期及老年期等不同阶段。围绕以卵巢的发育和萎缩为中心,每个阶段具有不同的生理功能特征,但没有截然的年龄界限,受遗传、营养、环境和气候的影响而有个体差异。

一、胎　儿　期

（一）生理特点

胎儿期是从卵子受精到分娩,约40周(280天)。最初8周称胚胎,8周后到出生前称胎儿。母体的健康状况、营养、卫生、情绪、用药等因素都直接影响胎儿的生长发育,并可导致流产、先天畸形、早产或死胎的严重后果,因此,加强孕期的保健非常重要。

（二）保健措施要点

胎儿生长发育受子宫内和母亲所处的环境的双重影响。妊娠期特别是胚胎发育阶段,孕妇要注意饮食平衡,避免感染,勿接触有害物质如农药、辐射、职业性有害物质等,整个妊娠期加强胎儿监测,评估胎儿生长发育情况。

二、新生儿期

（一）生理特点

出生后4周内为新生儿期。生后3～4天可出现生理性体重下降,7～10天恢复出生时体重;生后几日内还可出现乳房肿大或有少量乳汁分泌;阴道可有少量血性分泌物排出,其原因是胎儿在子宫内受母体激素的影响,均属生理现象,短期内可自然消退。

（二）保健措施要点

新生儿乳房略隆起注意不要挤压,加强母乳喂养,注意保暖、皮肤清洁(沐浴)、脐部护理等,以利于新生儿健康成长。

三、儿 童 期

（一）生理特点

4周到12岁为儿童期,是身体和心理发育的重要时期。10岁前体格持续生长发育,生殖器官幼稚型;女童10岁以后,卵巢内有少量卵泡发育,但不能发育成熟也不排卵。乳房和内外生殖器开始发育,女性的其他特征开始出现。

（二）保健措施要点

有计划地进行预防接种,完成基础免疫程序,养成良好的卫生、学习和劳动习惯,注意系统的启蒙教育,预防意外事故的发生。

四、青 春 期

自月经初潮至生殖器官逐渐发育成熟的时期为青春期,世界卫生组织(WHO)界定为10～19岁。月经初潮是青春期开始的重要标志。

考点:青春期开始的重要标志

（一）生理特点

1. 全身发育　此期身体尤其是生殖器官发育迅速。

2. 生殖器官发育　进入青春期后,在腺垂体分泌的卵泡刺激素、黄体生成素及卵巢分泌的性激素的作用下,女性内外生殖器逐渐发育成熟(第一性征)。此期外阴由幼稚型向成人型过渡,阴阜隆起,阴毛出现,大小阴唇变肥厚,并出现色素沉着;阴道变长变宽,子宫增大,子宫颈与宫体长度比例为1:2,输卵管变粗,卵巢增大,皮质内有发育至不同阶段的卵泡,使卵巢表面稍呈凹凸不平。

3. 月经来潮　子宫内膜在卵巢激素的作用下呈周期性的变化,并形成月经。月经初潮个体差异很大,它受遗传、营养、情绪、环境、气候等因素的影响。初潮时,卵巢功能尚不稳定,初潮后月经不规则,易出现无排卵性功血,流血多时会引起贫血,一定要重视。

4. 第二性征发育　青春期女性,随着生殖器官发育,第二性征出现。乳房发育逐渐丰满,阴毛、腋毛出现,并呈现音调较高,骨盆横径的发育大于前后径,胸、肩部的皮下脂肪更多,显现女性特有的体态。

5. 心理、情绪不稳定　青春期由于体内激素水平不稳定,人易激动,逆反心理强,月经前更明显。

（二）保健措施要点

在保健工作上,要注意月经期卫生,保证供给足够营养以满足生长发育加速所需,加强体格锻炼和注意充分休息;根据心理、精神上的特点加强教育和引导,使之树立正确的人生观,培养优良的道德品质,保证青少年的身心健康。

考点:青春期保健

五、性 成 熟 期

（一）生理特点

也称生育期,自18岁左右开始,持续约30年。此期女性卵巢功能成熟并有性激素分泌及周期性排卵,具有旺盛的生殖功能。

（二）保健措施要点

此期要做好婚前保健咨询、优生优育、孕期保健、安全分娩、产褥期保健、避孕措施选择等工作。定期体检,防治妇女常见病,如月经异常、生殖道感染、性传播疾病、生殖道肿瘤等。

六、围 绝 经 期

（一）生理特点

妇女卵巢功能逐渐衰退,生殖器官开始萎缩向衰退过渡的时期称围绝经期。此期最突出的表现为经量渐少或月经紊乱,最后月经完全停止。此期特点是卵巢功能逐渐衰退,卵泡不能发育成熟及排卵,生殖器官逐渐萎缩。一般发生在 45～55 岁,但个体差异大。此期内有一部分妇女因不能适应体内内分泌功能变化而发生自主神经功能紊乱,出现一系列症状,如烦躁、失眠、焦虑等,症状严重程度与神经类型、受教育程度等有关。

（二）保健措施要点

保健重点是提倡健康乐观的生活方式,重视饮食营养和适当运动,给予关心、理解,帮助平安度过。定期体检,重点防治无排卵型功能失调性子宫出血、围绝经期综合征、乳腺及生殖器官肿瘤等。

七、老 年 期

（一）生理特点

国际上一般以年龄 60 岁以后为老年期。此期卵巢缩小、变硬、表面光滑,阴唇的皮下脂肪减少,阴道黏膜变苍白光滑、阴道逐渐缩小,子宫及宫颈萎缩、体积缩小。由于激素下降,骨及脂质代谢失调,常引起老年性阴道炎、骨质疏松、代谢性疾病。

（二）保健措施要点

保持乐观精神状态和良好的生活习惯,多食用富含钙的食品,适量运动,戒烟限酒,心理平衡;定期体检,防治老年性阴道炎、心脑血管病变、骨质疏松等。

第3节 月经的临床表现及月经期保健

（一）月经的定义

随着卵巢的周期性变化,子宫内膜周期性脱落及出血,称为月经,是女性生殖功能成熟的标志之一。

（二）月经的临床表现

1. 初潮 月经第一次来潮称为月经初潮。初潮年龄为 11～18 岁,多在 12～14 岁。初潮年龄的早晚受气候、体质、营养等因素影响。

2. 周期 相邻两次月经第 1 日的间隔时间称为一个月经周期,一般为 28～30 天。周期的长短因人而异。

考点:月经的周期、经量及特点

3. 月经期及经量 正常月经持续 2～7 天,一般 3～5 天,月经量 30～50ml。

4. 月经血特征 月经血呈暗红色,主要为血液,尚有子宫内膜碎片、宫颈黏液及脱落的阴道上皮细胞。其主要特点是呈不凝固状态,在出血多的情况下出现血凝块。

5. 月经期的症状 有些妇女可有下腹及腰骶部下坠感、头痛、失眠、精神抑郁、易激动、恶心、呕吐、便秘和腹泻,一般不影响工作和学习。

（三）月经期保健

1. 正确认识月经 通过多种途径宣传教育，普及生殖器官发育和月经生理知识，认识月经是正常生理现象；月经期应保持精神愉快，避免精神刺激和情绪波动。

2. 注意经期卫生，预防感染 注意外生殖器的清洁，经期不宜盆浴，可以淋浴，防止上行感染；所使用的卫生巾要柔软、清洁、勤换。

3. 防寒保暖，避免过度劳累 注意避免寒冷刺激，如冷水浴、水下活动等；月经期间如果受到突然和过强的冷刺激，可引起经血过少或痛经。注意适当休息和保持充足的睡眠，避免过度劳累。

考点：月经期保健措施要点

4. 加强营养 营养均衡，不宜吃生冷、酸辣、酒类等刺激性食物，多饮开水，保持大便通畅，减少盆腔充血。

小结

女子出生后可划分为新生儿期、儿童期、青春期、性成熟期、围绝经期及老年期，它是一个不断发展的过程，没有截然的年龄界限。青春期和围绝经期由于卵巢激素水平波动大，心理、生理上变化很大，应鼓励她们积极参加体育锻炼，进行必要的心理疏导，提倡社会和家庭的共同关心，积极开展多种形式的健康知识教育。

卵巢周期性变化，包括卵泡的发育与成熟、排卵、黄体的形成与退化。子宫内膜在卵巢激素的作用下出现与卵巢相对应的周期性变化，即增生期、分泌期、月经期。

月经期是周期的开始，也是子宫内膜周期性变化的结果，月经周期、经量、经期有个体差异。月经期应保持心情愉快，注意经期卫生，预防感染，防寒保暖，避免过度劳累，均衡营养。

⑩ 自 测 题

A₁ 型题

1. 女性青春期开始的标志是（ ）
 A. 出现阴毛和腋毛 B. 乳房丰满
 C. 月经初潮 D. 音调变高
 E. 胸部肩部皮下脂肪增多

2. 青春期的生理特点下列哪项错误？（ ）
 A. 一般年龄在 10～19 岁为青春期
 B. 月经来潮
 C. 生殖器官逐渐发育成熟
 D. 此期心理状态不稳定
 E. 此期月经不规则是子宫发育不健全之故

3. 子宫内膜最适合于受精卵着床的时期是（ ）
 A. 增生期 B. 分泌期 C. 月经期
 D. 月经前期 E. 月经后期

4. 月经期保健，错误的是（ ）
 A. 避免重体力劳动 B. 防寒保暖
 C. 禁止性交 D. 禁止游泳
 E. 保持会阴清洁，每日坐浴一次

5. 有关对月经期的描述下列哪项不正确？（ ）
 A. 月经周期是两次月经第一天间隔时间
 B. 月经血主要特点是不凝固
 C. 月经周期每个妇女都一样
 D. 一般月经期无症状
 E. 月经血一般呈暗红色

A₂ 型题

6. 某女士，平素月经周期为 42 天，请问其排卵时间大概是在月经周期的（ ）
 A. 第 13～14 天 B. 第 17～18 天
 C. 第 21～22 天 D. 第 27～28 天
 E. 第 31～32 天

7. 某女士，其平时月经周期是 35 天，现处在月经周期第 25 天，请问其子宫内膜所处的时期以下何项正确？（ ）
 A. 月经期 B. 增生期 C. 分泌期
 D. 性成熟期 E. 卵泡发育期

（黄秋玲）

第2章

孕妇妊娠期的生理、心理变化及保健

"十月怀胎，一朝分娩"是每一位孕妇即将为人母期盼的事情，在这漫长、充满期待的妊娠期，孕妇会有哪些身体和心理上的变化？怎样才能保证胎儿的安全？

第1节 妊娠生理

考点：临床上妊娠开始时间

妊娠是胚胎和胎儿在母体内发育成长的全过程。卵子受精是妊娠的开始，胎儿及其附属物自母体产道排出是妊娠的终止。临床上将末次月经第1日作为妊娠的开始，妊娠全过程平均40周，即10个妊娠月。妊娠是一个连续的、复杂而极为协调的过程。

一、胎儿发育

（一）受精及受精卵的发育与运送

受精是指精子与卵子结合的过程。已受精的卵子称受精卵或孕卵。受精卵形成标志着新生命的诞生。

受精卵借助输卵管的蠕动和输卵管上皮纤毛的推动向宫腔移动，同时进行有丝分裂。受精卵有丝分裂称卵裂，在受精后72小时分裂成16个细胞的桑葚胚，随后形成早期胚泡，在受精后第4日进入宫腔，继续分裂发育成晚期胚泡。

考点：植入开始及结束时间

（二）受精卵植入

植入也称着床，是指晚期胚泡侵入子宫内膜被子宫内膜覆盖的过程。在受精后第6~8日开始，11~12日结束（图2-1）。植入的部位多在子宫底及子宫体的前壁或后壁。

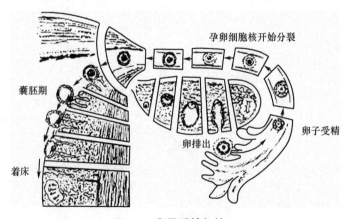

图 2-1　卵子受精与植入

（三）胚胎和胎儿发育

受精后 8 周内是人胚主要器官结构分化的时期,称为胚胎期。受精后 9 周起,是各器官进一步发育逐渐成熟的时期,称为胎儿期。胎儿各时期发育特征如下。

8 周末:已初具人形,能辨认眼、鼻、耳等头面部器官。B 超见心脏搏动。

12 周末:胎儿身长约 9cm,体重约 14g。外生殖器已发育,部分可辨认男女。

16 周末:胎儿身长约 16cm,体重约 110g,部分经产妇有胎动感。从外生殖器可确认胎儿性别。

20 周末:胎儿身长约 25cm,体重约 320g。开始出现吞咽、排尿功能。孕妇腹部听诊能听到胎心音。

24 周末:胎儿身长约 30cm,体重约 630g。各脏器均已发育,开始出现皮下脂肪沉积。

28 周末:胎儿身长约 35cm,体重约 1000g。头发、指(趾)甲已长出,眼睛半张开,有呼吸运动。此时娩出生存能力很差,若加强护理,可能存活。

32 周末:胎儿身长约 40cm,体重约 1700g。皮肤深红,面部毫毛已脱落。

36 周末:胎儿身长约 45cm,体重约 2500g。指(趾)甲已达指(趾)端,皮下脂肪多,毫毛明显减少,出生可以存活。

40 周末:胎儿身长约 50cm,体重约 3000g 以上。皮肤粉红,皮下脂肪多。出生后哭声响亮,吸吮力强。女性大小阴唇发育良好,男性睾丸已降至阴囊内,胎儿已发育成熟。

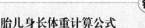

链接

胎儿身长体重计算公式

临床根据妊娠月份估算胎儿身长和体重,也可以从新生儿身长或体重判断胎儿月份,计算公式:

妊娠 20 周前:

胎儿身长(cm)＝妊娠月数的平方

体重(g)＝妊娠月份的立方×2

妊娠 20 周后:胎儿身长(cm)＝妊娠月数×5

体重(g)＝妊娠月份的立方×3

考点:妊娠 8 周、12 周、16、20 周、36、40 周胎儿发育特征及临床意义

二、胎儿附属物的形成及其功能

胎儿附属物包括胎盘、胎膜、脐带和羊水。

（一）胎盘

1. 胎盘的构成　胎盘由底蜕膜、叶状绒毛膜和羊膜构成,是母体与胎儿间进行物质交换的重要器官。

(1)蜕膜:孕卵着床后,致密层蜕膜样细胞增大变成蜕膜细胞,子宫内膜进一步发育增厚,称为蜕膜。根据蜕膜与孕卵植入的位置关系,将蜕膜分为 3 部分:底蜕膜、包蜕膜、真蜕膜(图 2-2)。其中底蜕膜构成胎盘的母体部分。

(2)绒毛膜:胚泡植入子宫内膜后,在胚泡表面形成许多毛状突起称为绒毛。与包蜕膜接触的绒毛称滑泽绒毛,底蜕膜处的绒毛称叶状绒毛膜。叶状绒毛膜构成胎盘的胎儿部分。

(3)羊膜:是附着在绒毛膜板表面上的光滑、无血管、神经及淋巴的半透明薄膜,构成胎盘的胎儿面(图 2-3)。

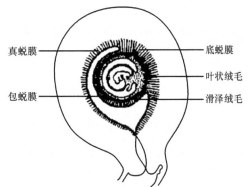

图 2-2　早孕妊娠子宫蜕膜与绒毛的关系

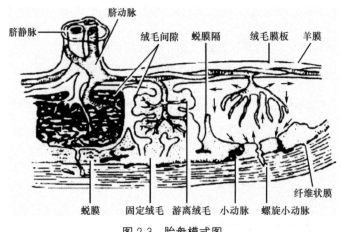

图2-3 胎盘模式图

考点: 胎盘的解剖

2. 胎盘的大体结构 胎盘于妊娠6~7周开始形成,至12周基本形成。足月妊娠的胎盘呈圆形或椭圆形盘状,中间厚,边缘薄,重450~650g,直径16~20cm,厚1~3cm。胎盘分胎儿面和母体面,胎儿面表面为羊膜,光滑,灰白色,中央或稍偏处有脐带附着;母体面呈暗红色,由18~20个胎盘小叶组成。

3. 胎盘的功能

(1) 气体交换:母儿之间氧气和二氧化碳在胎盘中以简单扩散方式进行交换,以维持胎儿生长发育氧气的需要,替代胎儿呼吸系统功能。

(2) 营养物质供给:胎儿生长发育所需要的营养物质如糖、氨基酸、维生素和电解质等通过易化扩散、主动转运和酶的作用由胎盘转运供给,胎盘替代了胎儿的消化功能。

(3) 排泄代谢产物:胎儿代谢产物尿素、尿酸、胆红素等,经胎盘送入母血,再由母体排出体外。

考点: 通过胎盘的物质

(4) 防御功能:母体免疫球蛋白(如IgG)可通过胎盘进入胎儿体内,使新生儿在出生后短期内避免感染一些疾病(如麻疹)。各种病毒(如风疹病毒、流感病毒、巨细胞病毒等)、细菌、弓形虫、衣原体、支原体、螺旋体等可在胎盘形成病灶,破坏绒毛结构,从而感染胎儿;分子质量小、对胎儿有害的药物可通过胎盘导致胎儿发育畸形甚至死胎。因此,胎盘的屏障作用极有限。

考点: 合成的激素及HCG达最高峰时间

(5) 合成功能:胎盘能合成激素和酶。激素有蛋白激素和甾体激素两大类:①蛋白激素有人绒毛膜促性腺激素(HCG)、人胎盘生乳素等。HCG由合体滋养细胞分泌,约在受精后6日开始分泌。妊娠8~10周血清浓度达最高峰。②甾体激素有雌激素、孕激素,酶有缩宫素酶、耐热性碱性磷酸酶等,以维持妊娠并促进胎儿生长。

考点: 胎盘的功能

(6) 免疫功能:在妊娠期母体对于同种异体物的胎儿和胎盘并不产生排斥现象。实验证明,在滋养细胞中可检测到免疫抑制因子,使母体对胎儿胎盘组织有免疫耐受性。

(二)胎膜

胎膜由绒毛膜和羊膜组成,外层为绒毛膜,内层为羊膜,与覆盖胎盘、脐带的羊膜层相连。主要作用是保护胎儿、阻止病原体进入宫腔,避免感染。胎膜在分娩发动上也起一定的作用。

(三)脐带

脐带由胚胎发育过程中的体蒂发展而成,是胎儿和胎盘连接的纽带。足月胎儿脐带长

30～70cm,平均 55cm。脐带内有一条脐静脉和两条脐动脉,脐带内脐血管周围布满胶样结缔组织,称华通胶,起到保护脐带血管的作用。胎儿和母体之间的营养和代谢物质交换通过脐血管完成。

考点:脐带内的血管组成

（四）羊水

充满在羊膜腔内的液体,称为羊水。母体血清经胎膜进入羊膜腔的透析液是妊娠早期羊水的来源,胎儿的尿液是妊娠中晚期羊水的主要来源。羊水在羊膜腔内通过胎盘、胎膜、胎儿不断地进行液体交换,以保持羊水量的相对平衡。妊娠 38 周羊水量约 1000ml,妊娠 40 周羊水量约 800ml。妊娠早期羊水澄清,妊娠足月后羊水中含有胎脂、胎儿脱落上皮细胞、毳毛、毛发、少量白细胞、白蛋白、尿酸盐等,略显浑浊,pH 为 7.20。

羊水的功能:①保护胎儿。防止胎体畸形和胎肢粘连,保持羊膜腔内恒温、恒压,减轻子宫受挤压对胎儿的影响。②保护母体。可减轻因胎动所致母体的不适感,临产破膜后羊水有润滑产道和冲洗产道的作用。③宫内诊断。妊娠期抽取羊水检测胎儿成熟度、胎儿性别、遗传性和先天性疾病。

考点:正常足月妊娠羊水的量、羊水的功能

第 2 节　妊娠期母体的生理与心理变化

为了适应胚胎胎儿的不断生长发育,在妊娠期间孕妇体内各系统发生一系列解剖和生理变化,同时孕妇因受家庭、社会因素的影响而发生心理变化。因此,护理人员要了解妊娠期母体身心变化,及时做好健康教育和心理疏导,帮助孕妇顺利度过妊娠期。妊娠过程临床上分成 3 个时期:妊娠 13 周末以前称为早期妊娠;第 14～27 周末称中期妊娠;第 28 周及其以后称晚期妊娠。

一、妊娠期母体的生理变化

（一）生殖系统

1. 子宫

(1) 子宫体:逐渐增大变软。妊娠 12 周时,增大的子宫超出盆腔。足月妊娠,子宫增大至 35cm×25cm×22cm 左右,宫腔容积由非孕时 5ml 增大至 5000ml,重量约 1000g。妊娠晚期由于盆腔左侧乙状结肠占据,子宫呈不同程度的右旋。

(2) 子宫峡部:非孕时子宫峡部长 1cm,随着妊娠月份的增加,子宫峡部逐渐伸展拉长变薄,临产时伸展至 7～10cm,成为产道的一部分,称为子宫下段。

(3) 子宫颈:妊娠早期宫颈质地变软,黏膜呈紫蓝色(称着色)。宫颈管内腺体肥大增生,宫颈黏液增多、黏稠,形成黏液栓,防止病原体侵袭宫腔。

考点:妊娠期子宫体、子宫峡部的变化

2. 输卵管　妊娠期输卵管伸长,黏膜呈蜕膜样变。

3. 卵巢　体积略增大,停止排卵。受孕后,排卵侧卵巢的妊娠黄体在妊娠 6～7 周内产生雌激素和孕激素,起到维持妊娠的作用。妊娠 10～12 周后妊娠黄体开始萎缩,由胎盘代替卵巢分泌雌激素和孕激素。

4. 外阴、阴道　外阴皮肤色素沉着,组织松弛,皮肤增厚。阴道黏膜充血呈紫蓝色,皱襞增多伸展性增大,分泌物增多,酸度增强。

考点:妊娠期卵巢停止排卵,阴道酸度增强

（二）乳房

受胎盘分泌的雌激素、孕激素的影响,乳房增大,乳头乳晕色素沉着,乳晕外围的皮脂腺肥大形成散在的结节状隆起,称蒙氏结节。妊娠中晚期可挤出少量稀薄黄色乳汁,称初乳。

9

（三）血液循环系统

妊娠6~8周血容量开始增加,至妊娠32~34周达到高峰,增加40%~45%,平均约增加1450ml,血浆约增加1000ml,红细胞约增加450ml。由于血浆增加多于红细胞,血液稀释,出现生理性贫血。妊娠期因纤维蛋白原、球蛋白含量增高及多种凝血因子增加,血液处于高凝状态。

考点:妊娠期血容量的变化、心率每分钟增加次数、仰卧位低血压综合征

自妊娠10周开始心排血量增加,心率每分钟增加10~15次。由于增大的子宫使膈肌上升,导致心脏向上、向左、向前移位,大血管有扭曲,孕妇心尖区可闻及Ⅰ~Ⅱ级柔和吹风样收缩期杂音。妊娠期如果孕妇长时间处于仰卧位姿势,可引起回心血量减少,心排血量减少使血压下降,称为仰卧位低血压综合征。

（四）消化系统

妊娠期在雌激素的作用下,齿龈肥厚,容易出血。孕早期多数孕妇出现恶心、呕吐、食欲缺乏等现象。妊娠中晚期,胃肠蠕动减弱,胃排空时间延长,出现上腹饱胀、便秘等。

（五）泌尿系统

妊娠早期、晚期因膀胱受压出现尿频。肾血流量和肾小球滤过率均增加,可有生理性糖尿。孕妇仰卧位时尿量增加,出现夜尿量多于日间尿量。肾盂及输尿管自妊娠中期轻度扩张,尿流缓慢。妊娠期子宫右旋,压迫右侧输尿管,可致肾盂积水,孕妇易患右侧肾盂肾炎。

（六）呼吸系统

妊娠期孕妇呼吸加快,以胸式呼吸为主。呼吸道黏膜充血、水肿,抵抗力下降,易患呼吸道感染。

（七）内分泌系统

妊娠期无卵泡发育成熟及排卵,脑垂体、肾上腺、甲状腺等腺体均有不同程度的增大,但无功能异常的表现。

（八）皮肤

脑垂体分泌促黑素细胞激素增加,面部、乳头、外阴、腹白线出现色素沉着。由于妊娠子宫增大可使腹部皮肤弹力纤维断裂,出现紫红色或淡红色的条纹,称妊娠纹。

（九）其他

考点:妊娠期孕妇体重的变化

基础代谢率(BMR)在妊娠早期稍降低,妊娠中期后逐渐增加。糖、脂肪、蛋白质、矿物质、维生素等物质代谢增加。骨骼关节及韧带松弛,常出现腰骶部及肢体轻微疼痛。妊娠12周前体重无明显变化,妊娠13周起体重平均每周增加不超过350g,妊娠晚期体重平均每周增加不超过500g,至妊娠足月体重平均增加12.5kg。

二、妊娠期母体的心理变化

妊娠期是女性一生中的特殊阶段,孕妇几乎将全部情感和精力都注入腹中渐渐成熟起来的小生命,心理、感情变化极为丰富。可出现惊讶和震惊、矛盾、接受、情绪不稳定、内省等心理反应,因此,护士应及时评估孕妇的心理反应,并根据不同时期的心理特点提供相应的护理指导,确保孕妇健康愉快的心理状态。

（一）早期妊娠孕妇心理变化

这一时期,由于内分泌激素变化和早孕反应,不仅身体出现了不适,心理反应也很强烈。或多或少表现出惊讶和震惊,且有一种孕育新生命的兴奋和骄傲感,但心理上变得脆弱、依赖性强;如果是计划外妊娠或为住房、收入、照料婴儿等问题担心,则会陷于矛盾、烦恼、焦虑、抑郁当中。

（二）中期妊娠孕妇心理变化

随着早孕反应症状的消失,孕妇的饮食和睡眠恢复正常,情绪趋于稳定,随着腹部增大及胎动的出现,孕妇开始感受到"孩子"的真实存在,逐渐接受妊娠的事实。主动请教有经验的人或医护人员,学习孕育知识,注重自身健康和胎儿点滴变化。但由于受体内激素的影响,孕妇心理反应不稳定,情绪波动大。

（三）晚期妊娠孕妇心理变化

妊娠晚期,孕妇特别关注自己的身体,出现以自我为中心,同时关心自己的休息和独处的内省行为,以保障自身和胎儿的安全。随着子宫不断增大,孕妇感到身体越来越沉重,行动不便,渴望尽快结束分娩,但又担心分娩的痛苦及安全,因此,心理压力有所加重,有时会出现焦虑,甚至恐惧,渴望得到家人和医护人员的帮助。

第 3 节　产 前 检 查

案例2-1

某女士,29 岁,已婚。孕 2 产 0,孕 24 周应约来院检查。末次月经 2011 年 5 月 18 日,由于既往有稽留流产史,此次妊娠非常担心腹中胎儿是否安全、健康。现按预约来检查,并向护士询问如下问题。

问题:1. 预产期是什么时候?

2. 如何进行胎动计数以监护胎儿安危?

3. 间隔多长时间来医院做检查一次?

一、概　　述

妊娠初诊在早孕第 12 周左右进行,初诊内容主要是确诊是否妊娠,建立孕产期保健卡或保健手册。妊娠中晚期行产科检查时,每次均询问健康状况,即自上次检查后有无不适症状如头晕、眼花、眩晕等,有无阴道流血,胎动有无异常;每次检查均测量体重、血压,检查宫底高度、腹围、胎方位、胎心音等。如有异常,按高危妊娠管理。

定期进行产前检查是孕期护理的重要方法,其目的是为了明确孕妇、胎儿的健康状况和需求,及时发现妊娠合并症和并发症,并给予相应的健康指导和护理措施,确保孕妇和胎儿的健康,顺利度过妊娠期,同时初步确定分娩方案。产前检查时间从确诊早孕开始,在妊娠 12 周前建立孕产妇保健卡。2011 年 6 月 23 日卫生部下发的《孕产期保健工作管理办法》和《孕产期保健工作规范》中提出:孕期应当至少检查 5 次。孕中期至少 2 次(建议分别在孕 16～20 周、孕 21～24 周各进行 1 次),孕晚期至少 2 次(其中至少在孕 36 周后进行 1 次),发现异常或高危妊娠应酌情增加产前检查次数。目前较多医院采取的产前检查孕周是:妊娠 20～36 周间每 4 周检查 1 次,自妊娠 36 周起每周检查 1 次。

考点:产前检查的时间

链接

围生医学

围生医学(perinatology)又叫围产医学,是研究围生期内加强围生儿及孕产妇的卫生保健,也是研究胚胎的发育、胎儿的生理病理及新生儿和孕产妇疾病的诊断和防治的科学。

国际上对围生期的规定有 4 种。围生期Ⅰ:从妊娠满 28 周至产后 1 周。围生期Ⅱ:从妊娠满 20 周至产后 4 周。围生期Ⅲ:从妊娠满 28 周至产后 4 周。围生期Ⅳ:从胚胎形成至产后 1 周。我国采用围生期Ⅰ保健。围生期病死率是衡量一个国家和地区妇幼保健工作的重要指标。

二、护 理 评 估

（一）健康史

1. 个人基本资料　包括姓名、年龄、籍贯、职业、教育程度、宗教信仰、经济状况、婚姻状况及结婚年龄、住址和联系方式等。

2. 推算预产期(EDC)　方法为：从末次月经(LMP)第1日算起，月份减3或加9，日数加7（农历的LMP则先转换成公历再行计算）。例如，末次月经第1日是公历2011年11月12日，预产期应为公历2012年8月19日。末次月经第1日是农历2011年10月初二，先换成公历是2011年10月28日，则其预产期为公历2012年8月4日。如孕妇记不清末次月经的日期或哺乳期月经未复潮即受孕者，则根据早孕反应出现时间及消失时间、首次胎动时间以及子宫高度、B型超声（简称B超）检查胎儿大小等加以估计。

考点：预产期的推算

3. 本次妊娠经过　了解本次妊娠早孕反应出现的时间和严重程度，有无病毒感染史及用药情况，开始出现胎动的孕周，有无阴道流血、头痛、心悸、气短、下肢水肿等症状。

4. 既往史　注意询问孕妇是否有高血压、心脏病、糖尿病、血液病、传染病（如结核病等）、肝肾疾病、骨软化症、过敏性疾病，有无手术史及腹部外伤史等，注意其发病时间和治疗情况。

5. 月经史和孕产史　包括月经初潮的年龄、月经周期和月经持续时间，避孕方式、妊娠次数、流产、早产、足月产、过期产、自然分娩、剖宫产、难产、急产、产后出血史等。

6. 家族史　家族中有无高血压、糖尿病、双胎妊娠及其他遗传性疾病史。

7. 丈夫健康状况　重点了解有无烟酒嗜好及遗传性疾病等。

（二）身心状况

考点：正常孕妇的血压值

1. 全身检查　测量孕妇的身高、体重、生命体征，观察营养、发育、步态、精神状态等情况。检查乳房发育、乳头大小及有无乳头凹陷等，心、肺等器官有无异常，脊柱及下肢有无畸形。一般正常孕妇血压不应超过140/90mmHg，或与基础血压相比不超过30/15mmHg。身高在145cm以下的孕妇，常有骨盆狭窄，应以注意。

2. 产科检查　包括腹部检查、骨盆测量、阴道检查、肛门检查、绘制妊娠图。检查前要告知孕妇检查的目的、经过，并做好相关准备，配合检查。检查时注意保暖、动作轻柔及保护孕妇的隐私。

（1）腹部检查：孕妇排空膀胱后仰卧于检查床上，头部稍垫高，暴露腹部，双腿略屈曲稍分开，使腹肌放松，检查者站在孕妇右侧。

1）视诊：观察腹部形状，有无妊娠纹、水肿及手术瘢痕。子宫呈纵椭圆形则纵产式的可能性大；子宫呈横椭圆形，横位可能性大。

2）触诊：可了解胎儿大小，确定胎产式、胎方位、胎先露及其入盆情况。

•测量宫高和腹围：孕妇取仰卧姿势，用软尺测量耻骨联合上缘中点至子宫底部的弧形长度为宫高；用软尺测量经过脐水平线

链接

宫高与孕月的关系

宫高与孕月的关系见表2-1。

表2-1　不同妊娠周数的子宫底高度

妊娠周数	手测子宫底高度	尺测耻上子宫底高度(cm)
12周末	耻骨联合上2～3横指	
16周末	脐耻之间	
20周末	脐下1横指	18(15.3～21.4)
24周末	脐上1横指	24(22.0～25.1)
28周末	脐上3横指	26(22.4～29.0)
32周末	脐与剑突之间	29(25.3～32.0)
36周末	剑突下2横指	32(29.8～34.5)
40周末	脐与剑突之间或略高	33(30.0～35.3)

环绕腹部一周的长度为腹围,均以"cm"为单位。测量宫高和腹围,可估计胎儿体重。

• 腹部四步触诊:孕妇取仰卧位,屈双膝使腹部肌肉松弛。摸清子宫底高度,估计胎儿大小与妊娠周数是否相符,分辨胎背及胎儿四肢的位置,判断胎先露的形状、大小、软硬,并确定胎先露部入盆的程度(图 2-4)。前 3 步手法检查者面向孕妇头部,第 4 步手法检查者面向孕妇足端。具体的操作方法见实训 1 产前检查技能训练。

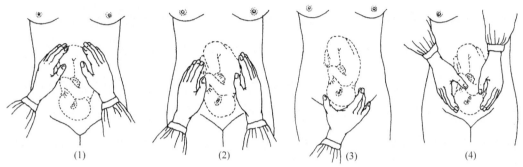

(1) (2) (3) (4)

图 2-4 腹部四步触诊法

3) 听诊:胎心在胎儿背部靠近头侧听得最清楚。妊娠 24 周前多在孕妇腹部脐下听取,妊娠 24 周后应根据胎方位选择胎心听诊位置。头先露时胎心在孕妇脐下左侧或右侧听取,臀先露时胎心在孕妇脐上左侧或右侧听取,肩先露则在脐周围听得最清楚(图 2-5)。

(2) 骨盆测量:包括骨盆外测量和骨盆内测量。通过骨盆外测量可以间接了解真骨盆各平面大小,初步判断分娩的难易程度。骨盆外测量常测量以下径线。

髂棘间径(IS):孕妇取伸腿仰卧位,测量两侧髂前上棘外缘的距离(图 2-6),正常值为 23～26cm。

髂嵴间径(IC):同以上体位,测量两侧髂嵴外缘最宽的距离(图 2-7),正常值为 25～28cm。

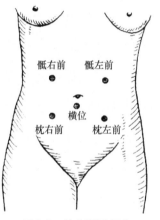

骶右前 骶左前

横位

枕右前 枕左前

图 2-5 胎心听诊部位

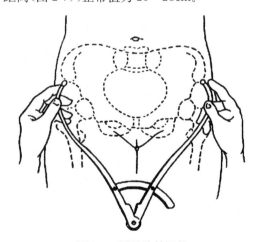

图 2-6 测量髂棘间径

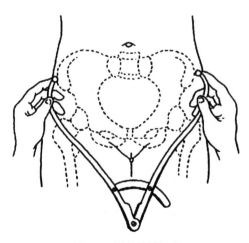

图 2-7 测量髂嵴间径

骶耻外径(EC)：孕妇取左侧卧位，右腿伸直，左腿屈曲，测量第5腰椎棘突下到耻骨联合上缘中点的距离(图2-8)，正常值为18～20cm。

坐骨结节间径(IT)：或称出口横径。孕妇取仰卧位，两腿向腹部弯曲，双手抱双膝，测量两坐骨结节内侧缘的距离(图2-9)，正常值为8.5～9.5cm。

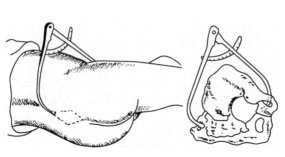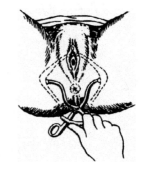

图2-8　测量骶耻外径　　　　　　　　图2-9　测量坐骨结节间径

耻骨弓角度：将两拇指尖斜着对拢置于耻骨联合下缘，左右两拇指平放在耻骨降支上，测量两拇指间角度，即耻骨弓角度，正常值为90°，小于80°为异常(图2-10)。

（3）阴道检查：早孕初诊时作双合诊检查，了解子宫附件情况，妊娠最后一个月内避免阴道检查。

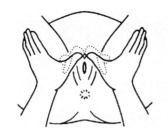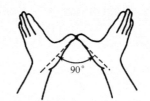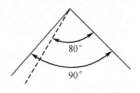

图2-10　测量耻骨弓角度

考点： 产科检查的内容及方法，如腹部四步触诊每一步的检查目的与方法，骨盆外测量的径线与正常值及临床意义

（4）肛诊：通过肛门指诊了解胎先露、骶骨前面弯曲度、坐骨棘间径及坐骨切迹宽度及骶尾关节的活动度。

3. 心理社会状况　早期妊娠主要评估孕妇对妊娠的接受程度，是否主动参与产前指导、谈论怀孕的感受和疑虑以及与丈夫和家人的关系等。中晚期妊娠主要评估孕妇对妊娠的情绪反应，评估支持系统，特别是丈夫对孕妇的关心支持程度。评估孕妇的家庭情况如居住环境、民族习惯、宗教信仰以及孕妇在家庭中的角色等。

（三）辅助检查

包括基本检查项目：血常规、血型、尿常规、肝功能、肾功能、阴道分泌物检查、乙肝表面抗原、梅毒血清学检测、艾滋病病毒抗体检测、B超检查等。根据妊娠期孕妇具体情况适当增加下列检查：血糖、唐氏筛查、糖尿病筛查、血甲胎蛋白(AFP)测定、羊水细胞培养染色体核型分析等。

三、护 理 问 题

1. **知识缺乏**　缺乏妊娠期保健知识。
2. **焦虑**　与担忧自身及胎儿安全有关。
3. **潜在并发症**　胎儿窘迫。
4. **营养失调**　高于/低于机体需要量,与摄食过多或因早孕反应影响饮食有关。

四、护 理 措 施

(一)健康教育

1. **孕妇管理**　孕妇确诊早孕时,应建立孕产妇保健卡或手册,讲解按时产前检查的重要性,告知孕期检查频次,如有异常则要增加检查次数或转诊至上级医院监护。督促孕妇按时参加"孕妇学校"课程。告知根据妊娠不同时期可能发生的危险因素、合并症、并发症及胎儿发育等情况,确定孕期各阶段保健重点。

2. **生活起居**

(1) 活动与休息:一般可坚持日常工作,妊娠28周后可适当减轻工作量,避免接触放射线和有害物质的工种,适当户外活动如散步,注意每天保证8～9小时睡眠及1～2小时午休时间,中晚期妊娠睡眠以左侧卧位为宜。

链接

我国实行孕产期系统保健三级管理

目前我国城市已采取医院三级分工(市、区、街道)和妇幼保健机构三级分工(市、区、基层卫生院),农村也开展三级分工(县、乡、村),三级机构职责分明,建立健全转诊制度。一级机构(街道、村或基层卫生院)负责孕产妇定期检查,一旦发现异常及时转诊高危孕产妇至上级医院进行处理,以降低孕产妇、围生儿患病率及病死率。

(2) 衣着及个人卫生:衣着应冷暖适宜、舒适、宽松、柔软、透气性好,鞋子以软底平跟或矮跟为宜;注意个人卫生,勤沐浴更衣,禁止盆浴,防止污水进入阴道引起感染。

(3) 合理膳食:协助孕妇制订合理的饮食计划,以多样化、易消化吸收、清淡为宜,避免刺激性食物,保证获取足够热量、蛋白质、维生素、铁、钙、磷、锌、碘。

链接

孕期营养标准制定参考指标

①热量:妊娠中、晚期的热量摄入量在非孕期基础上每日增加0.84MJ(相当于200kcal)。主要来源:63%来自谷物,35%来自植物油、动物性食品、豆类及蔬菜。②蛋白质:孕早期,孕妇每日应增加进食蛋白质5g;孕中期,孕妇每日应增加进食蛋白质10g;孕晚期,孕妇每日应增加进食蛋白质15g。③注意维生素、微量元素铁、钙、锌、碘足够摄取。

(4) 避免接触有害物质:孕期避免风疹病毒、疱疹病毒、巨细胞病毒、梅毒、支原体、衣原体等病原体感染,避免放射线及接触有害物质如铅、汞有机磷农药等,特别是妊娠早期,以防胎儿畸形或流产。禁忌吸烟、吸毒和饮酒。

3. **乳房护理**　妊娠24周后用温水擦洗乳头,除去污垢,增加乳头及乳晕的柔韧性,以防产后哺乳时发生乳头皲裂。乳头内陷或扁平者应尽早经常提起乳头向外牵拉,以期纠正,为产后哺乳做好准备。

4. **用药指导**　妊娠期特别是妊娠初期的8周用药要慎重,因为许多药物可以通过胎盘影响胚胎发育,出现胎儿畸形。孕期确需用药,必须在医生指导下使用,包括非处方用药。

5. **自我监护**　胎动计数和听诊胎心音是孕妇及家庭成员监护胎儿宫内情况的主要方法。其中胎动计数是简单而有效的自我监测胎儿宫内安危的主要方法。正常情况下孕妇于18～20周可自感胎动,逐月增加,孕28～38周达高峰,以后减少,并随胎儿睡眠周期而变化。一般早晨少,傍晚多。嘱孕妇自妊娠28周开始,每日早中晚在安静情况下各数胎动1小时,3

考点: 妊娠期孕妇自我监测的方法,正常情况下胎动开始出现的时间,正常胎动与胎心音数值次胎动数相加乘以4即得12小时胎动数,正常胎动为3～5次/小时或≥30次/12小时,12小时内胎动次数累计不得少于10次。如少于10次,或比平素的突然减少50%以上,表明胎儿有宫内缺氧可能,应及时就诊。有条件者教会家庭成员在孕妇腹壁听胎心音并作记录,正常胎心音120～160次/分,若有异常提示胎儿宫内缺氧,应立即左侧卧位并及时就诊。

护考链接

某孕妇,27岁,月经过期11天,查尿HCG阳性,超声检查提示:宫内孕6周。对此孕妇进行健康指导,正确的是

A. 妊娠初期8周内谨慎用药
B. 妊娠28周后每天数胎动1次
C. 妊娠8～28周避免性生活
D. 正常胎心率是160～180次/分
E. 妊娠32周后进行乳房护理

点评: 诊断明确,妊娠约6周时间,属于早期妊娠的健康指导,故参考答案为A。

6. 指导性生活 妊娠3个月内及妊娠最后3个月应避免性生活,以免导致流产及早产、生殖道感染。

7. 识别妊娠期异常症状和临产征兆 妊娠期孕妇出现阴道流血、恶心呕吐持续至妊娠12周后、发热、腹痛、头晕眼花、头痛、心悸胸闷等均属异常,应及时就诊。阴道大量流液是胎膜破裂,孕妇应平卧用车送医院就诊。孕妇出现阴道血性分泌物、宫底下降、不规则下腹痛表明先兆临产,阴道血性分泌物的出现预示未来24～48小时进入临产,因而是临产的可靠征象应入院待产。

8. 分娩前的准备

(1)心理准备:通过参加孕妇学校学习班,让孕妇树立自然分娩的信心,用愉快的心情来迎接新生儿的诞生。

考点:妊娠期健康教育

(2)生理准备:教会孕妇强化腹肌和盆底肌肉张力的产前运动,如盘腿坐式、收缩会阴、缩肛运动等,应对疼痛和不适的技巧,如放松、呼吸控制和分散注意力等技巧。

(3)物品准备:包括母亲用物准备和新生儿用物的准备。

(二)心理护理

鼓励孕妇倾诉内心的想法,鼓励家庭成员共同参与接受孕妇的心理反应,帮助孕妇接受妊娠的事实。做好孕期知识宣传教育,解答孕妇对妊娠、分娩、育婴等方面的疑虑,制订合理的孕期保健计划,缓解紧张情绪,帮助孕妇树立信心。

(三)症状护理

1. 早孕反应 妊娠6～12周出现,一般不影响孕妇自身和胎儿健康。指导饮食少吃多餐,避免过饱或过饿及味重和油腻食物。若严重恶心、呕吐影响进食者应采取相应的治疗措施。

2. 尿频尿急 常于妊娠12周前及妊娠后期出现,嘱咐孕妇睡前适当减少液体摄入,但每日液体摄入总量不能减少,有尿意时不可强忍,应及时排空。

3. 白带增多 妊娠期在激素的作用下,阴道分泌物增多,颜色清澈、乳白色。指导孕妇每日清洗外阴部并更换内裤。

4. 下肢水肿 指导孕妇休息时稍垫高足部,避免久坐或久站,做足部关节运动促进血液回流。若水肿明显或休息后水肿不消退,适当限制盐摄入并及时就医。

5. 下肢肌肉痉挛 多发生在小腿腓肠肌。避免腿部疲劳,增加钙的摄入,热敷按摩痉挛部位。

6. 静脉曲张 下肢和外阴部静脉曲张,应避免久站久坐和长时间行走,避免过紧的裤子和袜子,休息时抬高下肢或抬高臀部,促进血液回流。

7. 便秘 指导孕妇多吃含丰富纤维的水果和蔬菜,摄入充足的水量,养成每日定时排便习惯,预防便秘。

8. 仰卧位低血压综合征　妊娠末期,孕妇长时间取仰卧位时,由于增大的子宫压迫下腔静脉,使回心血量减少,心脏排血量下降,引起一过性血压下降,出现头晕、眼花等称仰卧位低血压综合征。指导孕妇取左侧卧位缓解症状。

9. 真菌性阴道炎　25％近足月孕妇的阴道分泌物中可培养出假丝酵母菌,多数孕妇无症状。

第4节　胎产式、胎先露、胎方位

胎儿在宫腔内的位置,是影响分娩的因素之一,在临产前尽早明确有利于及时纠正异常位置。本节只简单介绍胎产式、胎先露、胎方位的定义。

一、胎　产　式

胎体纵轴与母体纵轴的关系,称胎产式。当两轴呈平行关系时称纵产式;两轴呈垂直关系时称横产式;当两轴既不平行也不垂直而是交叉呈其他角度时称斜产式,斜产式是暂时的,多会转成纵产式,少数转成横产式,如图2-11。

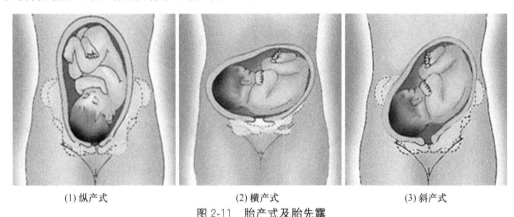

(1)纵产式　　　　　　　(2)横产式　　　　　　　(3)斜产式

图 2-11　胎产式及胎先露

二、胎　先　露

最先进入母体骨盆入口平面的胎儿部分,称胎先露。分头先露、臀先露、肩先露、复合先露,如图2-12、图2-13、图2-14。

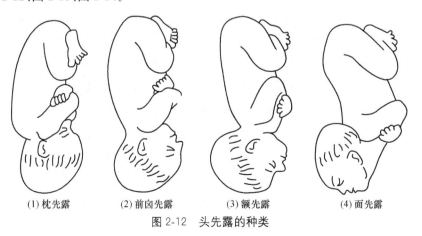

(1)枕先露　　　　(2)前囟先露　　　　(3)额先露　　　　(4)面先露

图 2-12　头先露的种类

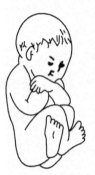

(1) 混合臀先露

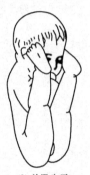
(2) 单臀先露

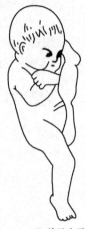
(3) 单足先露

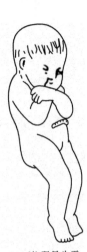
(4) 双足先露

图 2-13　臀先露的种类

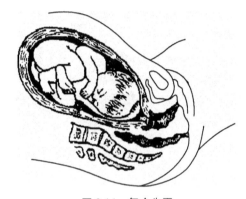

图 2-14　复合先露

三、胎　方　位

胎儿先露部的指示点与母体骨盆前、后、左、右、横的关系称胎方位。枕先露以枕骨，臀先露以骶骨，肩先露以肩胛骨，面先露以颏骨为指示点，如图 2-15、图 2-16 和表 2-2。

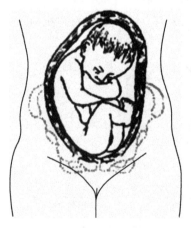

图 2-15　骶右后

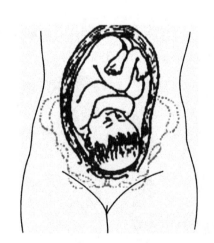

图 2-16　枕右后

表 2-2 胎产式、胎先露和胎方位的关系及种类

纵产式 (99.75%)	头先露 (95.75%~97.75%)	枕先露 (95.55%~97.55%)	枕左前(LOA)、枕左横(LOT)、枕左后(LOP) 枕右前(ROA)、枕右横(ROT)、枕右后(ROP)
		面先露 (0.2%)	颏左前(LMA)、颏左横(LMT)、颏左后(LMP) 颏右前(RMA)、颏右横(RMT)、颏右后(RMP)
	臀先露 (2%~4%)		骶左前(LSA)、骶左横(LST)、骶左后(LSP) 骶右前(RSA)、骶右横(RST)、骶右后(RSP)
横产式	肩先露 (0.25%)		肩左前(LScA)、肩左后(LScP) 肩右前(RScA)、肩右后(RScP)

护考链接

属横产式胎位的是

A. 头先露　　B. 面先露　　C. 枕先露　　D. 臀先露　　E. 肩先露

点评:参考答案 E。

小结

　　胚胎和胎儿在母体内发育成长的过程称妊娠。妊娠期母体会出现一系列变化,包括生殖系统变化、乳房变化、血液系统变化、心理变化等。为明确孕妇与胎儿的健康状况,必须定期产前评估,同时进行健康宣传教育,帮助孕妇做好分娩的准备。产前产科检查主要包括腹部检查、骨盆测量、阴道检查、肛诊。妊娠期孕妇护理的要点包括健康指导、心理护理和症状护理。护理人员应该针对孕妇不同时期的特点及需求,提供相应的、个性化的健康指导,使其顺利度过妊娠期,并能以良好的心态、健康的身体和必要的知识技能,为分娩做好准备。

自测题

A₁ 型题

1. 胎儿附属物不包括( )
 　A. 胎盘　　　B. 子宫　　　C. 脐带
 　D. 羊水　　　E. 胎膜

2. 胎盘的组成下列何项正确?( )
 　A. 胎盘由羊膜、平滑绒毛膜和底蜕膜组成
 　B. 胎盘由羊膜、叶状绒毛膜和包蜕膜组成
 　C. 胎盘由羊膜、叶状绒毛膜和真蜕膜组成
 　D. 胎盘由羊膜、平滑绒毛膜和真蜕膜组成
 　E. 胎盘由羊膜、叶状绒毛膜和底蜕膜组成

3. 关于羊水的描述,错误的是( )
 　A. 破膜后羊水可冲洗产道、润滑产道,减少感染机会
 　B. 呈弱酸性
 　C. 保持羊膜腔内恒温恒压
 　D. 妊娠中晚期羊水的主要来源是胎儿尿液
 　E. 羊水在羊膜腔内不断代谢以保持羊水量的相对平衡

4. 关于脐带血管,正确的描述是( )

A. 1 条脐静脉和 1 条脐动脉

B. 2 条脐静脉和 2 条脐动脉

C. 2 条脐静脉和 1 条脐动脉

D. 1 条脐静脉和 2 条脐动脉

E. 以上均不是

5. 妊娠期母体的变化,错误的是( )
 　A. 妊娠 32~34 周血容量增加达到高峰
 　B. 妊娠期卵巢不排卵
 　C. 子宫峡部在妊娠末期形成子宫下段
 　D. 妊娠末期孕妇血液处于高凝状态
 　E. 妊娠晚期不易发生外阴及下肢静脉曲张

6. 妊娠中晚期,孕妇体重每周增加不应超过( )
 　A. 0.5kg　　　B. 1kg　　　C. 1.5kg
 　D. 2kg　　　E. 2.5kg

7. 下列胎心音哪项属于正常?( )
 　A. 102 次/分　B. 112 次/分　C. 130 次/分
 　D. 165 次/分　E. 170 次/分

8. 骨盆外测量的正常值,正确的是( )
 　A. 髂棘间径 20~22cm

B. 髂嵴间径 25~28cm

C. 骶耻外径 20~22cm

D. 坐骨结节间径 9~11cm

E. 耻骨弓角度 70°

9. 关于妊娠期健康指导,下列描述哪项不准确?( )

　　A. 用药应慎重

　　B. 营养均衡

　　C. 避免重体力劳动

　　D. 妊娠前 3 个月及妊娠末 3 个月应禁止性生活

　　E. 妊娠早期出现尿频是尿路感染

A₂ 型题

10. 某女士,27 岁,平素月经规律,月经周期 28~30 天,经期 4~5 天。末次月经第一天的时间是 2011 年 9 月 1 日。该女士的预产期应是( )

　　A. 2012 年 6 月 8 日　　　B. 2012 年 6 月 15 日

　　C. 2011 年 12 月 30 日　　D. 2012 年 8 月 1 日

　　E. 2012 年 10 月 1 日

11. 某女士,妊娠 28 周开始自数胎动,提示可能有胎儿宫内缺氧的胎动次数是( )

　　A. 3 次/小时　　　　　　B. 4 次/小时

　　C. 7 次/12 小时　　　　 D. 20 次/12 小时

　　E. 30 次/12 小时

12. 某女士,妊娠 28 周,产前检查无异常,护士指导其进行最简单最常用的自我监护方法是( )

　　A. 胎心音听诊　　　　　B. 自我数胎动

　　C. 测量子宫底高度和腹围　D. B超检查

　　E. 胎儿电子监护

13. 某女士,足月妊娠,规律性腹痛 8 小时。肛查:宫口开大 6cm,先露为头,S⁰,先露部的大囟门位于 11 点处,小囟门位于 5 点处,考虑其胎方位是( )

　　A. 枕左前位　B. 枕右前位　C. 枕左后位

　　D. 枕右后位　E. 高直后位

A₃ 型题

(14~16 共用题干)

　　初孕妇,28 岁,孕 1 产 0,孕 32 周,按要求就诊进行产前检查。宫底高度和腹围正常,胎心音 136 次/分,各种辅助检查未见异常。

14. 护士预约该孕妇下次产前检查的时间是( )

　　A. 1 周后　　　B. 2 周后　　　C. 3 周后

　　D. 4 周后　　　E. 2 个月后

15. 该孕妇睡眠取仰卧位时出现胸闷、头晕等症状,最可能原因是( )

　　A. 出现仰卧位低血压所致

　　B. 孕妇营养不良所致

　　C. 妊娠反应

　　D. 孕妇过度劳累所致

　　E. 孕妇体内激素水平改变所致

16. 缓解该症状的方法是( )

　　A. 适当补充营养

　　B. 绝对卧床休息

　　C. 变换体位,取左侧卧位睡眠

　　D. 避免体力劳动

　　E. 调节体内激素水平

(黄秋玲　黄爱松)

第3章

正常分娩期产妇的护理

当我们听到从产房里传出第一声新生儿的啼哭时,会想到什么呢? 新的生命诞生了! 作为女性,创造生命是她一生中最伟大的事情,迎接新生命的到来也是她最快乐的事情。对护理人员来说,该怎样呵护新生命的顺利诞生,确保母婴的安全呢?

第1节 概 述

妊娠满28周及以后的胎儿及其附属物,从临产开始至全部从母体娩出的过程,称分娩。妊娠满28周至不满37周间分娩称为早产;妊娠满37周至不满42周间分娩称为足月产;妊娠满42周及以后分娩称为过期产。

一、影响分娩的因素

决定分娩的四个因素是产力、产道、胎儿及产妇的精神心理因素。如果各因素均正常并相互适应,胎儿能顺利经阴道自然娩出,称为正常分娩。

(一)产力

将胎儿及其附属物从子宫内逼出的力量称产力。产力包括子宫收缩力(简称宫缩)、腹肌及膈肌收缩力(统称腹压)和肛提肌收缩力。

宫缩是临产后的主要产力,贯穿整个分娩过程中,其强弱直接影响着分娩的进程。良好的宫缩具有3个特点:节律性、对称性及极性、缩复作用。节律性宫缩是临产的重要标志。对称性是指正常宫缩起自两侧宫角部,以微波形式向宫底中线集中,左右对称,再向子宫下段扩散,至整个子宫。极性是指宫底部收缩最强,最持久,宫体部次之,宫颈最弱。缩复作用指的是子宫收缩时肌纤维缩短变宽,间歇时肌纤维不能恢复到原来长度,致使宫腔容积逐渐变小,迫使胎儿娩出。

腹压是第二产程时胎儿娩出的重要辅助力量,在第二产程末期配合宫缩时运用,能最有效地迫使胎儿娩出,但如过早使用腹压易使产妇疲劳,产程延长;在第三产程腹压还可促使已剥离的胎盘娩出。

考点:产力包括哪几种力量? 主要力量是什么?

(二)产道

产道是胎儿娩出的通道,分为骨产道与软产道两部分。骨产道指真骨盆,其大小、形态与分娩关系密切。软产道是由子宫下段、宫颈、阴道及骨盆底软组织构成的弯曲管道。会阴是骨盆底的一部分,先露下降使肛提肌向下及两侧扩张,使会阴体变薄,有利于胎儿通过,如果分娩时保护不当,容易造成会阴损伤。

(三)胎儿

胎位及胎儿发育情况(包括胎儿大小、有无畸形等)均能影响分娩。胎头是胎儿最大的部分,也是最难通过骨盆的部分。当胎儿过大时,即使母体骨盆正常,因颅骨较硬,胎头不易变形,也可造成难产。

链接

精神因素对分娩的影响

心率加快、呼吸急促,致使子宫缺氧而引起宫缩乏力、宫口扩张缓慢、胎先露部下降受阻,产程延长,同时交感神经兴奋,释放儿茶酚胺,血压升高,导致胎儿缺血、缺氧,出现胎儿窘迫。

（四）精神心理因素

产妇的精神心理状态影响着分娩过程,近年来已备受重视。许多产妇因担心分娩疼痛、分娩出血、难产、胎儿性别不理想等,常出现焦虑和恐惧的情绪改变。因此,在分娩过程前,应耐心安慰产妇,讲解分娩是生理过程,尽可能消除其焦虑和恐惧心理,让产妇树

立信心。还应该开展家庭式产房,允许丈夫或家人陪伴,以便顺利分娩,并减弱家庭支持系统对性别的不同态度等。

二、临产的诊断和产程分期

（一）先兆临产

分娩发动前,出现预示孕妇不久将临产的症状称先兆临产。

1. **假临产** 其特点是宫缩持续时间短,间歇时间长且不规律。宫缩引起下腹部轻微胀痛,宫颈管不短缩,宫口不扩张。

2. **胎儿下降感** 由于胎先露部下降入盆,使宫底下降,多数初孕妇感到上腹部较前舒适,进食量增多,呼吸较轻快。

3. **见红** 在分娩发动前24～48小时内,因宫颈内口附近的胎膜与该处的子宫壁分离,毛细血管破裂经阴道排出少量血液,与宫颈管内的黏液相混排出,称见红,是分娩即将开始的比较可靠的征象。

考点: 分娩即将开始最可靠的征象是什么?临产开始的标志是什么?

（二）临产诊断

临产开始的标志为有规律且逐渐增强的子宫收缩,持续30秒或以上,间歇5～6分钟,同时伴随进行性宫颈管消失、宫口扩张和胎先露部下降。

（三）产程分期

分娩全过程又称总产程,是指从有规律子宫收缩开始到胎儿胎盘娩出为止。临床分为3个产程。

第一产程(宫颈扩张期):从规律宫缩到宫口开全。初产妇需11～12小时,经产妇需6～8小时。

考点: 三个产程的划分及各所需的时间

第二产程(胎儿娩出期):从宫口开全到胎儿娩出。初产妇需1～2小时;经产妇常数分钟完成,一般不超过1小时。

第三产程(胎盘娩出期):从胎儿娩出到胎盘娩出。需5～15分钟,不超过30分钟。

第2节 第一产程产妇的护理

案例3-1

初产妇,25岁,妊娠40周入院待产。今日5时始每5～6分钟出现腹痛一次,10时来我院就诊。检查:每隔4～5分钟宫缩1次,持续30～45秒,中等强,枕左前位,胎心135次/分,宫口已开大5cm。

问题: 该产妇此时产程进展是否正常呢?如何判断?护理人员应该从哪些方面进行护理和指导呢?

第一产程临床经过

1. 规律宫缩　临产开始时,宫缩持续时间较短约 30 秒且弱,间歇期较长 5～6 分钟。随产程进展,持续时间逐渐延长,间歇期逐渐缩短。当宫口近开全时,宫缩持续时间可长达 1 分钟或以上,间歇期仅 1～2 分钟。

2. 宫口扩张　宫缩逐渐增强,宫颈管逐渐缩短消失,宫口逐渐扩张。根据宫口扩张的程度,将第一产程分为潜伏期和活跃期。①潜伏期:从规律的宫缩到宫口扩张 3cm,约需 8 小时,最大时限 16 小时,超过 16 小时为潜伏期延长。②活跃期:宫口扩张从 3cm 到 10cm,约需 4 小时,最大时限 8 小时,超过 8 小时为活跃期延长。当宫口开全时,宫口边缘消失,子宫下段及阴道形成宽阔筒腔,有利于胎儿通过。

3. 胎头下降　是决定能否经阴道分娩的重要观察项目。坐骨棘平面是判断胎头高低的标志。胎头颅骨最低点平坐骨棘平面时,以"S⁰"表示;在坐骨棘平面上 1cm 时,以"S¹"表示;在坐骨棘平面下 1cm 时,以"S⁺¹"表示,余依此类推(图 3-1)。

4. 胎膜破裂　简称破膜。宫缩时,子宫羊膜腔内压力增高,胎先露部下降,将羊水阻断为前后两部分,在胎先露部前面的羊水量不多约 100ml 称前羊水,形成的前羊水囊有助于宫口的扩张。随着宫缩的增强,羊膜腔内压力更高,当羊膜腔压力增加到一定程度时胎膜自然破裂。破膜多发生在宫口近开全时。

为了严密观察产程,及时记录检查结果,发现异常情况尽早处理,目前临床上多采用产程图(图 3-2)来记录产程进展。产程图的横坐标为临产时间(小时),纵坐标左侧为宫口扩张程度(cm),右侧为胎先露下降程度(cm),可以了解产程进展情况。

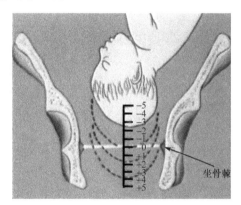

图 3-1　胎头高低的判定

考点:潜伏期和活跃期的概念是执业护士考试的常考内容,注意记准时间,并能灵活运用到病例分析中

考点:判断胎先露下降的标志;在病例中出现"S⁺³""S⁻²"等的含义

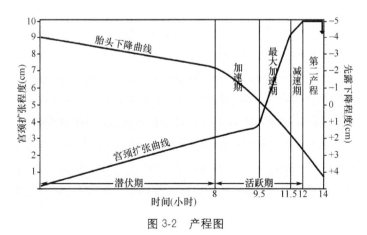

图 3-2　产程图

5. 疼痛、焦虑　宫缩引起疼痛、紧张,担心能否正常临产。

一、护理评估

（一）健康史

应询问产妇的一般情况，包括姓名、年龄、身高、体重、孕次、产次、预产期等，既往有无不良孕产史及原因。重点了解本次妊娠情况，有无阴道流血、头晕等症状，腹痛出现的时间、频率、是否有阴道流液现象等。按时产前检查者参阅孕产妇保健手册。还要了解产妇的社会文化因素对其自我价值观、应对能力、医从性的影响。

（二）身体状况

观察生命体征，了解宫缩强度、频率；了解宫颈口扩张和胎先露下降情况；了解骨盆大小、胎先露、胎方位、胎心音；了解破膜与否，破膜者记录破膜时间、羊水颜色、性状。

（三）心理状况

产妇入院后，可能因不适应环境，担心分娩是否顺利、新生儿的健康状况、家庭经济状况等而出现紧张、焦虑、烦躁的情绪。

（四）辅助检查

胎儿电子监护仪：了解胎心率等宫内情况。

二、护理问题

1. 疼痛　与子宫收缩有关。
2. 焦虑　与缺乏分娩相关的知识、担心自身与胎儿安危有关。
3. 潜在并发症　胎儿窘迫、产力异常。

三、预期目标

1. 产妇的疼痛程度减轻。
2. 产妇能描述出正常分娩的过程及如何配合各产程，情绪稳定。
3. 能够及时发现并合理处理胎儿窘迫、产力异常。

四、护理措施

1. 心理护理　向产妇及家属作自我介绍，安排舒适安静的待产室，减少不良刺激。

（1）运用多种形式进行分娩知识的宣传教育：向产妇介绍待产室、产房环境、生活设施等。向产妇及家属耐心讲解分娩的生理过程，增强产妇对分娩的自信心，使其密切配合。

（2）陪伴分娩：是指一个有爱心、有生育经验的妇女在产前、产时及产后陪伴孕产妇，特别是在整个分娩过程中持续地给予生理上的支持、帮助及精神上的安慰和鼓励，使产妇感到舒适、安全，顺利完成分娩过程。一般由助产士及护士陪伴，也可视条件允许准父亲陪伴分娩。

（3）护理人员对产妇诉说的不适或一些表达方式，如呻吟等应表示理解，关心产妇的反应，与准父母建立信任关系，并听从医护人员的指导。

2. 生活护理

（1）补充热量：鼓励产妇在宫缩间歇期少量多餐，进清淡、易消化、高热量的食物，注意摄入足够的水分。

（2）活动与体位：临产后，若胎膜未破、宫缩不强，产妇可在室内适当活动，以加强宫缩。宫口开 5cm 后可卧床休息。

（3）清洁卫生：帮助产妇擦汗、沐浴，及时更换床单，大小便后行会阴冲洗。

（4）排尿与排便：鼓励产妇2～4小时排尿1次，并及时排便，以免膀胱充盈影响宫缩和胎先露下降。

（5）减轻疼痛感：指导产妇在宫缩时深呼吸，在宫缩间歇期放松休息。轻柔按摩产妇下腹部或以手掌压迫腰骶部并与其谈话或放音乐等方式，分散注意力，减轻疼痛感。

> **链接**
>
> **肥皂水灌肠**
>
> 目的：灌肠能清除粪便，避免粪便造成污染，又能通过反射作用刺激宫缩，加速产程进展。
>
> 可行灌肠：初产妇宫口扩张<4cm、经产妇<2cm，无禁忌证者。
>
> 不宜灌肠：胎膜早破、阴道流血、胎头未衔接、胎位异常、有剖宫产史、宫缩强估计1小时内分娩、严重心脏病、胎儿窘迫。
>
> 灌肠溶液：0.2%肥皂水500～1000ml，溶液温度为39～42℃。

考点： 肥皂水灌肠的适应证和禁忌证

3. 观察产程，防止并发症

（1）生命体征：应每隔4～6小时测量1次并记录，有异常应增加测量次数，并及时报告医生给予相应处理。

（2）观察宫缩：护理人员一手放于产妇腹壁，感受宫缩时宫体部隆起变硬，间歇期松弛变软。注意宫缩强度、持续时间、频率。一般观察3次宫缩情况再行记录。也可用胎儿监护仪描记宫缩曲线。

（3）听胎心：于宫缩间歇期，根据腹部四步触诊检查结果，用电子胎心听诊器或木制胎心听诊器在胎心最响亮部位听取胎心音。潜伏期每隔1～2小时听胎心1次，活跃期每隔30分钟听胎心1次，每次听1分钟并记录。正常情况下，子宫收缩时胎心率变慢，宫缩后胎心率迅速恢复。如宫缩后胎心率不能恢复或胎心率<120次/分或>160次/分，均提示胎儿窘迫，应给产妇吸氧、采取左侧卧位、胎心监护并报告医生查找原因及时处理。

（4）宫口扩张与胎先露下降：通过肛门检查或阴道检查来了解情况，阴道检查须严格消毒，次数不宜过多。一般整个产程肛查次数不宜超过10次。

（5）记录破膜：一旦破膜，应立即听胎心，并观察羊水性状、颜色和量，记录时间。破膜超过12小时仍未分娩者，应酌情给予抗生素预防感染。

> **护考链接**
>
> 初产妇，正常分娩第一产程潜伏期，每隔多长时间听一次胎心音？
>
> A. 20～30分钟　　　　B. 5～10分钟
>
> C. 30分钟～1小时　　D. 1～2小时
>
> E. 10～20分钟
>
> **点评：** 参考答案D。应理解处于各产程不同时期，胎心音听诊的间隔时间不同。

考点： 胎心音听诊时期、间隔时间及听诊的部位

4. 送入产房　当初产妇宫口开全、经产妇宫口扩张达4cm时，应送入产房，准备接生。

5. 健康指导　指导产妇积极配合医护人员的处理和护理，保持愉快的心情，迎接新生命的到来。

五、护理评价

1. 产妇表示疼痛程度减轻，情绪稳定。

2. 产妇能够描述正常分娩过程及怎样配合各产程。

3. 能够发现胎儿窘迫、产力异常，并及时处理。

第3节　第二产程产妇的护理

第二产程临床经过

宫口开全后,宫缩较第一产程增强,每次持续1分钟或以上,间歇期仅1～2分钟。当胎头下降压迫盆底组织时,产妇有排便感,不自主地向下屏气。随着产程进展,会阴渐膨隆和变薄,肛门括约肌松弛。胎头于宫缩时露出于阴道口,在宫缩间歇期胎头又回缩至阴道内,称胎头拨露(图3-3)。经几次拨露,胎头双顶径越过骨盆出口,宫缩间歇时胎头不再回缩,称胎头着冠(图3-4)。此时会阴极度扩张,产程继续进展,胎头娩出,接着出现胎头复位及外旋转,随后前肩和后肩相继娩出,胎体很快娩出,后羊水随之涌出。

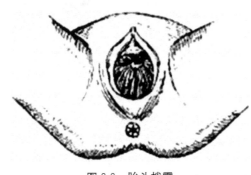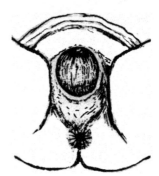

图 3-3　胎头拨露　　　　　　　　　图 3-4　胎头着冠

一、护理评估

(一)健康史

了解第一程的经过及护理,宫口开全时间。

(二)身体状况

1. 症状　宫口开全后,产妇有排便感,不由自主地向下屏气用力,常诉说"已精疲力竭"、"难受极了"。

2. 护理体查　观察生命体征,每隔10分钟听胎心1次,注意胎心率及羊水性状。检查膀胱充盈情况,以免充盈影响宫缩及阻碍胎头下降。观察会阴膨隆和肛门括约肌松弛程度。

(三)心理状况

产妇由于体力消耗过大、腹痛加剧,会出现紧张、焦急的表现,希望尽快娩出胎儿。

(四)辅助检查

用胎儿监护仪监测胎心率。

二、护理问题

1. 焦虑　与缺乏顺利分娩的信心有关。

2. 潜在并发症　胎儿窘迫、产道损伤。

3. 舒适改变　与宫缩、先露压迫直肠和肛门有关。

三、预 期 目 标

1. 产妇情绪平稳,配合接生过程,有信心完成分娩全过程。
2. 胎儿娩出顺利,母儿安全。
3. 胎儿窘迫、产道损伤及时被发现并处理。

四、护 理 措 施

1. 指导产妇正确屏气　指导产妇双脚蹬在产床上,两手握住产床把手,宫缩时深吸气屏住,然后向下用力屏气(如排大便样)以增加腹压。宫缩间歇时,产妇全身肌肉放松。宫缩时,再作同样的屏气动作,加速产程进展。

2. 协助分娩,预防并发症

(1) 密切观察产程进展:了解宫缩的强度和频率,勤听胎心,通常每5～10分钟听1次,有条件者可用胎儿监护仪监测。

(2) 做好接产准备:①产妇准备。产妇入产房后,让产妇仰卧于产床上,两腿屈曲分开,露出外阴部,用消毒干纱球盖住阴道口,防止液体进入阴道。在臀下放一便盆,用消毒纱球蘸肥皂水擦洗外阴部,顺序是小阴唇、大阴唇、阴阜、大腿内上 1/3、会阴体及肛周、肛门(图3-5),温水冲净,2 遍。再以 0.1% 苯扎溴铵溶液冲洗或涂以聚维酮碘(碘伏)进行消毒,消毒顺序同上,2 遍。随后取下阴道口的纱布球和臀下的便盆,臀下垫消毒巾。注意告知患者操作过程中臀部不要抬起,以免冲洗水流入后背;双手不能触碰消毒区域。如果宫缩来临时身体不要左右翻动,以免影响消毒效果。②用物准备。产包、新生儿用物与用药等。③接生人员准备。严格按无菌操作常规洗手、戴手套及穿手术衣后,打开产包,铺好消毒巾,准备接产。

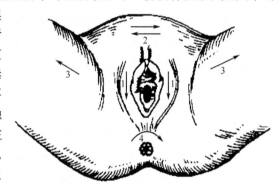

图 3-5　外阴清洁与消毒顺序

(3) 接产:接产者站在产妇右侧,当胎头拨露阴唇后联合紧张时,应开始保护会阴。当胎头着冠时,右手用力保护会阴,宫缩时让产妇张口哈气,于宫缩间歇期嘱产妇屏气用力,左手协助胎头仰伸,使胎头缓慢娩出。胎头娩出后,右手继续保护会阴,不要急于娩出胎肩,左手自鼻根向下挤压出鼻、口腔内的黏液和羊水,然后协助胎头复位及外旋转,使胎儿双肩径与骨盆出口前后径相一致。接产者的左手向下轻压胎儿颈部,使前肩从耻骨弓下先娩出,再托胎颈向上,使后肩从会阴前缘缓慢娩出(图3-6)。双肩娩出后,保护会阴的右手方可放松,然后双手协助胎体及下肢相继娩出,并记录胎儿娩出时间。

3. 心理护理　为了解除产妇紧张、焦虑、恐惧的心理,护理人员应守护在产妇身旁,及时安慰鼓励,并帮助其擦汗、喂水等。

4. 健康指导　指导产妇积极配合医护人员,以保证分娩顺利进行。

链接

接产要领

保护会阴并协助胎头俯屈,让胎头以最小径线(枕下前囟径)在宫缩间歇时缓慢通过阴道口,这是预防会阴撕裂的关键,胎肩娩出时也要注意保护好会阴。

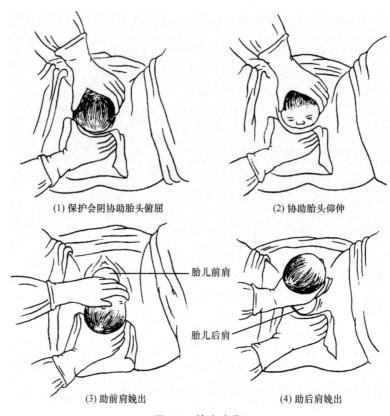

(1) 保护会阴协助胎头俯屈　　　　　(2) 协助胎头仰伸

胎儿前肩

胎儿后肩

(3) 助前肩娩出　　　　　　　　　(4) 助后肩娩出

图 3-6　接产步骤

五、护 理 评 价

1. 产妇情绪平稳，能够积极配合医护人员。

2. 产妇没有会阴撕裂，新生儿没有产伤。

第 4 节　第三产程产妇的护理

第三产程临床经过

胎儿娩出后，宫底降至脐平，产妇感到轻松，宫缩暂停数分钟后再现。由于宫腔容积明显缩小，胎盘不能相应缩小与子宫壁发生错位而剥离。剥离面有出血，形成胎盘后血肿。子宫继续收缩，剥离面积加大，直至胎盘完全剥离而娩出。

考点：胎盘剥离的征象　　1. 胎盘剥离征象有　①宫体变硬由球形变为狭长形，宫底升高达脐上。②阴道口外露的脐带自行延长。③阴道少量流血。④用左手掌尺侧在产妇耻骨联合上方轻压子宫下段时，宫体上升而外露的脐带不再回缩。

2. 胎盘剥离及排出方式有两种　①胎儿面娩出式。胎盘从中央开始剥离，其特点是胎盘先排出，随后见少量阴道流血，临床多见。②母体面娩出式。胎盘从边缘开始剥离，血液沿剥离面流出，其特点是先有较多阴道流血，随后胎盘娩出，临床少见。

一、护 理 评 估

（一）健康史

了解第一、第二产程的经过及护理。

（二）身体状况

1. 评估产妇　子宫收缩、胎盘剥离、阴道流血量、血压等生命体征。

2. 评估新生儿　阿普加（Apgar）评分、身体外观评估。

新生儿Apgar评分：出生后1分钟和5分钟时进行评分（表3-1）。满分为10分；8～10分为正常；4～7分为轻度窒息，经清理呼吸道即可恢复；0～3分为重度窒息，须紧急抢救，气管插管给氧，并在出生后5分钟时再次评分，以便了解预后。

考点：新生儿娩出时的首要任务和Apgar评分标准

表 3-1　新生儿 Apgar 评分法

体征	应得分数		
	0分	1分	2分
每分钟心率	0	<100 次	≥100 次
呼吸	0	浅慢且不规则	佳
肌张力	松弛	四肢稍屈曲	四肢活动好
喉反射	无反射	有些动作	咳嗽、恶心
皮肤颜色	苍白	青紫	红润

（三）心理状况

观察产妇对新生儿性别、外貌的反应，以了解亲子关系，是否进入母亲的角色。

（四）辅助检查

根据需要做必要的检查，如出血多者则查血常规等。

二、护 理 问 题

潜在并发症　与产后出血、新生儿窒息有关。

三、预 期 目 标

1. 产妇没有发生产后出血。

2. 产妇接受新生儿并开始亲子互动。

四、护 理 措 施

1. 正确处理第三产程，防止并发症

（1）新生儿的护理

1）清理呼吸道：是处理新生儿的首要任务。用吸痰管先吸口腔，后吸鼻腔的黏液和羊水等，以免发生吸入性肺炎。清理干净仍无哭声者应给予诱导呼吸，用手轻拍新生儿足底。

2）脐带处理：目前常用气门芯法。还有双重棉线结扎脐带法、脐带夹法等。本文仅介绍气门芯法。用两把血管钳在距脐轮约15cm处钳夹脐带，两钳相隔2～3cm，在其中间剪断。用75%乙醇溶液消毒脐带根部周围，血管钳套上绑有短线的气门芯，在距脐轮1cm处钳夹脐

考点：脐带断端用何药液处理

带,不能漏夹,然后在钳上约0.5cm处剪断脐带,牵拉气门芯上短线套住脐带残端,尽量靠近脐轮处,注意避免套住新生儿皮肤。用纱布保护好周边皮肤,再用20%高锰酸钾溶液涂抹脐带断端,药液切不可接触新生儿皮肤,以免发生皮肤灼伤。待脐带断面干后,以无菌纱布覆盖好,再用脐带布或脐封包扎。

考点:早吸吮、早接触含义

3)一般护理:擦干新生儿身上的羊水和血迹,检查身体外观有无异常,打新生儿足印及母亲拇指印于新生儿记录单上,将标明新生儿性别、体重、出生时间、母亲姓名和床号的手腕带系到新生儿手腕上,然后包被,注意保暖。用抗生素眼药水滴眼,防止在经产道时受到淋球菌感染引起的淋病性结膜炎。正常新生儿在生后30分钟内即抱放在产妇胸前行皮肤接触及进行首次吸吮。皮肤接触时间不得少于30分钟,实施皮肤接触中要注意保暖。

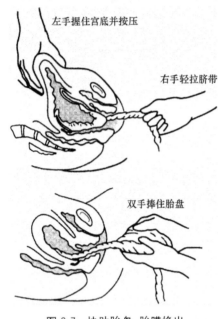

图3-7 协助胎盘、胎膜娩出

（2）产妇的护理

1）协助胎盘娩出:正确处理胎盘娩出可减少产后出血的发生。当确认胎盘已完全剥离时,于宫缩时以左手握住宫底并按压,右手轻拉脐带,协助娩出胎盘。当胎盘娩出至阴道口时,接产者用双手捧住胎盘,向一个方向旋转并缓慢向外牵拉,协助胎盘胎膜完整剥离(图3-7)。若在胎膜娩出过程中,发现胎膜部分断裂,可用血管钳夹住断裂上端的胎膜,再继续向原方向旋转,直至胎膜完全娩出。胎盘胎膜娩出后,按摩子宫使其收缩,以减少出血,同时注意观察并测量出血量。

2）检查胎盘胎膜:将胎盘铺平,检查母体面胎盘小叶有无缺损,然后将胎盘提起,检查胎膜是否完整,再检查胎盘胎儿面边缘有无血管断裂,及时发现副胎盘。测量脐带长度。

3）检查软产道:胎盘娩出后,应仔细检查会阴、小阴唇内侧、尿道口周围、阴道及宫颈有无裂伤。若有裂伤,应立即缝合。

考点:正常产后出血的量和预防产后出血的措施

4）预防产后出血:正常分娩出血量多数不超过300ml。当胎儿前肩娩出后,静脉注射麦角新碱0.2mg,或缩宫素10U加于25%葡萄糖溶液20ml内静脉注射,以加强宫缩,减少子宫出血。

5）观察产后情况:分娩结束后,要在产房观察2小时,注意子宫收缩、宫底高度、膀胱充盈情况及阴道流血量,并注意生命体征,尤其是血压。

考点:产后在产房观察多长时间及观察的内容有哪些

2. 心理护理　产后及时喂给产妇热红糖水或清淡易消化流质饮食,并帮助其进行第1次哺乳,尽快增加母子感情。

3. 健康指导　指导产妇在产房观察,并教会其如何哺乳,及产后注意事项。

五、护理评价

1.产后出血量少于500ml。

2.产妇能接受新生儿,并开始早吸吮及目光交流。

小结

产妇在分娩时会受到各方因素的影响,只有正确评估各产程的不同表现,才能指导产妇正确处理分娩过程中出现的各种情况。对产妇进行宣传教育,使其学会使用腹压,增强分娩信心,减少分娩并发症,积极配合顺利度过这一非常时期。

自测题

A₁ 型题

1. 不属于第一产程临床表现的是( )
   A. 宫口扩张　　　　B. 规律宫缩
   C. 胎头拨露　　　　D. 胎先露下降
   E. 胎膜破裂

2. 正常初产妇第一产程所需时间为( )
   A. 5～6 小时　　　　B. 9～10 小时
   C. 6～8 小时　　　　D. 12～16 小时
   E. 11～12 小时

3. 临产时观察先露下降程度的标志是( )
   A. 耻骨弓　　　　　B. 骶尾关节
   C. 坐骨棘水平　　　D. 坐骨结节水平
   E. 骶骨岬

4. 正常分娩过程中,护士听胎心,应选择在何时进行?( )
   A. 子宫收缩间歇期
   B. 宫口开全时
   C. 子宫收缩期和间歇期均可
   D. 腹痛明显时
   E. 子宫收缩期

5. 第一产程的护理措施哪项不妥?( )
   A. 适时嘱咐产妇屏气用力
   B. 观察胎先露下降
   C. 测量血压
   D. 观察宫缩强度和持续时间
   E. 观察子宫颈口开大程度

6. 第二产程胎儿娩出后,护士不需要做哪一项?( )
   A. 观察是否有产后出血
   B. 观察胎盘胎儿面先娩出还是母体面先娩出
   C. 刺激新生儿啼哭
   D. 测量新生儿身高和体重
   E. 清理新生儿呼吸道

7. 某初产妇正常分娩,总产程 14 小时,产后需要留在产房观察多长时间无异常才送回病房继续休息?( )
   A. 3 小时　　　B. 2 小时　　　C. 1 小时
   D. 4 小时　　　E. 30 分钟

8. 下列哪项不属于 Apgar 评分的体征?( )
   A. 心率　　　B. 呼吸　　　C. 喉反射
   D. 体温　　　E. 肌张力

9. 以下不属于产力的是( )
   A. 子宫收缩力　　　　B. 膈肌收缩力
   C. 坐骨海绵体收缩力　D. 腹肌收缩力
   E. 肛提肌收缩力

10. 决定分娩的因素,下列哪项不是?( )
    A. 产道　　　　　　B. 产妇体重
    C. 胎儿　　　　　　D. 产妇精神心理因素
    E. 产力

A₂ 型题

11. 初产妇,足月临产入院。检查:宫口已开大 6cm,胎膜未破,枕左前位,胎心正常,其他无异常。以下护理措施中错误的是( )
    A. 卧床休息
    B. 鼓励进食
    C. 给予温肥皂水灌肠
    D. 不能自行排尿者给予导尿
    E. 外阴清洁

12. 患者,女,26 岁,妊娠 40 周,规律宫缩 8 小时,宫口开大 5cm,胎心 135 次/分,宫缩每 3～4 分钟一次,每次持续 40 秒,骨盆正常,估计胎儿体重 3000g。产妇精神非常紧张,不断叫喊:"我想开刀,活不成了……"。该产妇首要的护理是( )
    A. 严密观察产程　　　B. 按时听胎心
    C. 做好心理调适　　　D. 按时做肛查
    E. 鼓励进食

13. 初产妇,妊娠 39 周,腹阵痛 5 小时,阴道流液 1 小时来诊收入院。检查:规律宫缩,宫缩每 4～5 分钟 1 次,持续 35～45 秒,枕左前位,胎

心 145 次/分,宫口开大 2cm,胎膜已破,在产程护理措施中错误的是（　　）

A. 指导合理进食

B. 休息时取臀高左侧卧位

C. 每隔 1～2 小时听一次胎心

D. 宫缩时嘱正确用腹压

E. 鼓励 2～4 小时排尿一次

14. 某产妇,第 1 胎,足月临产,入院分娩。检查:血压及心脏听诊正常;头先露,已入盆,胎心正常,胎膜未破,宫颈口开 1cm。在护理措施中,不妥的是（　　）

A. 每 4 小时测体温、脉搏、呼吸 1 次

B. 绝对卧床休息

C. 每隔 1～2 小时听一次胎心

D. 观察 3 次宫缩后记录

E. 破膜超过 12 小时仍未分娩者,遵医嘱用抗生素预防感染

A₃ 型题

初产妇,38 岁,孕 38 周临产入院。自诉阵发性宫缩 2 小时,现担心年龄大,难以正常分娩。检查:精神较紧张。宫缩持续 35 秒间歇约 5 分钟,强度稍弱。宫口开大 1cm,头先露,胎膜未破,胎心正常。

15. 此时产妇的首要的护理问题是（　　）

A. 疼痛　　　B. 焦虑　　　C. 尿潴留

D. 胎儿窘迫　E. 舒适改变

16. 在护理措施中,错误的为（　　）

A. 灌肠　　　　　B. 外阴备皮

C. 少量多餐进食　D. 可在室内走动

E. 立即打开接生物品

（刘　红　黄爱松）

第4章

正常产褥期产妇的护理

顺利分娩后,产妇也许正沉浸在为人母的兴奋状态,也许会处在不知如何护理宝宝的窘境中,也许……护士应该如何做才能协助产妇顺利度过产褥期,既让其身体恢复至孕前状态,又能把宝宝带好、养好呢?

案例4-1

初产妇,24岁,足月顺产一男婴,产后第3天感觉乳房胀痛,乳头轻度皲裂,且男婴近期经常哭闹。

问题:针对该情况应如何进行护理评估?护士应采取哪些护理措施?

从胎盘娩出至产妇全身各器官(除乳腺外)恢复或接近正常未孕状态所需的一段时期称为产褥期,一般规定为6周。

考点:产褥期的定义

第1节 产褥期母体的变化

一、产褥期妇女的生理变化

(一)生殖系统变化

1. 子宫 产褥期子宫的变化最大。子宫自胎盘娩出后逐渐恢复至未孕状态的过程称子宫复旧,主要变化为宫体肌纤维的缩复和子宫内膜的再生。

(1)宫体肌纤维缩复:随着宫体肌纤维的不断缩复,肌浆中的蛋白质被分解排出,使肌细胞体积缩小,子宫体逐渐缩小。产后10日,子宫降至骨盆腔内;产后6周,子宫恢复到孕前大小。

考点:子宫降至骨盆腔的时间

(2)子宫内膜再生:胎盘、胎膜娩出后,剩余蜕膜的表层发生变性、坏死、脱落,形成恶露的一部分自阴道排出;子宫内膜基底层逐渐再生新的功能层。约于产后3周,除胎盘附着部位外,宫腔表面均有新生内膜覆盖,胎盘附着部位内膜全部修复需至产后6周。

(3)子宫颈及子宫下段变化:胎儿娩出后,宫颈外口呈环状如袖口样。产后1周后,宫颈内口关闭,宫颈管复原。产后4周,宫颈恢复至未孕时形态。由于分娩时宫颈外口发生轻度裂伤,初产妇的宫颈外口由产前圆形(未产型),变为产后"一"字形横裂(已产型)。产后子宫下段肌纤维缩复,逐渐恢复至未孕时的子宫峡部。

考点:初产妇与经产妇宫颈外口形状

2. 阴道及外阴 分娩后阴道黏膜皱襞消失,阴道壁松弛,肌张力低。约产后3周阴道黏膜皱襞重新显现,阴道腔逐渐缩小,但产褥期结束时阴道仍不能完全恢复至未孕时的紧张度。产后外阴轻度水肿,于2~3日内自行消退。处女膜因分娩时撕裂形成残缺痕迹。

3. 盆底组织 盆底肌及其筋膜因分娩时过度扩张使弹性减弱,且常伴有肌纤维部分断裂。若产褥期坚持做产后健身操,盆底组织有可能恢复接近至未孕状态。若盆底组织损伤严重,加上产褥期过早参加重体力劳动,可导致阴道壁脱垂及子宫脱垂。

考点:乳汁分泌的影响因素

（二）乳房

产后乳房的主要变化是泌乳。胎盘娩出后产妇体内胎盘生乳素、雌激素、孕激素水平急剧下降，抑制了催乳激素抑制因子的释放，乳汁开始分泌。以后的乳汁分泌则依赖于哺乳时的吸吮刺激。因此，吸吮是保持乳腺不断泌乳的关键，不断排空乳房也是维持乳汁分泌的重要条件。此外，乳汁分泌还与产妇营养、睡眠、情绪和健康状况密切相关。

链接

乳汁分泌特点

产后 7 日内分泌的乳汁称初乳，淡黄色，质稠，量少，其中含有较高的蛋白质及分泌型 IgA，脂肪和乳糖相对较少，极易消化，是新生儿早期最理想的天然食物。产后 7～14 日所分泌的乳汁为过渡乳。产后 14 日以后所分泌的乳汁为成熟乳。初乳和成熟乳均含有大量免疫抗体，有助于新生儿抵抗疾病的侵袭。

（三）循环系统及血液变化

产后 3 日内，因子宫胎盘血循环的停止及子宫收缩，大量血液从子宫涌入体循环，加上妊娠期潴留的组织间液回吸收，产妇体循环血容量增加 15%～25%。产后 2～3 周，血容量恢复至未孕状态。产褥早期血液仍处于高凝状态，有利于胎盘剥离面迅速形成血栓，减少产后出血量。产后白细胞总数增加，可达 $(15～30)×10^9/L$，多在 1 周内恢复正常。中性粒细胞和血小板数也增多，红细胞沉降率（简称，血沉）于产后 3～4 周降至正常。

（四）消化系统

产后胃液分泌减少，尤其是胃酸分泌减少，使胃肠肌张力及蠕动减弱，加之卧床时间长，易发生便秘。

（五）泌尿系统

产后 1 周内尿量增多，以排出妊娠期体内潴留的过多水分。妊娠期发生的肾盂及输尿管扩张一般在产后 2～8 周恢复。因分娩过程中膀胱受压、会阴切口的疼痛、不习惯卧床排尿等原因，产妇易发生尿潴留。

（六）内分泌系统

考点：卵巢功能的恢复时间

产后雌激素及孕激素水平急剧下降，至产后 1 周已降至未孕水平。胎盘生乳素于产后 6 小时已不能测出，垂体催乳素则因哺乳而在数日内降至 $60\mu g/L$，不哺乳者降至 $20\mu g/L$。月经复潮及排卵时间受哺乳影响。不哺乳产妇常在产后 6～10 周月经复潮，产后 10 周左右恢复排卵。哺乳产妇月经复潮延迟，平均在产后 4～6 个月恢复排卵，故哺乳期月经复潮前有受孕可能。

（七）腹壁

妊娠期出现的下腹正中线色素沉着，在产褥期逐渐消退。初产妇腹壁紫红色的妊娠纹变为银白色。产后腹壁明显松弛，其紧张度需 6～8 周恢复。

二、产褥期妇女的心理调适

分娩后，产妇需要从妊娠期及分娩期的不适、疼痛、焦虑中恢复，接纳家庭新成员及新家庭，这一过程称为心理调适。心理调适主要表现在两个方面：确立家长与孩子的关系及承担母亲角色，其过程一般经历 3 个时期。

1. 依赖期　产后第 1～3 日。此期产妇的很多需要（如对孩子的关心、喂奶、沐浴等）是通过别人来满足。丈夫及家人的关心帮助、医务人员的悉心指导极为重要。

2. 依赖—独立期　产后 3～14 日。产妇表现出较为独立的行为，开始学习和练习护理自己的孩子，自己喂奶而不需要帮助。此期因内分泌系统变化易产生压抑，因此，要耐心指导并帮助产妇护理和喂养自己的孩子，并鼓励产妇表达自己的心情，与其他产妇交流等，以提高产妇的自信心和自尊感,促进接纳孩子和自己,度过压抑。

3. 独立期　产后 2 周至 1 个月。这一时期,新家庭形成并运作,产妇和她的家庭逐渐变成一个系统,相互作用从而形成新的生活形态。

第 2 节　产褥期妇女的护理

一、护 理 评 估

(一)健康史

详细询问与妊娠、分娩有关的资料,查看分娩记录、用药史。特别注意异常情况及其处理经过,如产时出血多、会阴撕裂、新生儿窒息等。

(二)身体状况

1. 生命体征　产后 24 小时内体温可略升高,一般不超过 38℃,可能与产程延长致过度疲劳有关。产后 3~4 天若乳房极度充盈,可伴 37.8~39℃发热,称为泌乳热,一般持续 4~16 小时自行恢复。产后脉搏略缓慢,为 60~70 次/分,呼吸变得深慢,为 14~16 次/分。血压在产褥期无明显变化。 _{考点: 产后体温变化情况的判断}

2. 子宫复旧　胎盘娩出后,子宫圆而硬,宫底在脐下一指。产后第 1 日略上升至脐平,以后每日下降 1~2cm,至产后 10 日,在腹部检查触不到子宫底。 _{考点: 子宫复旧情况}

3. 产后宫缩痛　在产褥早期因宫缩引起下腹部阵发性剧烈疼痛称产后宫缩痛。一般在产后 1~2 日出现,持续 2~3 日后自然消失,经产妇较初产妇明显。哺乳时反射性的子宫收缩使疼痛加重。

4. 恶露　产后随着子宫蜕膜的脱落,含有血液、坏死蜕膜等组织经阴道排出称为恶露。正常恶露有血腥味,但无臭味,持续 4~6 周,总量 250~500ml。恶露据其颜色、内容物可分为 3 种。

(1)血性恶露:色鲜红,量逐渐减少,有时有小血块,含大量血液、少量胎膜及坏死蜕膜组织,持续 3~4 日。

(2)浆液恶露:色淡红,含少量血液、较多坏死蜕膜组织、宫腔渗出液、子宫颈黏液及细菌,持续 10 日左右。 _{考点: 不同恶露持续的时间及恶露组成}

(3)白色恶露:色较白,黏稠,含大量白细胞、坏死蜕膜组织、表皮细胞和细菌等,约持续 3 周干净。

5. 褥汗　产后 1 周内,皮肤排泄功能旺盛,排出大量汗液,以夜间睡眠和初醒时明显。

6. 乳房　产前乳头准备不足或产后哺乳方法不当易发生乳头皲裂,表现为乳头发红、裂开,有时出血,哺乳时疼痛。哺乳延迟或没有及时排空乳房,产妇可有乳房胀痛,触时加重。

(三)心理状况

了解产妇对分娩、对自己、对孩子的感受,评估产妇母亲角色适应程度,有无良好的社会支持系统。因产妇体内内分泌系统变化、心理压力及疲劳等原因,产后 2~3 日产妇可出现产后压抑,表现为易哭、易激惹、忧虑、不安,有时喜怒无常,一般在几日后自然消失。

二、护 理 问 题

1. 便秘或尿潴留　与产时损伤及活动减少有关。

2. 舒适改变　与产后宫缩、乳房胀痛、褥汗、多尿等有关。

3. **母乳喂养无效** 与母亲知识缺乏及技能不熟练有关。

4. **情境性自我贬低** 与缺乏护理新生儿的知识和技能有关。

三、预期目标

1. 产妇表示舒适感增加。

2. 产妇能正确复述喂养新生儿的知识和技巧。

3. 产妇在护理新生儿时表现出自信和满足。

四、护理措施

（一）一般护理

1. **监测生命体征** 产后2小时内极易发生产后出血等并发症，应留在产房，每半小时测一次心率、血压、呼吸，注意子宫收缩及阴道流血情况，发现异常，及时报告医生并协助处理。若产后2小时后无异常，则将产妇及新生儿送回病室，母婴同室，以后每日测体温、脉搏及呼吸2次。

2. **饮食** 产后1小时可让产妇进流食或清淡半流食，以后可进普通饮食。食物应富有营养、足够热量和水分。鼓励哺乳产妇多进高蛋白和汤类食物，并适当补充维生素和铁剂。

3. **休息与活动** 保证充分的休息。经阴道自然分娩的产妇，产后6～12小时可起床轻微活动，产后第2日可在室内随意走动，并可做产后保健操；行会阴侧切或剖宫产术的产妇，适当推迟时间。避免负重劳动或蹲位活动以防止子宫脱垂，2周后可从事少量家务活动。

考点：产后下床活动时间、鼓励排尿时间

4. **排尿与排便** 鼓励与督促产妇在产后4小时内自行排尿，以防影响宫缩引起产后出血。若排尿困难，先鼓励产妇坐起或下床排尿，用温开水冲洗会阴、听流水声等方法诱导排尿，或热敷下腹部，配合医生针灸，遵医嘱用药，必要时导尿。鼓励产妇尽早下床活动，多饮水，多吃含纤维素食物，以保持大便通畅。

（二）会阴护理

考点：会阴护理内容

用0.2%苯扎溴铵溶液或0.02%聚维酮碘溶液冲洗或擦洗会阴，每日2～3次。勤换会阴垫，排便后用水清洗会阴，保持会阴部清洁。会阴水肿者，用50%硫酸镁溶液湿热敷，产后24小时后可用红外线照射会阴。会阴部有缝线者，应每日检查切口有无红肿、硬结及分泌物，嘱产妇向会阴切口对侧侧卧。于产后3～5日拆线，若伤口感染应提前拆线引流，并定时换药。

（三）子宫复旧护理

每日于同一时间手测宫底高度，以了解子宫复旧情况，测量前让产妇排空膀胱。认真观察恶露的量、颜色及气味。若发现子宫复旧不全、红色恶露增多且持续时间长，应按医嘱及早给予子宫收缩剂。若恶露有异味且有子宫压痛，常提示有感染，应配合做好血及组织培养标本的收集及应用抗生素。

（四）乳房护理

1. **一般护理** 哺乳前母亲应洗手并用温水毛巾清洁乳头和乳晕，乳头处若有痂垢要用油脂浸软后再用温水洗净。哺乳后佩戴合适的棉质胸罩。

考点：乳房胀痛、乳头皲裂护理

2. **乳房胀痛护理** 多因乳房过度充盈及乳腺管堵塞所致，可用下列方法缓解：哺乳前湿热敷乳房3～5分钟，并按摩、轻轻拍打和抖动乳房，频繁哺乳，排空乳房。

3. **乳头皲裂护理** 轻者可继续哺乳，哺乳前湿热敷3～5分钟，挤出少量乳汁使乳晕变软易被婴儿含吮。指导采取正确的含接姿势,先喂哺皲裂较轻的一侧。哺乳后,挤出少许乳汁涂在乳头和乳晕上,短暂暴露和干燥。皲裂严重者,应停止哺乳,可挤出或用吸乳器将乳汁吸出后喂给新生儿。

4. **退乳护理**　因病不能哺乳的产妇应尽早退乳。让产妇限进汤类食物,停止哺乳及排空乳房。目前不主张应用雌激素或溴隐亭退乳,可选用下列方法退乳:①用芒硝 250g,碾碎装布袋,分敷于两乳房上并固定,湿硬时更换。②用生麦芽 60~90g,水煎当茶饮,每日一剂,连服 3~5 日。③维生素 B_6 200mg 口服,每日 3 次,共 5~7 天。 考点:退乳方法

(五)母乳喂养指导

1. **告知母乳喂养的优点**　①营养丰富:母乳含蛋白质、脂肪、糖的比例适当,为 1:3:6。蛋白质以乳清蛋白为主,易被消化吸收。脂肪含不饱和脂肪酸和解脂酶较多,脂肪颗粒小,有利于消化吸收。乳糖含量多,其中以乙型乳糖为主,它能促进肠道乳酸杆菌生长,从而抑制大肠埃希菌生长,减少腹泻的发生。母乳中钙、磷比例(2:1)适宜,易于吸收。含较多的消化酶。含微量元素较多,铁含量虽与牛乳相同,但其吸收率却是牛乳的 5 倍,此外,母乳含有较多的优质蛋白、必需氨基酸及乳糖。②增强免疫力:母乳中含有多种免疫球蛋白,如分泌型 IgA (sIgA)、巨噬细胞、乳铁蛋白、溶菌酶、双歧因子和免疫细胞等,能明显降低婴儿腹泻、呼吸道和皮肤感染率。③有利于婴儿牙齿的发育和保护:吸吮时的肌肉运动有助于面部正常发育。④增进感情,促进婴儿心理和智能发育:通过喂哺,婴儿频繁地与母亲皮肤接触,有利于建立母子间的信任感。⑤母乳温度适宜,无污染,喂哺方便、经济;乳量随婴儿生长而增加。⑥吸吮刺激促使催乳素产生的同时促进缩宫素产生,减少产后出血。⑦哺乳者月经复潮及排卵较不哺乳者延迟,有利于延长生育间隔。⑧降低母亲患乳腺癌及卵巢癌的危险性。

2. **指导喂养方法**　母婴同室,指导早接触、早吸吮,按需哺乳。产后半小时内开始哺乳。哺乳时,母亲及新生儿均应选择舒适位置,一手拇指放在乳房上方,其余四指放在乳房下方,将乳头和大部分乳晕放入新生儿口中,用手扶托乳房,防止新生儿鼻部被乳房压迫;让新生儿吸空一侧乳房后再吸吮另侧乳房;哺乳结束时,用示指轻轻向下按压新生儿下颌,避免在口腔负压情况下拉出乳头而引起局部疼痛或皮肤损伤。每次哺乳后,应将新生儿竖着抱起轻拍背部 1~2 分钟,排出胃内空气,以防吐奶。除母乳外,不给婴儿添加任何其他食物或饮料等辅助食品(纯母乳喂养)。

母乳指导中哪项不妥?

　A. 宣传母乳喂养的好处　　　B. 告诉产妇开奶越早越好　　　C. 待下奶后立即哺乳

　D. 吸吮乳头可使催乳素增加　　E. 吸吮有助于乳汁分泌

点评:产后提倡早接触、早吸吮,一般产后半小时内开始哺乳。新生儿吸吮乳头的刺激,既抑制催乳激素抑制因子促进泌乳,又反射性引起缩宫素释放,刺激乳腺腺泡周围的肌上皮细胞收缩排出乳汁。吸吮是保持乳腺不断泌乳的关键,不断排空乳房也是维持乳汁分泌的重要条件。此外,乳汁分泌还与产妇营养、睡眠、情绪和健康状况密切相关。故参考答案为 C。

(六)心理护理

鼓励产妇诉说内心的感受,耐心解答产妇提出的问题。指导产妇多接触新生儿,学会照顾新生儿,促进产妇尽快适应母亲角色。鼓励和指导丈夫及家人参与新生儿护理活动,培养新家庭观念。

（七）健康指导

考点：避孕开始时间、避孕方式的选择

1. 一般指导　合理安排家务，至少 3 周以后才能进行全部家务活动。合理饮食，注意个人卫生和外阴清洁，保持良好的心境，适应新的家庭生活方式。

2. 计划生育指导　产褥期内不宜性生活。指导产妇于产后 42 天起选择适当避孕措施；哺乳者以工具避孕为宜，不哺乳者可选用药物避孕。

3. 产褥期保健操　应该根据产妇的情况，由弱到强循序渐进地进行练习。一般在产后第 2 日开始，每 1～2 日增加一节，每节做 8～16 次。出院后继续做好保健操直至产后 6 周，产后 10 天可加做胸膝卧位，以防子宫后倾。6 周后应选择新的锻炼方式坚持锻炼。

4. 产后检查　包括产后访视和产后健康检查。

（1）产后访视：正常分娩的产妇产后 3～7 天及 28 天由社区医疗保健人员进行家庭访视。了解产妇的饮食、睡眠、心理状况及哺乳情况，检查乳房、子宫复旧、恶露、腹部或会阴切口等情况，了解新生儿健康状况，发现异常及时给予指导。高危产妇及其新生儿应当酌情增加访视次数。

考点：产后访视时间

（2）产后健康检查：告知产妇于产后 42 天携孩子去医院进行健康检查，包括测血压，查血、尿常规，了解哺乳情况，做妇科检查等。

五、护 理 评 价

评价预期目标是否达到。

小结

　　产褥期一般为 6 周，此阶段产妇全身各系统尤其是生殖系统发生了较大的生理变化，临床表现主要有生命体征的变化、乳房胀痛或皲裂、产后宫缩痛、恶露、褥汗等。同时，伴随新生儿的出生，产妇心理调适历经依赖期、依赖-独立期和独立期 3 个时期。产褥期护理的重点是促进产妇子宫复旧、做好会阴护理、指导母乳喂养，同时应做好健康指导。

自 测 题

A₁ 型题

1. 产褥期是指（　　）
   A. 从胎儿娩出到生殖器官恢复正常所需时期
   B. 从胎盘娩出到全身除乳腺外恢复至正常未孕状态这段时间
   C. 从第二产程到全身除乳腺外恢复至正常未孕状态这段时间
   D. 从胎儿娩出到全身除乳腺外恢复至正常未孕状态这段时间
   E. 从胎儿娩出到恶露干净这段时间

2. 保持乳腺不断泌乳的关键因素是（　　）
   A. 产妇情绪　　　　B. 产妇健康情况
   C. 产妇产后营养　　D. 乳房发育情况

   E. 新生儿的吸吮刺激

3. 防止乳头皲裂最主要的措施为（　　）
   A. 哺乳时婴儿含吮乳头及大部分乳晕
   B. 哺乳后戴棉质胸罩
   C. 哺乳前用温水毛巾擦洗乳头
   D. 鼓励早接触早吸吮
   E. 哺乳后挤少量乳汁在乳头上涂抹

4. 产褥期计划生育指导不正确的是（　　）
   A. 产褥期内禁止性交
   B. 哺乳者用工具避孕
   C. 月经未来潮者无需避孕
   D. 不哺乳者可药物避孕
   E. 产后 42 天起应采取避孕措施

5. 母乳喂养指导正确的是(　　)
   A. 产后半小时内开始哺乳
   B. 哺乳时婴儿仅含吮乳头
   C. 哺乳后将婴儿横抱并轻拍背部
   D. 乳房胀痛者哺乳前冷敷乳房
   E. 乳头皲裂者均应停止哺乳

A₂ 型题

6. 初产妇,产后第 3 天发热,伴乳胀,查体:体温 37.9℃,持续 12 小时下降,无咳嗽、咳痰、腹部压痛,恶露正常。此发热最可能的原因为(　　)
   A. 产程延长致过度疲劳
   B. 乳房血管与淋巴管极度充盈
   C. 急性上呼吸道感染
   D. 急性子宫内膜炎
   E. 急性盆腔腹膜炎

7. 初产妇,会阴侧切后第 2 天,会阴部水肿,无脓性分泌物,局部护理措施正确的是(　　)
   A. 0.9%氯化钠溶液湿敷
   B. 50%硫酸镁溶液湿热敷
   C. 75%乙醇溶液冷敷
   D. 0.5%醋酸溶液坐浴
   E. 嘱产妇向会阴伤口侧卧位(患侧卧位)

8. 初产妇,足月顺产一活男婴,给予母乳喂养。产后 3 天诉乳房胀痛,查乳房肿胀,无红肿,子宫硬,宫底在脐下 2 指,恶露色红,量正常,无臭

味。针对乳房胀痛首选的护理措施是(　　)
   A. 用吸奶器吸乳
   B. 生麦芽水煎当茶饮
   C. 少喝汤水
   D. 让新生儿多吸吮
   E. 芒硝外敷乳房

A₃ 型题

(9～11 题共用题干)

　　经产妇,足月妊娠分娩,会阴左侧切开术后 1 天,诉下腹部阵发性剧烈疼痛,哺乳时加剧,患者焦虑不安。查体:体温 37.9℃,乳房稍胀,无红肿,子宫底平脐,无压痛,恶露量多,色鲜红,无臭味,会阴侧切口无红肿。白细胞为 11×10^9 /L。

9. 考虑该产妇目前情况为(　　)
   A. 泌乳热　　　　　B. 乳腺炎
   C. 产褥感染　　　　D. 产后宫缩痛
   E. 子宫复旧不良

10. 此时首要的护理措施为(　　)
   A. 冷敷乳房　　　B. 给予物理降温
   C. 给予缩宫素　　D. 按医嘱给予抗生素
   E. 解释疼痛原因

11. 对该产妇的护理正确的是(　　)
   A. 卧床休息 1 周　　B. 休息时取右侧卧位
   C. 少饮汤类食物　　D. 给予物理降温
   E. 芒硝外敷乳房

(冯延平)

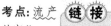

第5章

异常妊娠患者的护理

顺利度过妊娠期是每位准妈妈的希望,但在日常生活中会看到如下情景:有些孕妇因某些突发事件的刺激使其情绪异常激动而出现腹痛,有些孕妇不小心被撞或跌倒后出现阴道流血,有些孕妇很小心但还是出现了阴道出血,有的孕妇没怀孕前血压正常而怀孕后血压增高很多……她们这是怎么了? 该如何紧急处理呢? 您想过吗? 有些孕妇双胎妊娠,特别高兴,但孕期要注意些什么? 妊娠期、分娩期、产褥期与单胎妊娠又有什么不同? 面对一连串的现实问题您想过如何去帮助她们吗? 通过以下的学习,相信您就会找到答案了。

第1节 妊娠早期出血性疾病患者的护理

一、流产患者的护理

案例5-1

患者,女,27岁,已婚,停经40天,因轻微下腹部疼痛伴有少量阴道出血半天就诊。患者体健,月经规律,13岁初潮,5/28,发病前无明显诱因,目前一般情况好。妇科检查:可见阴道有少量暗红色积血,宫颈软,宫口未开,子宫相当于孕40天大小,双侧附件未见异常。尿妊娠试验阳性(+)。

问题: 如何对该患者进行评估? 应采取怎样的护理措施呢?

妊娠不足28周、胎儿体重不足1000g而终止者称流产。流产发生于妊娠12周以前者称早期流产;发生在妊娠12周至不足28周者称晚期流产。流产又分为自然流产和人工流产,本节仅阐述自然流产。自然流产占妊娠总数的10%～15%,其中早期流产占80%以上,是产科常见病。若处理不当,可造成感染或大出血,甚至危及妇女生命,应加强防治。

考点:流产的定义

链接

流产的病理变化

流产发生于妊娠8周以前者,胚胎多已死亡,此时胚胎绒毛发育不成熟,与子宫蜕膜联系不牢固,妊娠物可以完整排出,发生完全流产,出血不多。妊娠8～12周,绒毛发育旺盛,与蜕膜联系牢固,妊娠物不易完整剥离排出而有部分滞留宫腔内,形成不完全流产,影响子宫收缩,易引起休克。妊娠12周后,胎盘已完全形成,流产过程与分娩相似。

染色体异常是早期流产最常见的原因,宫颈内口松弛及宫颈重度裂伤导致胎膜早破是晚期流产的主要原因。母体内分泌失调,如卵巢黄体功能不全、甲状腺功能低下等,引起胚胎发育不良。严重感染时病毒或毒素可通过胎盘毒害胚胎和胎儿,高热可引起子宫收缩。重度贫血及心力衰竭可致胎儿缺氧死亡。此外,生殖器官疾病、免疫因素、身体或精神创伤、有害物质铅或苯等接触过多、过度吸烟、酗酒等,均可导致流产。

流产按其发展过程可分为先兆流产、难免流产、不全流产和完全流产。稽留流产、习惯性流产、流产合并感染是流产的3种特殊类型。

（一）护理评估

1. 健康史/致病因素

（1）了解患者有无全身性疾病、生殖器官疾病、内分泌疾病、创伤、有害物质接触等可能导致流产的诱因；家族中有无遗传性和传染性疾病。

（2）询问患者月经史，孕产史，既往史。

链接

流产的特殊类型

1. 稽留流产　亦称过期流产，指胚胎或胎儿宫内死亡后未能及时自然排出者。胚胎组织常机化与子宫壁紧密粘连，造成刮宫困难；死亡坏死组织可释放凝血活酶，引起弥散性血管内凝血（DIC）；雌激素水平低落，子宫对缩宫素敏感性下降，刮宫时宫缩不良，易致出血。

2. 习惯性流产　指自然流产连续发生3次或3次以上者。近年有学者将连续两次及以上的自然流产称复发性流产，取代习惯性流产。每次流产几乎均发生在同一妊娠月份，其流产过程及处理与一般流产相同。

3. 流产合并感染　指流产合并生殖器官感染。多发生于不全流产和过期流产，因宫腔内组织残存和阴道长时间出血，引起宫腔感染，严重者可扩散至盆腹腔甚至全身。非法堕胎也可导致其发生。处理原则为积极控制感染，尽快清除宫内残留物。

（3）评估患者本次妊娠情况，如早孕反应、胎动情况，有无头痛头晕及其他不适，有无有害物质接触史，有无病毒感染及用药史。

2. 身心状况

（1）症状评估：停经后阴道出血和阵发性下腹疼痛是流产的主要症状。注意了解有无停经及时间；了解阴道出血的诱因、量、持续时间、性状，有无组织物排出，是否伴随头晕、乏力等；了解腹痛的发生时间、部位、程度、性质，与阴道出血的关系；了解阴道有无水样排液，及其色、量、性状等。　　**考点**：流产的典型症状

（2）体征评估：测量生命体征；观察神志、面色，评估有无贫血及休克征象；协助医生做妇科检查，了解宫颈口是否扩张，子宫大小与妊娠周数是否相符，有无压痛，双附件有无肿块、增厚及压痛。

（3）心理状况：患者担心自身和胎儿的安危，往往表现出紧张、焦虑甚至恐惧心理，流产不可避免者也可表现为伤心、忧郁及烦躁不安等。

3. 各种类型流产的评估　见表5-1。

表 5-1　各种类型流产的特点

类型	症状			妇科检查		后果
	出血量	腹痛	组织排出	宫颈口	子宫大小与孕周关系	
先兆流产	少	无或轻	无	未开	相符	妊娠可能继续
难免流产	增多	加剧	无	已扩张	相符或略小	流产不可避免
不全流产	多或淋漓	减轻	部分排出	扩张或有组织物堵塞	小于孕周	易致休克及感染
完全流产	少→无	消失	完全排出	关闭	正常或略大	无须特殊处理
稽留流产	无或少量	无	无	闭	小于孕周	易致 DIC 及感染

4. 辅助检查

（1）B超检查：确定胚胎或胎儿的位置及是否存活、宫腔内有无组织残留等，协助判断流产类型与指导处理。

护考链接

先兆流产与难免流产的主要鉴别点是

A. 出血量多少　　　B. 腹痛轻重

C. 宫口是否扩张　　D. 子宫大小

E. 有无组织物排出

点评：从上列表可以得出结论，先兆流产宫口是未开的，而难免流产因流产已不可避免，宫口已经扩张。故选C。

（2）妊娠试验：先兆流产者多为阳性，难免流产可为阴性或阳性，其余多为阴性。可作为评估流产类型和预后的依据。

（3）实验室检查：血常规检查，了解有无贫血及感染；稽留流产时应做凝血功能检查，判断有无凝血功能障碍，及早发现 DIC。

（二）护理问题

1. 潜在并发症　失血性休克，与阴道大量出血有关。

2. 有感染的危险　与出血时间长、宫腔有残留组织、生殖道开放等有关。

3. 焦虑　与担心胎儿安危、自身健康、舒适度改变有关。

4. 自理能力缺陷　与保胎治疗须卧床休息有关。

（三）预期目标

1. 患者无大出血或出血得到有效控制，生命体征稳定。

2. 患者无感染征象或感染得到控制，体温正常。

3. 患者能说出流产的相关知识，情绪稳定，积极配合治疗，疗效满意。

（四）护理措施

不同类型的流产，处理原则不同，护理措施亦有差异。

1. 病情观察

（1）严密监护生命体征、面色及神志变化。

（2）观察阴道出血的量及性状、有无组织物排出及腹痛的变化。

2. 生活护理

（1）督促保胎治疗者绝对卧床休息，直至阴道出血停止后3～5日；提供日常生活护理，禁止性生活，避免一切不良刺激；指导患者保持外阴部的清洁卫生，预防感染。

（2）合理膳食，摄入富含铁、维生素及蛋白质的食物，加强营养，纠正贫血。

3. 治疗配合　先兆流产及有习惯性流产史者可予保胎治疗；难免流产、不全流产、稽留流产者需尽快手术清除宫腔内容物终止妊娠，以防失血性休克、感染及DIC；完全流产不必特殊处理。

（1）保胎治疗者：遵医嘱给药。可予黄体酮肌内注射、维生素E口服，并严密监护保胎效果。如用药2周病情无缓解，甚至症状加剧，β-HCG 持续不升或下降，提示胚胎发育异常，或B超显示胚胎已死，则流产不可避免，应立即终止妊娠。

（2）终止妊娠者：注意保暖，必要时吸氧；遵医嘱输液、备血；做好清宫术的术前准备，协助医生完成手术操作，严格无菌操作；术后加强会阴护理，遵医嘱使用抗生素，以防感染。

（3）特殊类型者：稽留流产者终止妊娠前应遵医嘱筛查并纠正凝血功能障碍，使用雌激素增强子宫肌纤维对缩宫素的敏感性。备血，清宫时警惕子宫穿孔和严重出血的发生。习惯性流产者，一旦妊娠应积极保胎，直至超过以往发生流产的月份再停止。子宫颈内口松弛者，于孕前行宫颈内口修补术；已怀孕者于妊娠14～16周行宫颈内口环扎术，分娩发动前拆除缝线。流产感染者，若出血不多，先使用广谱抗生素控制感染，待体温正常后再行清宫；若有大量阴道流血则应在输血和静脉使用抗生素的同时，用卵圆钳大致清宫，以控制出血，禁用刮匙清宫，以免感染扩散，待感染控制后再彻底清宫。

4. 心理护理　保胎的患者应用适当的方法帮助其解除紧张焦虑,稳定情绪,增强治疗的信心;清宫的患者应予以同情、理解和关怀,帮助其接受现实,寄希望于未来。

5. 健康指导

(1) 进行卫生宣传教育,指导孕期保健,孕早期避免性生活,勿做重体力劳动,以防流产发生;有习惯性流产史者,须在计划怀孕前查找原因,及早治疗。

(2) 清宫后注意保持外阴清洁,1 个月内禁止盆浴及性生活,预防感染。

(3) 出院指导:关注阴道出血的转化、有无腹痛及发热,发现异常及时就诊;定期复查;加强营养,早日康复;再次怀孕要及早行产前检查,警惕流产再发。

(五) 护理评价

1. 患者生命体征稳定,无出血、感染征象。

2. 保胎治疗者情绪稳定,治疗及时有效,妊娠继续。

二、异位妊娠患者的护理

案例5-2

患者,女,26 岁,婚后 4 年不孕,平素月经正常。今年 8 月 10 日始,有 4 天月经,9 月份月经未来。自 10 月 12 日起,出现阴道少量茶褐色出血,伴间歇性下腹痛,于 10 月 15 日就诊。妇科检查:子宫后倾后屈,宫体稍大较软,可见宫颈外口有茶褐色流血,后穹隆有明显触痛,后穹隆穿刺抽出暗红色不凝血液。因肌紧张明显,其他体征检查不满意。

问题:如何评估该患者,还需做哪些必要的检查,如何护理?

正常妊娠时,受精卵着床于子宫体腔内膜。当受精卵在子宫体腔以外部位着床发育时称异位妊娠,习惯称为"宫外孕"。异位妊娠是产科的急症,起病急,进展快,病情重,诊治不及时可因内出血而危及生命。因受精卵的着床部位不同,有输卵管妊娠、卵巢妊娠、腹腔妊娠、宫颈妊娠、子宫残角妊娠等,其中输卵管妊娠最为常见,占异位妊娠的 95% 左右,故本节以输卵管妊娠为例来阐述异位妊娠。

输卵管妊娠以壶腹部最多见,占 75%～80%,其次是峡部。慢性输卵管炎是输卵管妊娠最常见的原因,其他原因有输卵管发育异常、盆腔肿瘤压迫、节育器避孕失败、输卵管手术史等。

链接

输卵管妊娠的病理结局

输卵管管腔狭窄、管壁薄且缺乏黏膜下组织,肌层远不如子宫肌壁厚而坚韧,妊娠时不能形成完好蜕膜,不适于孕卵发育长大,最终发生以下结局。

1. 输卵管妊娠流产　多发生于妊娠 8～12 周的输卵管壶腹部妊娠,出血一般不多(图 5-1)。

2. 输卵管妊娠破裂　多发生于妊娠 6 周左右的输卵管峡部妊娠。短时间内即可发生大量腹腔内出血,甚至休克。间质部肌壁较厚,血运更加丰富,破裂时犹如子宫破裂,病情更加凶险。处理不当,可迅速危及生命(图 5-2)。

3. 继发性腹腔妊娠　输卵管妊娠流产或破裂后,若内出血不多,偶有胚胎存活者,继续发育长大,形成继发性腹腔妊娠。若发生在阔韧带处,则为继发性阔韧带妊娠。

4. 陈旧性宫外孕　输卵管妊娠流产或破裂后,胚胎死亡,内出血渐停止。盆腔积血在较长时间后机化变硬成包块,与周围组织粘连,称陈旧性宫外孕。有继发感染和再次破裂出血的可能。

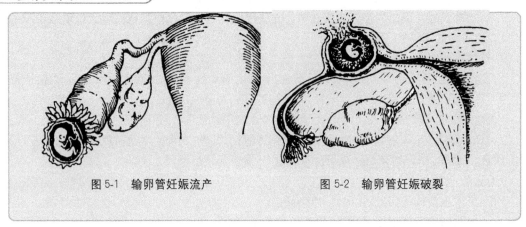

图 5-1　输卵管妊娠流产　　　　　　图 5-2　输卵管妊娠破裂

（一）护理评估

1. 健康史/致病因素　向患者或家属了解有无生殖道炎症、流产、结核等引起输卵管炎症的病史，有无盆腔肿瘤、输卵管手术、宫内节育器放置、继发不孕等诱因。询问月经史及末次月经时间，判断有无停经。

2. 身心状况

（1）症状评估：输卵管妊娠流产或破裂前，多无明显症状、体征，部分患者可有一侧下腹部隐痛或酸胀感，也常被忽视，诊断较困难。流产和破裂的瞬间，可表现出典型的症状。

1）停经：70%～80%的患者有长短不一的停经史，与输卵管妊娠的部位有关，峡部最短，6周左右，间质部较长，可达12周左右。也有部分患者，因胚胎绒毛产生的绒毛膜促性腺激素不足，致使黄体功能不足以维持子宫内膜，而在妊娠初期发生少量的类月经样的宫腔出血。故不能因无停经而排除异位妊娠。

2）腹痛：95%以上患者以腹痛为主诉就诊。输卵管妊娠流产或破裂时，突发一侧下腹剧烈的撕裂样疼痛，常伴恶心、呕吐。因迅速大量的腹腔内出血，疼痛不断蔓延，可扩散至整个下腹或全腹部。血液往往积聚于直肠子宫陷凹处，出现肛门坠胀、里急后重；血液刺激膈肌，还可有肩胛部放射性疼痛及胸痛。

3）晕厥和休克：患者因剧烈腹痛和内出血，呈面色苍白、四肢湿冷、血压下降，甚至晕厥、休克。其严重程度与腹腔内出血的速度和量成正比，与阴道出血量不成比例。

4）阴道少量出血：胚胎受损或死亡后多有不规则阴道出血，量少呈点滴状，色暗红或深褐，一般不超过月经量。可伴有蜕膜管型或蜕膜碎片排出，为宫腔内蜕膜剥离所致，通常在病灶去除后方可停止。

> ### 链接
> #### 妇科检查
> 协助医生做妇科检查：可有阴道后穹隆饱满、触痛，宫颈举痛、摇摆痛，子宫增大而软，内出血多时可有漂浮感，子宫一侧或其后方可能触及有明显触痛的包块，边界多不清楚。

（2）体征评估：测量生命体征，观察神志、面色，评估有无贫血及休克；腹部检查可有下腹压痛、反跳痛，轻度肌紧张，尤以患侧显著，多量内出血时叩诊可有移动性浊音。

（3）心理状况：患者因突发的剧烈腹痛、腹腔内出血、生命的危象以及面临的手术而紧张、焦虑、恐惧，又因妊娠终止、担心未来的受孕能力而悲伤、忧郁。

3. 辅助检查

（1）阴道后穹隆穿刺（图5-3）：是一种简单而可靠的诊断方法，适用于疑有腹腔内出血者。若抽出暗红色室温下不凝血液，说明有腹腔内出血。内出血量大时，也可在B超的指引下行腹腔穿刺。

（2）B超检查：可显示妊娠囊的位置，显示腹腔内出血及量，协助诊断。

（3）β-HCG测定：是早期诊断异位妊娠的重要方法，对保守治疗的效果评价也有重要意义。

（4）腹腔镜检查：该检查不仅作为早期异位妊娠诊断的金标准，且可在确定诊断的情况下起到治疗作用。

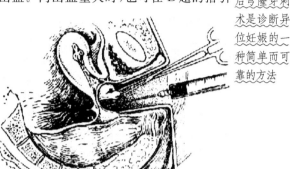

图 5-3　阴道后穹隆穿刺

考点： 阴道后穹隆穿刺术是诊断异位妊娠的一种简单而可靠的方法

（二）护理问题

1. 潜在并发症　失血性休克，与输卵管妊娠流产或破裂导致的腹腔大出血、剧烈腹痛有关。

2. 恐惧　与生命受到威胁和再次妊娠可能受阻有关。

3. 自理能力缺陷　与病情及治疗需要卧床休息有关。

（三）预期目标

1. 患者腹腔内出血被及时发现、处理，病情迅速得到控制并好转，生命体征稳定。

2. 患者能说出恐惧的原因，经解释、安慰，心理压力减轻，情绪稳定，配合治疗和护理，接受现实。

3. 患者腹痛减轻或消失，治疗期间生活需求得到满足。

（四）护理措施

1. 病情观察

（1）严密监护生命体征、面色及神志变化，估计腹腔内出血情况，评价治疗效果。

（2）注意观察腹痛的转化，观察阴道出血情况，有无蜕膜排出，及时报告医生。

2. 生活护理　为患者提供安静舒适的环境及日常生活护理；调节饮食，加强营养，纠正贫血；休克和手术者，监护尿量。

3. 配合治疗　输卵管妊娠流产或破裂前，可采用甲氨蝶呤等化学性药物杀死胚胎、继而用中药保守治疗或腹腔镜手术治疗；流产或破裂后，则需在抢救休克的同时急诊手术治疗。

（1）手术治疗患者的护理

1）对腹腔内大出血者，迅速建立静脉通道，立即平卧、保暖、吸氧。遵医嘱及时给予输血、输液、补充血容量；记录24小时出入量。

2）禁饮食，送手术通知单，按腹部急诊手术常规迅速完成术前准备，做好术中及术后的护理（详见"成人护理"腹部手术的护理）。

（2）保守治疗患者的护理

1）绝对卧床：避免突然变换体位及用力排便等增加腹压的动作，保持大便通畅，防止腹胀及便秘。

2）做好应急手术的准备：保守治疗期间，流产和破裂随时可能发生，故应严密监护病情、备血，一旦发生腹痛及失血征兆及时报告医生。

3）及时送检化验单，遵医嘱按时给药，关注用药反应。

4）预防感染：保持外阴清洁，勤换会阴垫，遵医嘱使用抗生素。

4. 心理护理

(1) 关心、体贴、陪伴患者,简洁明了地讲明手术的必要性,赢得信任,缓解紧张、恐惧心理。

(2) 协助医生介绍病情及处理方案,取得理解配合;讲解输卵管妊娠的相关知识,减少对未来再孕情况的顾虑。

5. 健康指导

(1) 出院后继续加强营养,纠正贫血;保持良好的卫生习惯,积极防治生殖道炎症。

(2) 已生育者,应指导避孕;未生育者,要保持乐观情绪,至少在半年之后再妊娠,再次妊娠时,要及时就医。

(五) 护理评价

患者出院时是否达到预期目标。

第 2 节　妊娠晚期出血性疾病患者的护理

一、前置胎盘患者的护理

案例5-3

某女,28 岁,已婚,孕 4 产 0,孕 32 周,因阴道出血半天而就诊。既往体健,曾人工流产 3 次。本次妊娠早中期无异常,自觉胎动好。昨晚无诱因出现阴道出血,出血量稍多于平素月经量,无腹痛,无头晕,患者焦虑不安。查体:体温 36.5℃,脉搏 86 次/分,呼吸 18 次/分,血压 120/80mmHg。腹部检查:宫底位于脐剑之间,头先露,胎心 152 次/分,腹软,无压痛。

问题:如何评估?该孕妇存在哪些主要护理问题?请制定正确的护理措施。

考点:前置胎盘的定义

正常情况下胎盘附着于子宫体的前壁、后壁或侧壁。妊娠 28 周后,若胎盘附着在子宫下段,部分或全部覆盖在子宫颈内口处,位置低于胎儿先露部时,称为前置胎盘。前置胎盘是妊娠晚期出血的主要原因之一,若处理不当,可危及母儿生命。经产妇多于初产妇。

根据胎盘边缘与子宫颈内口的关系,前置胎盘可分为 3 种类型(图 5-4)。

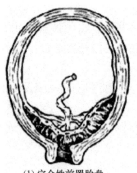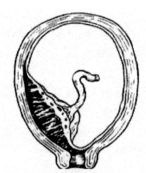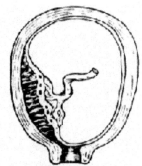

(1) 完全性前置胎盘　　　(2) 部分性前置胎盘　　　(3) 边缘性前置胎盘

图 5-4　前置胎盘的类型

1. 完全性(中央性)前置胎盘　胎盘组织完全覆盖子宫颈内口。

2. 部分性前置胎盘　胎盘组织部分覆盖子宫颈内口。

3. 边缘性(低置性)前置胎盘　胎盘附着于子宫下段,边缘达到子宫颈内口。

前置胎盘的程度,可因宫颈管消失、宫颈口扩张而有变化。目前临床均依据处理前最后一次检查结果来决定其分类。

（一）护理评估

1. 健康史/致病因素　询问孕产史,特别注意前置胎盘的诱发原因如有无多次刮宫、剖宫产术、多产、子宫内膜炎等造成的子宫内膜病变或损伤;了解本次妊娠经过,是否有胎盘面积过大(如多胎妊娠);还要了解是否有孕卵发育迟缓等。此外,高龄初产妇>35岁、经产或多产妇、吸烟或吸毒妇女为其高危人群。

2. 身心状况

（1）症状评估:前置胎盘的典型症状是妊娠晚期或临产时突然发生的无诱因、无痛性阴道出血。患者的失血症状与其阴道出血量成正比。反复出血可导致贫血、休克及感染,危及母儿生命。

考点: 前置胎盘的典型症状和查体

（2）体征评估:测量血压、脉搏、体温、呼吸,观察神志、面色,评估有无贫血及休克;腹部检查,腹软,子宫大小与停经周数相符,无压痛,胎位、胎心清楚,出血量多时可引起胎儿窘迫,甚至胎死宫内,胎心消失;易并发胎位异常。胎盘附着在子宫下段前壁时,可在耻骨联合上听到胎盘杂音。

（3）心理状况:因突然阴道出血,患者及家属紧张、手足无措,担心胎儿而焦虑、恐惧。

3. 辅助检查

（1）B超检查:可清楚地看到子宫壁、胎头、宫颈及胎盘的位置,对胎盘定位的准确率达95%,是诊断前置胎盘安全而准确的首选方法。经阴道彩色多普勒检查可减少漏诊,且安全、准确。

> **链接**
>
> **前置胎盘的种类与阴道出血的关系**
>
> 　　完全性前置胎盘,发生出血时间早,28周左右即可出现多量出血,出血次数频繁,出血量也越来越多,甚至首次出血即致命;边缘性前置胎盘,出血多发生在妊娠37~40周或临产初期,出血量少,次数不多;部分性前置胎盘,其出血时间、出血量及出血次数介于二者之间。开放血窦的出血,迅速经阴道流出,不引起宫腔压力的增加,故出血时无腹痛。

> **护考链接**
>
> 　　为防止前置胎盘患者继续出血,禁止做
>
> 　　A. 肛查　　　　　B. B超
>
> 　　C. 听诊胎心　　　D. 腹部触诊检查
>
> 　　E. 胎儿电子监护
>
> **点评:** 肛门检查会加重前置胎盘患者的出血,所以禁止进行。故答案为A。

（2）产后检查胎盘胎膜:产前有出血者,可见胎盘边缘有陈旧性黑紫色凝血块附着,胎膜破口与胎盘边缘距离不足7cm者,诊断即可成立;剖宫产术时,可直接了解胎盘附着的部位而确诊。

（3）阴道和肛门检查:有诊断价值,但可能诱发和加重出血,已禁用。

（4）磁共振检查（MRI）:可用于确诊前置胎盘,国内已逐渐开展应用。

（二）护理问题

1. 潜在并发症　失血性休克、产后出血、羊水栓塞、胎盘植入、早产、胎儿窘迫。

2. 恐惧　与无痛性大出血所致休克,危及母儿生命有关。

3. 自理能力缺陷　与期待疗法或术后1天需要绝对卧床有关。

4. 有感染的危险　与失血、贫血、产妇抵抗力下降,胎盘剥离面接近宫颈外口细菌易于侵入有关。

（三）预期目标

1. 阴道出血被迅速控制,生命体征稳定,胎心良好。

2. 分娩顺利完成,新生儿无窒息,患者体温正常,产后未发生出血及感染。

47

3. 治疗期间生活需求得到满足。

4. 患者能说出恐慌产生的原因，经诱导解释，焦虑缓解，配合治疗和护理。

（四）护理措施

1. 配合治疗　前置胎盘的治疗原则是抑制宫缩、止血、纠正贫血及预防感染。阴道出血量不多或产前无流血者，生命体征平稳，胎儿存活。胎龄＜36周，胎儿体重不足 2300g 的孕妇可予期待疗法，在保证孕妇安全的前提下尽量延长妊娠期限，以使胎儿尽可能发育成熟，提高围生儿存活率。达到 36 周者且各项指标均说明胎儿已成熟者，可适时终止妊娠；阴道出血量多，病情危重，或期待疗法中发生大出血以及胎儿已近足月，应终止妊娠。剖宫产可迅速结束分娩，对母儿相对安全，是处理前置胎盘的主要手段。阴道分娩适用于边缘性前置胎盘，胎儿枕先露，临产后产程进展顺利并估计短时间内分娩可结束者。

（1）期待疗法患者的护理

1）住院治疗：嘱患者绝对卧床休息，以左侧卧位为宜，血止后方可轻微活动；密切观察阴道出血量；避免刺激，查体及操作处理时动作轻柔；间断吸氧；指导孕妇监护胎动。备血及做好急诊手术准备。

2）遵医嘱用药：精神紧张者予镇静剂、宫缩抑制剂以防早产；口服铁剂、必要时输血，以纠正贫血；期待疗法效果不佳，妊娠难以继续者，及早使用糖皮质激素，促进胎儿肺成熟，预防新生儿呼吸窘迫综合征的发生，提高早产儿存活率，常用地塞米松 10mg，肌内注射，每日 3 次，连用 3 天；给予抗生素，预防感染。

（2）终止妊娠的护理

1）失血性休克的护理：吸氧、保暖，取中凹位；迅速建立静脉通道、交叉配血，迅速输血、输液，抢救休克。

2）遵医嘱做好剖宫产术的术前准备，做好术中及术后的护理。阴道分娩者，协助医生严密监护产程及胎心音，发现异常及时处理。

考点： 期待疗法与终止妊娠的适应证及护理措施

3）做好抢救新生儿的准备，加强早产儿护理，提高围生儿生存率。

4）产后严密监护阴道出血及宫缩情况，及早使用宫缩剂，加强宫缩，防治产后出血；产后详细检查胎盘胎膜；遵医嘱使用抗生素，预防感染。

2. 病情观察

（1）严密监护生命体征、面色及神志变化，观察阴道出血的时间、次数、性状及量，有无腹痛。

（2）注意观察有无宫缩，监测胎动、胎心，评判胎儿宫内安危情况，医护人员行腹部检查时动作要轻柔；禁做阴道检查和肛门检查。

3. 心理护理　关心、体贴患者，加强与孕妇及家属的沟通，讲解病情、处理方案及相关知识，缓解其紧张、焦虑、恐惧，使其心态平稳，保持乐观情绪，积极配合护理和治疗。

4. 生活护理　为患者提供安静舒适的休养环境及日常生活护理；鼓励患者进食富含蛋白质及铁的食品，加强营养，纠正贫血；保持会阴清洁卫生，勤换卫生垫，预防感染。

5. 健康指导

（1）进行预防保健知识宣传教育，非孕期认真避孕，避免多产、多次刮宫，减少子宫内膜损伤，积极防治子宫内膜炎；养成良好的生活习惯，不吸烟，拒绝毒品。

（2）对妊娠期出血现象，应高度重视，一旦发生无论量的多少，均应及时就诊，查明原因，正确处理，避免产生严重不良后果。

（3）期待疗法有效者，嘱其避免剧烈活动及不良刺激，指导孕妇自我监测胎动，加强孕期保健,发现异常,随时就诊。

(五)护理评价

1. 阴道出血迅速控制或及早发现大出血并得到及时处理,生命体征稳定;胎心、胎动良好。

2. 产后出血未发生或得到迅速控制;体温正常,无感染发生。

3. 胎儿顺利娩出,新生儿无窒息或得到及时处理。

4. 情绪稳定,医患配合良好。

二、胎盘早期剥离患者的护理

案例5-4

　　某女,30岁,孕1产0。有原发性高血压史。妊30周,因3小时前突然发生剧烈腹痛,伴阴道少量流血而就诊。查体:神志清楚,面色苍白。体温37℃,脉搏110次/分,呼吸20次/分,血压70/40mmHg。腹部检查:宫底在剑突下二指,硬如板状,压痛明显,胎位胎心不清。B超提示胎盘早剥。

问题: 1. 请提出护理问题。

　　　　2. 应采取怎样的护理措施?

　　妊娠20周后或分娩期,正常位置的胎盘在胎儿娩出前部分或全部从子宫壁剥离,称为胎盘早期剥离,简称胎盘早剥。胎盘早剥为妊娠晚期的一种严重并发症之一,起病急,发展快,病情凶险,如抢救不及时,可迅速威胁母儿生命。

　　病理类型:胎盘早剥可分为显性、隐性、混合性3种(图5-5)。

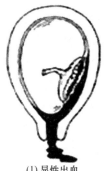 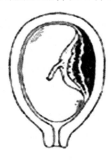 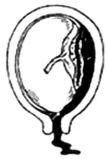

(1) 显性出血　　　　　(2) 隐性出血　　　　　(3) 混合性出血

图 5-5　胎盘早剥出血类型

链接

胎盘早剥的医学基础知识

1. 胎盘早剥的主要病理变化是底蜕膜出血并形成血肿,使胎盘自附着处剥离。

2. 临床表现。临床根据病情严重程度,Sher 将胎盘早剥分为3度。

Ⅰ度:多见于分娩期,胎盘剥离面积小,阴道显性出血为主。①症状:无或有轻微腹痛。②体征:贫血体征不明显;腹部检查产科情况正常。产后检查见胎盘母体面有凝血块及压迹。

Ⅱ度:胎盘剥离面为胎盘面积1/3左右。①症状:为突然发生持续性腹痛、腰酸或腰背痛,疼痛程度与胎盘后积血量成正比。无阴道流血或流血量不多。②体征:贫血程度与阴道流血量不相符。腹部检查:子宫大于妊娠周数,随胎盘后血肿的不断增大,宫底随之升高,胎盘附着处压痛明显(胎盘位于后壁则不明显),宫缩有间歇,胎位可扪及,胎儿存活。

Ⅲ度:胎盘剥离面超过胎盘面积1/2。①症状:较Ⅱ度重,可出现恶心、呕吐。②体征:出现休克征象。腹部检查:子宫硬如板状及大于妊娠周数,宫缩间歇时不能松弛,胎位扪不清,胎心消失。

（一）护理评估

考点：胎盘早剥的致病因素与临床特征

1. 健康史　了解有无母体血管病变，如妊娠期高血压疾病、慢性高血压、慢性肾炎等；了解有无羊水过多、双胎分娩羊水突然迅速大量排出等宫腔内压力骤减；有无较长时间仰卧、创伤等引起的子宫静脉压突然升高等机械致病因素；有无吸烟吸毒和胎盘剥离病史等高危因素。

2. 身心状况

（1）症状评估：有无典型症状，如妊娠晚期突然发生腹部持续性剧烈疼痛，伴或不伴有阴道出血。有无伴随症状如恶心、呕吐、头晕、眼花等。

（2）体征评估

1）测量生命体征，观察神志、面色，评估有无贫血及休克。

2）腹部检查：查子宫质地、高度、胎位、胎心音等。

（3）心理状态：因突然出现剧烈腹痛和阴道出血，患者及家属紧张、焦虑、恐慌，病情危重者，还可绝望；因胎儿死亡或因产后出血需行子宫切除，而忧伤、悲哀。

3. 辅助检查

（1）B超检查：了解胎盘位置、胎盘后血肿及胎儿情况，有助于明确诊断。

（2）实验室检查：了解患者贫血程度及有无凝血功能障碍，指导治疗。

护考链接

胎盘早期剥离的典型特征是

A. 孕晚期或临产后无痛性阴道出血

B. 孕晚期腹痛伴或不伴阴道出血

C. 子宫大小与孕周不符

D. 触诊胎位不清

E. 胎儿窘迫

点评：胎盘早期剥离患者主要症状是妊娠晚期突然发生腹部持续性剧烈疼痛，伴或不伴有阴道出血，与剥离后出血类型有关。故选B。

（二）护理问题

1. 潜在并发症　失血性休克、DIC与凝血功能障碍、羊水栓塞、产后出血、急性肾衰竭、胎儿窘迫、子宫胎盘卒中。

2. 恐惧及预感性悲哀　与危重的病情、胎儿死亡及子宫切除有关。

（三）预期目标

1. 失血症状得到控制，生命体征稳定；腹痛减轻。

2. 患者得到迅速有效治疗，未出现凝血功能障碍、产后出血、急性肾衰竭等严重并发症。

3. 患者情绪稳定，积极配合治疗和护理，接受现实。

（四）护理措施

1. 病情观察

（1）监护生命体征、面色及神志变化；观察阴道出血量、颜色、有无凝血块，与失血征象是否相符。

（2）监测胎动、胎心，评判胎儿宫内安危；注意腹痛的性质、部位、程度及转化；观察宫底高度、子宫的软硬、压痛情况；了解有无宫缩。

（3）并发症的观察：注意有无全身创伤部位的大量而难以制止的出血，高度警惕凝血功能障碍的发生；胎儿娩出后，严密监护阴道出血及宫缩情况，及早发现产后出血；注意观察尿

链接

何为子宫胎盘卒中？

胎盘早剥发生严重内出血时，血液积聚于胎盘与子宫壁之间，局部压力逐渐增大，使血液侵入子宫肌层，引起肌纤维分离、断裂、变性及坏死，收缩力减弱乃至丧失；甚至达子宫浆膜下，子宫表面呈蓝紫色，尤以胎盘附着处更明显，称为子宫胎盘卒中。重症胎盘早剥者，因胎盘剥离处的绒毛和蜕膜坏死而释放出大量的组织凝血活酶，进入母血引起弥散性血管内凝血（DIC），加之子宫肌层的损伤，可致严重的难以制止的产后大出血，危及产妇生命。

量,记录液体出入量,有少尿、无尿现象及时报告医生。

2. 生活护理 为患者提供安静舒适的环境及日常生活护理;加强营养,合理膳食,纠正贫血,促早日康复;保持外阴清洁卫生,以防感染。

3. 配合治疗 胎盘早剥一旦确诊,应立即终止妊娠。病情较轻,估计短时间内能结束分娩者,可在严密监护下经阴道分娩;病情重或短时间内难以结束分娩者,立即行剖宫产;产后出血不止者,须行子宫切除术。

(1)抢救休克:平卧、吸氧、保暖;遵医嘱建立静脉通道、交叉配血,迅速输血、输液。

(2)重症者,遵医嘱用药,纠正凝血功能障碍。

(3)遵医嘱做好终止妊娠的准备工作,做好术中及术后的护理;做好抢救新生儿的准备。

(4)产后严密监护阴道出血及宫缩情况,及早使用缩宫剂,配合按摩子宫,防治产后出血;出血不止时,遵医嘱做好子宫切除术的准备;遵医嘱使用抗生素,预防感染。

4. 心理护理

(1)关心、体贴患者,协助医生向患者和家属解释病情及处理方案,缓解紧张、恐惧心理,取得支持和配合。

(2)对胎儿死亡或行子宫切除术者,要同情理解,耐心劝导,允许亲人陪伴,帮助患者面对现实,顺利渡过痛苦期。

5. 健康指导

(1)告知孕妇定期产前检查,积极防治高血压等妊娠合并及并发疾病;妊娠晚期避免长时间仰卧,取左侧卧位;避免外伤与性交;正确处理羊水过多及多胎妊娠。

(2)死产者,指导产妇及时退乳;剖宫产后要再次怀孕,需避孕 2 年;出院后定期复查。

(五)护理评价

1. 休克被及时救治,生命体征稳定;无并发症或出现并发症能及时处理。

2. 情绪稳定,身体如期康复;接受现实,生活步入正轨。

第 3 节 妊娠期高血压疾病患者的护理

案例5-5

某女,29 岁,教师。孕30 周前均正常,自31 周出现双下肢水肿,未引起注意。孕35 周自觉头痛、眼花、上腹不适来就诊。查体:血压160/100mmHg,水肿(++),余未见异常。实验室检查:蛋白尿(++),未见红白细胞及管型。眼底检查:小动、静脉管径之比为1:2,视网膜水肿。腹部检查未见异常。

问题:1. 如何进行护理评估?

2. 如何护理?

妊娠期高血压疾病是妊娠期特发疾病,多发生于妊娠 20 周后,以高血压、水肿、蛋白尿为基本临床特征,严重时出现头晕、眼花,甚至抽搐、昏迷,心肾衰竭,母儿死亡。其病因尚未阐明,生活环境气温、气压变化过大,低龄或高龄初孕,营养不良(特别是伴有中、重度贫血者),缺钙,体型矮胖,精神紧张,子宫张力过高,有慢性高血压、肾炎、糖尿病及家族高血压史等,均可能与其发病有关。

妊娠期高血压疾病的基本病理变化是全身小动脉痉挛。重症患者可出现抽搐、昏迷、脑水肿和脑出血,心肾衰竭,肺水肿,肝细胞坏死及被膜下出血,凝血功能障碍及 DIC,胎盘功能减退、胎盘早剥、胎儿窘迫及胎儿死亡。

妊娠期高血压疾病的分类和临床表现见表5-2。

表 5-2　妊娠高血压疾病分类及临床表现

分类	临床表现
妊娠期高血压	BP≥140/90mmHg,妊娠期首次出现,并于产后12周恢复正常;尿蛋白(一);患者可伴有上腹部不适或血小板减少,产后方可确诊
子痫前期	
轻度	BP≥140/90mmHg,孕20周以后出现;尿蛋白≥300mg/24h 或(＋)。可伴有上腹不适、头痛等症状
重度	BP≥160/110mmHg;尿蛋白≥2.0g/24h 或(＋＋);血肌酐>106μmol/L;血小板<100×10⁹/L;微血管病性溶血(血 LDH 升高);血清 ALT 或 AST 升高;持续性头痛及其他脑神经或视觉障碍;持续性上腹不适
子痫	子痫前期孕妇抽搐不能用其他原因解释
慢性高血压并发子痫前期	高血压孕妇妊娠20周以前无尿蛋白,若出现尿蛋白≥300mg/24h;高血压孕妇孕20周前突然尿蛋白增加,血压进一步升高或血小板<100×10⁹/L
妊娠合并慢性高血压	BP≥140/90mmHg,孕前或孕20周以前或孕20周后首次诊断高血压并持续到产后12周后

考点:发病相关因素、处理原则、分类

子痫多发生在妊娠晚期,称产前子痫;少数发生在产程中,称产时子痫;偶尔发生于分娩后,称产后子痫。注意:子痫也可发生于血压升高不显著,无蛋白尿或水肿病例。

> **链接**
>
> **HELLP 综合征**
>
> HELLP 综合征是妊娠期高血压疾病的又一严重并发症,其以溶血、肝酶升高及血小板减少为特点,以右上腹或上腹部疼痛、恶心、呕吐及全身不适为常见症状,一旦发生,常危及母儿生命。

处理原则:争取母体完全恢复健康,胎儿出生后可存活,以对母儿影响最小的方式终止妊娠。病情程度不同,治疗原则略有不同:①妊娠期高血压,一般采取休息、镇静、对症等处理后,病情可得到控制,若血压升高,可予降压治疗。②子痫前期:除一般处理外,还需解痉、降压、合理扩容和必要时利尿,密切监测母胎状况、防止子痫及并发症发生,适时终止妊娠。③子痫:控制抽搐,纠正缺氧和酸中毒,及时终止妊娠。

> **链接**
>
> **子痫的典型表现**
>
> 先眼球固定,瞳孔散大,头扭向一侧,继而口角及面部肌肉开始颤动,牙关紧闭,双手紧握,双臂屈曲,全身及四肢肌肉发生强烈抽动。抽搐时神志丧失、呼吸暂停、面色青紫,持续1～2分钟抽搐逐渐停止,全身肌肉松弛,呼吸恢复,发出深而长的鼾声,之后进入昏迷状态,其时间长短不一。患者清醒后,意识恢复,但表现为困惑、易激惹、烦躁。重者抽搐可反复发作,甚至昏迷呈持续状态直至死亡。抽搐愈频、时间愈长,病情愈重,预后愈差。产前和产时子痫发作时,因全身肌肉强直性收缩可促使分娩发动和加速产程进展。在子痫发作过程中,可能发生舌咬伤、坠地摔伤、吸入性肺炎、窒息等。

(一)护理评估

1. 健康史/致病因素

(1)询问既往健康状况、孕产史及家族史,了解有无发病诱因,有无癫痫史。

（2）了解本次妊娠情况，孕 20 周前有无高血压、蛋白尿、水肿及其程度；有无上腹不适、头痛、眼花等自觉症状。

2. 身心状况

（1）症状评估：详细询问患者有无水肿及其程度，妊娠后体重的变化，有无头痛、头晕、眼花、胸闷等症状；抽搐、昏迷是病情的严重阶段，关注抽搐的发生情况，有无窒息、唇舌咬伤、摔伤等。

（2）体征评估

1）测血压：血压的高低与病情轻重直接相关。高血压的定义是持续血压升高≥140/90mmHg，血压升高至少应出现两次以上，间隔≥6 小时。初测血压升高者，可休息 1 小时后再测。血压较基础血压升高 30/15mmHg，但低于 140/90mmHg，不作为诊断依据，须严密观察。

2）水肿：评估其部位、程度。孕妇体重异常增加是许多患者的首发症状，应准确测量体重，若每周体重增加 0.5kg 以上或一个月增加 2.7kg，表明有隐性水肿存在。本病水肿的特点是由足踝部逐渐向上延伸的凹陷性水肿，充分休息后不能缓解。水肿在膝以下为"＋"，延及大腿为"＋＋"，延及外阴及腹壁为"＋＋＋"，全身水肿或伴发腹水为"＋＋＋＋"。水肿的程度和病情轻重不一定呈正相关。

护考链接

测孕妇血压，异常的数值是
A. 较基础血压升高 25/12mmHg
B. 较基础血压升高 30/15mmHg
C. 与基础血压一样
D. 135/80mmHg
E. 90/60mmHg
点评： 正常妊娠后的血压为不超过 140/90mmHg，或与基础血压比不超过 30/15mmHg。故参考答案为 B。

考点： 水肿的表示方法

（3）心理状态：疾病早期，患者无明显不适，往往未引起注意，易忽略病情；之后，血压不断升高，自觉头痛、头晕、眼花，出现紧张、焦虑；及至抽搐发生，家属恐慌、无措。

3. 辅助检查

（1）尿液检查：取中段尿或留取 24 小时尿，查尿蛋白，以判断病情及肾脏受损程度。

（2）血液检查：测定红细胞、血细胞比容、血浆及全血黏度，了解血液浓缩情况；测血电解质、二氧化碳结合力、肝肾功能，了解病损程度；测血小板计数、出凝血时间，了解有无凝血功能障碍及 HELLP 综合征等严重并发症。

（3）眼底检查：眼底小动脉痉挛，动静脉管径之比可由正常的 2∶3 变为 1∶2，甚至 1∶4，严重时可出现视网膜水肿、出血，视网膜剥离。

（4）其他检查：心电图、胎儿电子监护、胎盘功能、胎儿成熟度等，疑有脑出血者可做颅脑计算机分析成像（简称 CT）检查。

（二）护理问题

1. 潜在并发症　呼吸循环衰竭、肝肾衰竭、脑出血、凝血功能障碍及产后出血、胎盘功能减退、胎儿窘迫及死亡。

2. 有受伤的危险　与子痫抽搐有关。

3. 体液过多　与血管通透性增加、下腔静脉受压血液回流受阻、低蛋白血症等有关。

4. 恐惧　与担心胎儿及自身安危、病情迅速加剧有关。

（三）预期目标

1. 病情得到有效控制，未发生子痫及严重并发症；或抽搐迅速被制止，未发生受伤。

2. 水肿减轻或消失；能充分休息，并取左侧卧位。

3. 患者认识到孕期保健的重要性，积极配合产前检查及治疗，紧张焦虑减轻。

（四）护理措施

1. 病情观察

（1）严密监护生命体征。重症者记24小时出入量,观察体重和水肿的变化。

（2）密切观察患者有无胸闷、头痛、头晕、眼花、视物不清等自觉症状,预防子痫发生。

（3）监护胎心音,指导孕妇数胎动,警惕胎儿窘迫的发生;妊娠晚期密切观察宫缩,注意有无临产先兆。

2. 生活护理　为患者提供安静舒适的环境,保证充足的睡眠和休息,多采取左侧卧位;注意摄入足够的蛋白质、维生素,补足铁和钙剂,全身水肿者应限制食盐摄入;重症者予单人暗室、避免声光刺激、准备床挡及压舌板等,做好皮肤、口腔护理。护理操作动作轻柔。

3. 配合治疗

（1）妊娠期高血压:酌情增加产前检查次数,间断吸氧;必要时住院治疗。适当减轻工作,保证充分睡眠和休息;精神紧张休息欠佳者,可遵医嘱给镇静剂,如地西泮口服,以消除患者的紧张和焦虑,达到降低血压、缓解症状的目的。

（2）子痫前期:一经确诊,应住院治疗,积极处理,防止子痫及并发症的发生。治疗原则为解痉、降压、镇静、合理扩容及必要时利尿,密切监护母儿状况,适时终止妊娠。

1）解痉药:硫酸镁是治疗妊娠期高血压疾病的首选药物。

用药方法:可采用肌内注射或静脉给药。肌内注射血浓度不稳定,并有局部明显疼痛,常不易为患者接受。临床多静脉滴注:首次负荷剂量25%硫酸镁溶液20ml加于10%葡萄糖溶液20ml中,缓慢静脉注入(不少于10分钟);继之25%硫酸镁溶液60ml加于10%葡萄糖溶液1000ml中静脉滴注,滴速以每小时1~2g为宜,最快不超过2g。每日总量不超过30g。

考点:解痉的首选药物及其用法、毒性反应、注意事项

毒性反应:硫酸镁的治疗浓度和中毒浓度相近,易中毒。中毒表现首先为膝腱反射减弱或消失,继之出现全身肌张力减退及呼吸抑制,严重者可出现呼吸肌麻痹,甚至呼吸、心跳突然停止,危及生命。

注意事项:用药前及用药过程中均应定时检查以下内容:膝腱反射必须存在;呼吸每分钟不少于16次;尿量每24小时不少于600ml或每小时不少于25ml;治疗时须备钙剂作为解毒剂,当出现镁中毒时,立即停用硫酸镁,并静脉注射10%葡萄糖酸钙溶液10ml,必要时可重复使用。有条件时监测血镁浓度,产后24~28小时停药。

2）镇静药物:常用地西泮、冬眠药物。

3）降压药物:仅适用于血压≥160/110mmHg者。选用的药物以不影响心搏出量、肾血流量及子宫胎盘灌注量为宜,常用肼屈嗪、拉贝洛尔等,以舒张压维持在90~100mmHg为宜。

考点:用降压药时血压降到什么程度比较合适

4）扩容治疗:一般不主张应用,仅用于严重的低蛋白血症、贫血。可遵医嘱用人血白蛋白、血浆、全血等,使用时应严密观察脉搏、呼吸、血压及尿量,防止肺水肿和心力衰竭的发生。

5）利尿药物:仅限于全身性水肿、急性心力衰竭、脑水肿等患者。常用呋塞米20~60mg,肌内注射或静脉点滴;20%甘露醇溶液250ml,30分钟内静脉滴注,以保证尿量24小时不少于600ml。

6）终止妊娠:子痫前期患者经积极治疗24~48小时仍无明显好转者,胎盘功能检查提示胎盘功能减退,而胎儿成熟度检查提示胎儿已近成熟者;子痫患者在抽搐控制后2小时可考虑终止妊娠。做好终止妊娠及抢救新生儿的准备工作,协助医生完成各项操作。

考点:终止妊娠的时机

4. 子痫的护理　子痫是妊娠期高血压疾病的最严重阶段,一旦发生,母儿死亡率均明显升高。护理与治疗同样重要。应做到专人监护,一切治疗与护理操作要尽量集中进行,动作轻柔;头低侧卧,保持呼吸道通畅,吸氧;昏迷或未完全清醒前禁饮食和口服药,防止误入呼吸道或吸入性肺炎;放置床挡,在抽搐发生时用开口器置于上下牙间,防止咬伤和摔伤等;遵医嘱用药,尽快控制抽搐,避免严重并发症的发生;密切观察宫缩情况。

5. **产后护理**　产后仍要严密监护,及早使用缩宫素,加强宫缩,预防产后出血;产后24小时直至10日内仍有发生产后子痫的可能,需继续监测血压;严密监护阴道出血、子宫复旧及恶露情况,警惕产后凝血功能障碍的发生;关注血压最终恢复正常的时间,回顾诊断妊娠期高血压疾病的类型。

考点:子痫的护理

6. **心理护理**　关心安慰患者,讲解相关知识,加强沟通,使孕妇认识到预防疾病的重要性。能如期产前检查,积极配合护理和治疗,拥有强大的战胜疾病的信心。

7. 健康指导

(1)进行孕期健康教育,使孕妇能辨别妊娠的生理和病理表现,及早发现异常,及时有效治疗,避免严重情况发生。

(2)做好妊娠期高血压疾病的预防工作,对降低其发生、发展有重要作用。对有妊娠期高血压疾病高危因素者,应密切随访。

(3)对有妊娠期高血压疾病高危因素者,补钙可预防妊娠期高血压疾病的发生、发展。国内外研究表明,每日补钙1~2g,可有效降低该病的发生。

(4)妊娠期高血压疾病,再次妊娠时再发风险很大,因此是否再孕,要让患者权衡利弊,慎重抉择。

（五）护理评价

1. 患者休息充分、睡眠良好、饮食合理。

2. 子痫前期患者血压得到控制,无抽搐发生或抽搐迅速得到控制,无严重并发症发生;治疗中未出现硫酸镁的中毒反应。

3. 计划分娩成功,母儿平安。

4. 无产后出血发生,子宫复旧良好;产后血压顺利降至正常。

第 4 节　双胎妊娠、羊水量异常患者的护理

一、双胎妊娠患者的护理

一次妊娠宫腔内同时有 2 个胎儿时,称双胎妊娠,可分为单卵双胎和双卵双胎。由一个受精卵分裂而成的双胎称单卵双胎,约占双胎妊娠的1/3;来源于同一个受精卵的两个胎儿遗传基因相同,其性别、血型、外貌相同。由两个卵子分别受精形成的双胎,称双卵双胎,约占2/3;两个胎儿来源于不同的受精卵,遗传基因不同,各胎儿的性别、血型可以相同也可以不同,外貌相似,两者的关系类似于家庭中的兄弟姐妹。

（一）护理评估

1. 健康史/致病因素　询问其所在的地区有无多胎妊娠家族史、孕前是否使用促排卵药物。

2. 身心状况

(1)症状评估:询问妊娠期是否早孕反应较重、下肢水肿或静脉曲张出现的时间与程度等。

(2)护理体查:腹部触诊,子宫比孕周大,触及两个胎头和多个肢体。腹部不同部位听诊听到两个胎心,其间有无音区或同时听诊1分钟,两个频率相差10次以上。

考点：双胎妊娠的腹部检查

链接

双胎妊娠的并发症多

妊娠期易出现贫血、高血压疾病、羊水过多、前置胎盘、胎盘早剥、胎膜早破、早产、胎位异常、胎儿畸形等；分娩期发生难产的可能性也很大；产后又容易发生产后出血和产褥感染，是对母儿有高度危险性的妊娠。多胎妊娠属于高危妊娠，应加强孕期监护，积极防治并发症。

养，预防贫血及妊娠期高血压疾病；注意休息，避免劳累，以防胎膜早破及早产；避免长时间站立，休息时抬高下肢，以减轻水肿和下肢静脉曲张；按时产前检查，严密监护母儿安危，必要时随时就诊，及时发现并处理妊娠病理现象，以免产生严重不良后果。

3. 分娩期的配合　双胎妊娠，多数能经阴道分娩。分娩期严密监护产程进展及胎心变化，协助医生做好接生及新生儿抢救工作；出现宫缩乏力，可用缩宫素低浓度缓慢静脉滴注；遵医嘱操作，控制第一个胎儿的娩出速度，在产妇腹部固定第二个胎儿胎位。第一个胎儿娩出后，立即断脐，以防第二个胎儿出血。通常在第一个胎儿娩出后的 20 分钟左右，第二个胎儿娩出。第二个胎儿娩出后，及

考点：双胎分娩期的护理

早使用缩宫素加强宫缩，预防产后出血；腹部包扎或放置沙袋加压，以防腹压骤降引发产后虚脱。

4. 胎盘娩出后　详细检查胎盘胎膜，判断多胎的类型；产后 2 小时严密观察阴道出血量及宫缩情况，发现异常及时处理；新生儿体重不足 2500g 时，应按未成熟儿护理。

3. 辅助检查

B 超在早孕时可见两个妊娠囊，中晚期可见两个胎体，对双胎的诊断率可达 100%。

（二）护理要点

1. 心理护理　给予患者理解、关心；协助医生讲解相关知识，使患者正确对待双胎妊娠，紧张、焦虑缓解，并积极配合护理及治疗。

2. 孕期加强保健　合理膳食，加强营

链接

双胎输血综合征

单卵双胎的两个胎儿，若共用同一个胎盘，其血循环可通过胎盘相通，可能发生双胎输血综合征。即一个胎儿（受血儿）接受另一个胎儿（供血儿）的血液，一方面引起受血儿心脏负担太重，甚至导致充血性心力衰竭而死亡，尿量过多导致羊水过多；另一方面供血儿自身则因血供不足而发育不良甚至死亡。孕早期死亡的个体能被吸收或被另一个胎儿压成薄片称纸样儿；孕晚期死亡，稽留在宫腔内释放出凝血活酶，可引起弥散性血管内凝血。

二、羊水过多患者的护理

妊娠任何时期羊水量超过 2000ml 者，称羊水过多。羊水过多孕妇中 18%～40% 合并胎儿畸形，以中枢神经系统和消化系统畸形最为常见，如无脑儿、脊柱裂、食道闭锁。

羊水过多分急性和慢性两种，以后者较多见。处理原则：根据胎儿有无畸形、孕妇压迫症状的程度而采取终止妊娠或保守治疗措施。

案例5-6

考点：羊水过多与羊水过少定义

26 岁女性，孕 1 产 0。孕 24 周始自觉腹部膨隆变快，26 周时出现腹部胀痛，呼吸困难及下肢水肿，来院就诊。查体：宫底高度在脐剑之间稍上部位，胎位触不清，胎心音听不清。

问题：请给患者制订适宜的护理措施。

（一）护理评估

1. 健康史/致病因素　了解是否为多胎妊娠和巨大儿、糖尿病、母儿血型不合等。

2. 身心状况

（1）症状评估：急性羊水过多者压迫症状明显，自诉多于 20～24 周发病，数日内子宫明显增大。感腹部胀痛、腰酸、行动不便、呼吸困难，甚至发绀；下肢及外阴水肿、食量减少、便秘、

不能平卧等。慢性羊水过多者,常发生在妊娠 28～32 周,羊水量缓慢增加,孕妇多能适应,多无自觉不适。

(2) 护理体查:子宫大于周数,有液体震荡感,胎位触不清,胎体有漂浮感,胎心音遥远或听不清。

3. 辅助检查　B 超检查:目前以公认的两种方法 AFI(最大羊水指数)、MVP(最大羊水池垂直羊水深度)来判断羊水过多且可以确定部分胎儿畸形。

(二) 护理要点

1. 合并胎儿畸形,或发病早,孕妇压迫症状严重,不能耐受,估计妊娠难以继续者,应立即终止妊娠。遵医嘱做好引产术的术前准备,破膜后嘱患者取头低臀高位,控制羊水的流出速度,预防胎盘早剥、虚脱等的发生,并密切监护产妇的血压、脉搏及自觉症状,尚需防治产后出血,产后及早指导其退乳。

> **链接**
>
> ### 羊水过多对母儿影响
>
> 易并发妊娠期高血压疾病、胎位异常、早产;破膜后羊水迅速涌出,可致脐带脱垂,宫腔内压力骤减,可诱发胎盘早剥;产后易致宫缩乏力性产后出血。

2. 单纯羊水过多,压迫症状较轻,可严密监护,嘱患者卧床休息,低盐饮食,酌情使用镇静剂,注意观察羊水量的变化。若压迫症状重,则行羊膜腔穿刺放水,以缓解压迫症状,延长妊娠期限,争取胎儿成熟。操作时应注意:用 B 超定位穿刺点;放水速度不宜过快,<500ml/h;一次放水量<1500ml;必要时 3～4 周后可重复;穿刺时警惕胎盘早剥、羊水栓塞、感染的发生。

考点:羊膜腔穿刺放羊水的量与速度,可能出现的并发症

> **链接**
>
> ### 羊水过少
>
> 妊娠晚期羊水量少于 300ml 者,称羊水过少。其发生原因不明,约 1/3 有胎儿畸形,以泌尿系统畸形为主,如先天肾缺如、尿道闭锁等;过期妊娠时,因胎盘功能减退,往往合并羊水过少。与羊水过多相反,其主要表现为孕妇子宫小于妊娠月份。因子宫壁紧裹胎体,胎儿宫内活动受限,胎儿受压,可致骨骼肌肉发育畸形,胎儿生长受限,胎儿窘迫,还可致胎肺发育不全;孕妇于胎动时感觉腹痛,临产后宫缩不协调,宫口扩张缓慢,产程延长。对单纯羊水过少、胎儿未成熟者,取 0.9% 无菌氯化钠溶液行羊膜腔内灌注,是一种安全、经济、有效的治疗方法。

第 5 节　早产与过期妊娠患者的护理

一、早　产

妊娠满 28 周至不满 37 周间终止者,称早产,娩出的新生儿称早产儿。因其发育不成熟,生活能力差,是围生儿死亡的主要原因,故防止早产是降低围生儿病死率的重要环节。早产的临床经过和足月产相似。若能在宫缩不规律、胎膜未破、宫口开大不足 2cm 时发现,并及时采取抑制宫缩等保胎措施,妊娠有望继续;一旦宫缩规律、胎膜破裂、宫口开大在 2cm 以上,早产已不可避免,应及早给孕妇使用地塞米松,以促进胎肺成熟,避免早产儿发生呼吸窘迫综合征,提高早产儿生存率。

(一) 护理评估

1. 健康史/致病因素　了解孕妇有无造成早产的因素存在。如绒毛膜羊膜感染、胎膜早破、子宫过度膨胀、子宫颈口关闭不全、子宫畸形、合并急慢性疾病、前置胎盘、胎盘早剥、创伤等。尚有部分患者原因不明。

2. 身心状况　产妇自诉有规律的腹痛。查体：腹部触诊有规律宫缩。因未足月产妇有焦虑情绪。

（二）护理问题

1. 潜在并发症　胎儿窘迫、新生儿颅内出血、新生儿呼吸窘迫综合征。

2. 自理能力缺陷　与保胎需卧床休息有关。

3. 焦虑　与担心新生儿安危有关。

（三）护理要点

1. 预防早产　应嘱孕妇做好孕期保健，保持心情平静；在妊娠晚期避免重体力劳动，禁止性生活；指导孕妇认识早产征象，发现异常及时就诊。

2. 保胎治疗　嘱绝对卧床休息，取左侧卧位；精神紧张、休息不良者，遵医嘱用地西泮等镇静剂；遵医嘱给予抑制宫缩的药物，如硫酸镁、沙丁胺醇，直到宫缩抑制后停药，并严密监护胎心。

3. 难免早产护理　遵医嘱于分娩前给地塞米松 10mg，肌内注射，每日 3 次，连用 3 天；时间紧迫时，可经腹壁羊膜腔内注射。严密监护宫缩、胎膜破裂、阴道出血、胎心等情况，发现异常及时报告医生。

4. 降低新生儿颅内出血　分娩前给予维生素 K_1 10mg，肌内注射，每日一次，连用 3 天；产程中吸氧，第二产程适时行会阴切开，协助胎儿迅速娩出。

二、过期妊娠

案例5-7

某女，34 岁，孕 1 产 0，宫内妊娠 42^{+6} 周就诊。腹部检查：宫高 34cm，腹围 100cm，胎头高浮，无规律宫缩，胎心 149 次/分。骨盆外测量：髂棘间径 24cm，髂嵴间径 26cm，坐骨棘间径 17cm，坐骨结节间径 8cm。

问题：该孕妇面临什么问题？应如何处理？

凡平素月经规律而准确，妊娠达到或超过 42 周尚未临产者，称过期妊娠。过期妊娠是胎儿窘迫、胎粪吸入综合征、新生儿窒息、围生儿死亡的重要原因。过期妊娠时胎盘功能可表现为：①正常型。胎儿将发育过度，形成巨大儿（胎儿体重≥4000g），颅骨变硬，导致难产。②减退型。羊水锐减，胎盘老化，功能骤减，胎儿氧供不足，对缺氧的耐受性下降，皮下脂肪减少，皮肤松弛多皱，身体瘦长，指（趾）甲长，头发浓密，呈"小老人"状，也可因缺氧而排出胎粪，表现为羊水污染。因此，应加强孕期宣传教育，使孕妇认识其危害，准确推算妊娠期限，避免过期妊娠。一旦确诊，立即终止妊娠。

（一）护理评估

1. 健康史/致病因素　询问孕妇平时月经情况，早孕反应、胎动出现时间等，仔细核对预产期。

2. 身心状况　测量孕妇体重不再增加、宫高及腹围低于孕周值，胎动异常等。由于超过预产期孕妇及家属可出现焦虑，担心对母儿不利，常要求医护人员尽快采取措施。

3. 辅助检查　B超检查、胎盘功能测定、胎心电子监测。

（二）护理问题

1. 潜在并发症　巨大儿、胎儿窘迫、新生儿窒息及产伤、胎粪吸入综合征。

2. 知识缺乏　因受"瓜熟蒂落"观念的影响，盲目等待分娩自动发生。

（三）护理要点

1. 准确推算预产期　对月经不规律者，结合妊娠征象、子宫大小、B超检查等综合评判，及时确诊过期妊娠。

2. 配合医生检查　遵医嘱测孕妇尿雌三醇量及雌三醇/肌酐(E/C)比值,行胎儿电子监护,了解胎盘功能及胎儿安危情况;做阴道检查,了解宫颈成熟度,制订处理方案。向孕妇和家属讲解过期妊娠的危害,说明适时终止妊娠的必要性和方法,取得合作。

3. 病情观察　指导孕妇自测胎动,嘱左侧卧位,勤听胎心。

4. 治疗配合　遵医嘱予吸氧、静脉滴注葡萄糖溶液等,提高胎儿对缺氧的耐受性。做好分娩及新生儿抢救的准备工作,协助医生适时终止妊娠;胎儿娩出后立即清理呼吸道,以免发生胎粪吸入;密切监护新生儿,警惕产伤,必要时推迟喂奶时间。

第6节　高危妊娠患者的护理

在妊娠期有某种病理因素或致病因素可能危害孕妇、胎儿与新生儿或导致难产者称为高危妊娠。高危妊娠不是一种疾病,而是一个疾病范畴。具有高危妊娠因素的孕妇称高危孕妇。有以下情况之一者为高危儿:①胎龄<37周或≥42周。②出生体重<2500g。③出生体重小于或大于胎龄儿。④出生后1分钟内Apgar评分0～3分。⑤产时感染。⑥高危妊娠产妇的新生儿。⑦手术产儿。⑧兄弟姐妹有严重的新生儿病史或新生儿期死亡等。

链接　考点:高危妊娠的判断

高危妊娠的范畴

高危妊娠几乎包括了所有的病理产科:①孕妇年龄<16岁或>35岁,身高<145cm,体重<40kg或>80kg者。②有异常孕产史者:如自然流产、异位妊娠、早产、死胎、难产、新生儿死亡等。③有妊娠并发症者:如妊娠期高血压疾病、前置胎盘、胎盘早剥、过期妊娠等。④有妊娠合并症者:如心脏病、糖尿病、肾病、肝炎等。⑤可能发生难产者:产道异常、胎位异常、巨大儿、多胎妊娠等。⑥不孕3年以上经治疗后受孕者。⑦妊娠期,尤其是孕早期有接触大量放射线、化学性毒物、服用对胎儿有影响的药物及病毒感染史者。⑧盆腔肿瘤或曾有盆腔手术史者。

(一)护理评估

1. 健康史/致病因素　详细询问本次妊娠经过,有无有害物质接触史、病毒感染史及用药史,有无妊娠并发症及合并症,有无不良生活习惯,孕产史,既往史等,筛查是否属于高危妊娠。

2. 身心状况

(1)胎儿生长发育情况的监测:通过计算预产期,测量孕妇宫高、腹围、体重,B超测定胎头双顶径、股骨长度等来估量胎儿大小,评估胎儿发育是否正常,有无胎儿宫内发育迟缓。一般认为,胎头双顶径≥8.5cm,则胎儿体重≥2500g。胎儿宫内发育迟缓最常见的原因是慢性胎盘功能减退。

(2)胎儿宫内安危的监测

1)胎动:详见第2章第3节产前检查。

2)听胎心音:是临床评判胎儿宫内安危的简便而可靠的方法。胎心率过速是胎儿窘迫较早的信号,继而胎心率过缓或伴有胎心律不规则是胎儿宫内严重缺氧的征象,必须争分夺秒进行抢救,否则将会迅速发生胎儿死亡。在胎儿窘迫至死亡过程中,先有胎动消失,在胎动消失后24小时胎心音消失,胎儿死亡。若能及时发现胎动异常,有效处理,可避免胎儿死亡。

3)胎儿电子监护:可连续动态记录胎心率的变化,对妊娠期有胎心或胎动异常、高危妊娠至妊娠晚期或临产者,均应作胎儿电子监护。

链接

胎儿电子监护

1. 监测胎心率(FHR)。有两种基本变化。

(1) 胎心率基线:即在无胎动及无宫缩影响时 10 分钟以上的胎心率平均值,包括每分钟心搏次数和 FHR 变异。胎心率基线变异振幅在 10~25 次/分,摆动频率≥6 次/分,说明胎儿有储备能力,是胎儿健康的最主要标志。

(2) 胎心率一过性变化:受胎动、宫缩、触诊及声响等刺激,胎心率发生暂时性加快或减慢,随后又能恢复到基线水平,称之为胎心率一过性变化,是判断胎儿安危的重要指标,分为加速和减速。其中减速分 3 种:早期减速、变异减速及晚期减速。早期减速多无临床意义。变异减速:FHR 减速与宫缩的关系不恒定,下降迅速,幅度大,恢复快,持续时间长短不一,是由于宫缩时脐带受压所致,变换体位可减轻脐带受压,一般不会出现胎儿缺氧。晚期减速:多在每次宫缩高峰后,FHR 开始减速,下降缓慢,恢复亦缓慢,持续时间较长,一般认为由胎盘功能不良引起:多为胎儿宫内窘迫的表现。

2. 预测胎儿宫内储备能力

(1) 无激惹试验(NST):是以胎动时伴有一过性胎心率加快现象为基础,在产前没有宫缩情况下,监测胎动时胎心率变化的情况,以了解胎儿宫内储备能力。

(2) 缩宫素激惹试验(OCT)又称宫缩应激试验(CST):通过静脉滴注缩宫素诱导规律宫缩,造成胎盘一过性缺氧,观察宫缩时胎心率的变化,测定胎儿储备能力。

4) 胎儿心电图:可了解胎儿心脏情况及胎盘功能。

5) 胎儿头皮血 pH 测定:胎儿缺氧可导致酸中毒,血液 pH 下降。正常胎儿头皮血的 pH 在 7.25~7.35,若 pH<7.20 提示胎儿酸中毒。

6) 羊膜镜检查:胎儿宫内缺氧酸中毒时,迷走神经兴奋导致胎儿肛门外括约肌松弛,胎粪排出,污染羊水呈黄色、黄绿色甚至墨绿色。羊膜镜检查时,透过胎膜观察羊水颜色,判断胎儿安危。

(3) 胎盘功能检查:胎盘是胎儿与母体之间物质交换的重要器官。测定胎盘功能,可以判断胎儿宫内的安危情况,为高危妊娠的处理提供客观的依据。

1) 测孕妇尿雌三醇(E_3)值:24 小时若<10mg 为危险值。或测定孕妇尿中雌三醇/肌酐(E/C)比值:取孕妇随意尿,E/C>15 为正常,10~15 为警戒值,≤10 提示胎盘功能低下。应多次测定进行动态监测为宜。

2) 测定血清胎盘生乳素:妊娠晚期<4mg/L 或连续测定突然下降 50% 及以上,提示胎盘功能低下。

3) B 超检查:胎盘分为 0、Ⅰ、Ⅱ、Ⅲ级。Ⅲ级表示胎盘成熟,也提示胎儿成熟;若胎盘小叶光点粗密,并有片状钙化灶,提示胎盘老化,胎盘功能减退。羊水<3cm 为羊水过少,提示可能有胎盘功能减退或胎儿缺氧。

(4) 胎儿成熟度测定:判断胎儿是否成熟,娩出后能否独立生存是高危妊娠处理时应考虑的关键性问题。经母体腹壁穿刺,抽取羊水,行羊水检查。

考点: 判断胎儿成熟度的指标

1) 肺成熟度:测定羊水中卵磷脂/鞘磷脂(L/S)的比值,是了解胎肺成熟度较准确的方法。该值≥2,提示胎肺已成熟。

2) 肾成熟度:测定羊水中肌酐含量。该值≥176.8μmol/L,提示胎儿肾脏成熟。

3) 肝脏成熟度:若用 ΔDC450 测,羊水中胆红素含量<0.02,提示胎儿肝脏成熟。

4) 皮肤成熟度:羊水中经染色而成的橘黄色脂肪细胞超过 20%,提示胎儿皮肤成熟。

（5）心理状况：高危妊娠者因担心胎儿和自身健康状况，可出现焦虑甚至恐惧心理。

（二）护理要点

1. 加强孕期监护，及时发现高危因素，进行高危妊娠筛查。

2. 进行孕期卫生宣传教育，注意休息，多采取左侧卧位；合理膳食，加强营养，警惕营养不良和贫血的发生；督促孕妇按时进行产前检查。加强沟通，增强信心。

3. 配合医生处理各种高危因素，积极防治其他妊娠并发症和合并症，预防早产。

4. 遵医嘱给孕妇间断吸氧，每日 2～3 次，每次 30 分钟；给予葡萄糖、维生素 C 等溶液静脉滴注，每天一次，7 天为 1 疗程，以提高胎儿对缺氧的耐受力。

5. 协助医生选择终止妊娠的最佳时机和方式。综合评判母体疾病的严重程度、胎盘功能、胎儿成熟度及产道情况后，实施计划分娩，解除母儿危险，并做好新生儿抢救准备。

小结

妊娠早期出血的常见原因有流产和异位妊娠；妊娠晚期出血则首先考虑前置胎盘和胎盘早剥。这些病症如能早期发现，及时正确处理，病情可得到迅速控制，解除孕妇危险；若能去除病因，妊娠还可继续进行，这是医患最满意的结果。救治成功的关键是止血，抢救休克。无论采取怎样的治疗方案，均以保证母体安全为第一位。

妊娠期高血压疾病，发病率高，危害大，是孕产妇和围生儿死亡的重要原因之一。其治疗的目的是控制病情，预防并发症及子痫的发生，降低孕产妇及围生儿病死率；治疗主要是以解痉为主，辅以镇静、降压、扩容、利尿；护理的重点是对子痫患者的护理。硫酸镁是治疗该病的首选药物，要掌握其应用方法、毒性反应及注意事项。

羊水过多（过少）、多胎妊娠、早产、过期妊娠均直接危害胎儿，治疗的目的是在保证母体安全的前提下，将围生儿的损伤降到最低，以降低围生儿病死率。

高危妊娠是一个大的病理范畴，经积极处理以达到：保护孕母健康，降低围生期病死率，争取胎儿良好发育及出生高质量的新生儿。

自测题

A_1 型题

1. 子痫前期重度患者，首选的治疗方法是（　　）
　 A. 降压　　　B. 利尿　　　C. 解痉
　 D. 镇静　　　E. 扩容

2. 在前置胎盘与胎盘早剥的护理评估中，相同点是（　　）
　 A. 症状相同
　 B. 腹部体征相同
　 C. 阴道出血量相同
　 D. 出血多，输血、输液、纠正休克相同
　 E. 并发症相同

3. 妊娠期高血压疾病患者使用硫酸镁发生毒性反应首先出现的是（　　）
　 A. 呼吸<16 次/分　　　B. 膝跳反射消失
　 C. 尿量<25ml/h　　　D. 心率减慢
　 E 肌张力减弱

4. 胎盘早期剥离，最常见于（　　）

　 A. 心脏病　　　　　B. 贫血
　 C. 肝炎　　　　　　D. 妊娠期高血压疾病
　 E. 慢性肾炎

5. 子痫孕妇的护理措施不正确的是（　　）
　 A. 应安排在近护士办公室的小房间内
　 B. 光线明亮
　 C. 空气新鲜
　 D. 减少刺激
　 E. 安装监护装置

6. 前置胎盘的最主要表现是（　　）
　 A. 先露部下降受阻
　 B. 妊娠晚期无痛性阴道流血
　 C. 子宫下段可闻及胎盘杂音
　 D. 宫底高度与孕周相符
　 E. 易并发胎位异常

7. 怀孕两个月出现难免流产，首选的治疗原则是（　　）

A. 注射缩宫素　　　B. 保胎

C. 抗生素抗感染　　D. 尽快清宫

E. 大量雌激素止血

8. 孕妇自我监护胎儿安危最简便的方法是（　　）

A. 胎动记数　B. 电子监护　C. B超检查

D. NST　　　E. E_3测定

9. 妊娠期高血压疾病的高危因素何项不正确？（　　）

A. 经产妇　　　　　B. 年龄＞35岁

C. 慢性高血压　　　D. 双胎

E. 羊水过多

A₂型题

10. 患者,女,25岁,停经60天,阴道出血2天,有组织排出,诊断为不全流产、休克。下述处理不正确的是（　　）

A. 卧床休息　　　　B. 立即输血、输液

C. 可待自然排出　　D. 做好清宫准备工作

E. 实验室检查血常规

11. 患者,女,18岁,初产妇,妊娠34周因"子痫前期重度"收入院。护士要仔细观察的子痫表现是（　　）

A. 抽搐、昏迷　B. 舒张压　　C. 尿蛋白

D. 上腹痛、头痛　E. 水肿

12. 患者,女,29岁,初孕妇,妊娠32周。3周内阴道流血两次,略多于月经量,不伴腹痛,血压100/70mmHg,脉搏96次/分,宫高30cm,腹围85cm,近宫底部可触到软而不规则的胎儿部分,胎心144次/分。应考虑的诊断是（　　）

A. 腹腔妊娠　B. 难免早产　C. 前置胎盘

D. 胎盘早剥　E. 葡萄胎

13. 患者,女,已婚,停经59天,突然下腹剧烈疼痛来急诊。测量血压:80/60mmHg。经检查诊断为输卵管妊娠(破裂型)。准备立即手术治疗,在术前的护理措施中,错误的为（　　）

A. 吸氧　　　B. 取平卧位　C. 备血、输液

D. 肥皂水灌肠　E. 备皮、更衣

A₃型题

（14～16题共用题干）

患者,女,27岁,第1次怀孕,现妊娠33周。跌倒后腹部剧烈疼痛,伴少量阴道流血来诊。接诊护士检查:血压90/60mmHg,脉搏110次/分,子宫大小如孕36周样,腹壁板硬,压痛明显,胎心100次/分。

14. 最可能诊断为（　　）

A. 早产　　　　　B. 前置胎盘

C. 胎盘早剥　　　D. 先兆子宫破裂

E. 晚期先兆流产

15. 为明确诊断,首选的检查方法是（　　）

A. 阴道检查　B. 电子监护　C. B超检查

D. X线检查　E. 宫腔镜检查

16. 该患者明确诊断后检查宫口未开,估计医生会选择的治疗措施是（　　）

A. 保胎

B. 缩宫素引产

C. 立即剖宫产

D. 止血、对症处理,病情稳定后终止妊娠

E. 人工破膜,宫口开全后阴道助产

（17、18题共用题干）

患者,女,27岁,已婚,自述停经50天,少量阴道出血4天,2小时前突然下腹剧痛,伴肛门坠胀感,晕厥1次,前来就诊。既往身体健康,月经正常。查体:痛苦面容,脸色苍白,血压80/50mmHg,脉搏110次/分,下腹明显压痛,反跳痛。妇科检查:子宫颈口闭,有举痛,后穹隆饱满并有触痛,子宫稍大而软,子宫左侧扪到触痛明显的包块。

17. 此患者最大可能是（　　）

A. 不全流产　B. 异位妊娠　C. 难免流产

D. 先兆流产　E. 急性盆腔炎

18. 在护理措施中,不正确的是（　　）

A. 保暖、氧气吸入　B. 密切监测生命体征

C. 取半卧位　　　　D. 迅速静脉输液,备血

E. 做好腹部手术常规准备

（19～21题共用题干）

患者,女,28岁。妊娠33周,自觉头痛、视物模糊2天,检查发现:血压170/112mmHg,胎心、胎位正常,双下肢水肿(＋＋),尿蛋白3g/24h。此患者的诊断是:子痫前期重度。

19. 患者出现以上症状的原因是（　　）

A. 水钠潴留　B. 静脉淤血　C. 脑疝

D. 动脉硬化　E. 全身小动脉痉挛

20. 首选的治疗药物是（　　）

A. 卡托普利　B. 地西泮　　C. 止痛片

D. 地塞米松　E. 硫酸镁

21. 针对该患者所采取的护理措施不正确的是（　　）

A. 注意硫酸镁的毒性反应

B. 给患者听音乐放松

C. 监测血压变化

D. 限制食盐摄入量

E. 注意胎心变化

（刘丽萍　黄爱松）

第6章

妊娠合并症妇女的护理

妊娠合并心脏病、妊娠合并糖尿病、妊娠合并贫血的孕产妇和她们的胎儿,在妊娠期间、分娩期间甚至产褥期间会面临诸多的危险。护理人员面对这种状况该如何去做呢?如何保障妊娠合并症的孕产妇安全度过妊娠期、分娩期和产褥期呢?本章将向你介绍妊娠合并症孕产妇的护理。

第1节　妊娠合并心脏病患者的护理

案例6-1

某女士,29岁,孕1产0,孕10周。近2日感到心悸、气促,夜间常因胸闷而需坐起。查体:心率120次/分,呼吸24次/分,心尖部闻及舒张期杂音,肺底部闻及湿啰音,双下肢水肿。既往有风湿性心脏病病史10年。

问题:该孕妇最可能发生了什么?如何评估该患者?制订相应的护理措施。

妊娠、分娩及产褥期均可能使心脏病患者的心脏负担加重而诱发心力衰竭,妊娠合并心脏病是孕产妇死亡的重要原因之一。在妊娠合并心脏病中,先天性心脏病占第1位,其次是风湿性心脏病。

妊娠、分娩、产褥期与心脏病存在着相互影响:

1. 妊娠、分娩、产褥期对心脏病的影响

(1)妊娠期:孕妇的血容量于妊娠32～34周达高峰,较妊娠前增加40%～45%,此后维持在较高水平,产后2～6周渐恢复正常。血容量增加引起心排血量的增加和心率增快,使心脏负担加重。妊娠晚期由于子宫增大、膈肌上升使心脏向左向上移位、大血管扭曲,机械性地增加了心脏负担,使心脏病孕妇更易发生心力衰竭。

(2)分娩期:为心脏负担最重的时期。第一产程时,每次子宫收缩有250～500ml的血液被挤入体循环,因此全身血容量增加。第二产程时,除宫缩外,腹肌及骨骼肌均参加活动,使周围循环阻力加大。产妇屏气用力,使肺循环压力增高,同时腹压增加使内脏血管区域血流涌向心脏,导致此期的心脏负担最重。第三产程时,胎儿及胎盘娩出后,子宫骤然缩小,胎盘血循环停止,回心血量骤增;此外,腹压骤降使大量血液流向内脏器官,造成血流动力学的急剧变化。此时,患心脏病的孕妇极易发生心力衰竭。

(3)产褥期:产后3日内,除子宫缩复使一部分血液进入体循环以外,孕期组织间潴留的液体也开始回到体循环,使血容量再度增加,也易引起心力衰竭。

2. 心脏病对母儿的影响　不宜妊娠的心脏病患者一旦妊娠易致心功能恶化;流产、早产、胎儿生长受限、胎儿窘迫及新生儿窒息发生率明显增高;剖宫产机会增多。

考点:妊娠合并心脏病孕妇最易发生心力衰竭的时间(妊娠32～34周、第二产程、产后3日内)

63

防治要点：

考点：心脏病患者能否妊娠的判断，不宜妊娠者终止妊娠的时间和方式

心脏病孕产妇死亡的主要原因是心力衰竭。心脏病患者应进行孕前咨询。心脏病变较轻、心功能Ⅰ～Ⅱ级、既往无心力衰竭史，也无其他并发症者，可以妊娠；心脏病变较重、心功能Ⅲ～Ⅳ级、既往有心力衰竭史者，有肺动脉高压、严重心律失常等疾病，不宜妊娠。

不宜妊娠的心脏病孕妇，应在妊娠12周前行人工流产；妊娠12周以上者，因为终止妊娠必须用较复杂的手术，其危险性不亚于继续妊娠和分娩，因此，应密切监护，积极防治心力衰竭，妊娠晚期提前选择好适宜的分娩方式。对顽固性心力衰竭的病例，可在严密监护下行剖宫取胎术。

一、护理评估

1. 健康史/致病因素　详细了解患者心脏病史、风湿热史及既往心功能状态，参阅产前检查的相关资料；评估有无增加心脏负荷的因素如感染、贫血、便秘等。

2. 身心状况

(1) 症状及体征：评估患者疲乏、心悸、气短的程度，测体重。若出现下述表现，应考虑为早期心力衰竭：①轻微活动后即出现胸闷、心悸、气短。②休息时心率每分钟超过110次，呼吸每分钟超过20次。③夜间常因胸闷而坐起呼吸，或到窗口呼吸新鲜空气。④肺底部出现少量持续性湿啰音，咳嗽后不消失。

(2) 心功能分级：Ⅰ级，一般体力活动不受限制；Ⅱ级，一般体力活动稍受限制，活动后心悸、轻度气短，休息时无症状；Ⅲ级，一般体力活动显著受限制，休息时无不适，轻微日常工作即感不适、心悸、呼吸困难，或既往有心力衰竭史者；Ⅳ级，一般体力活动严重受限，不能进行任何活动，休息时仍有心悸、呼吸困难等心力衰竭表现。

(3) 心理状态：是否担心无法承受妊娠、分娩的压力，担心自身及胎儿的安全，表现出紧张、恐惧、不安的情绪。

3. 辅助检查　心电图是否有严重的心律失常，X线检查是否显示心脏扩大；超声心动图是否显示心肌肥厚、瓣膜运动异常、心内结构畸形等。

二、护理问题

1. 焦虑　与担心胎儿及自身安危有关。
2. 活动无耐力　与心脏负荷加重有关。
3. 自理能力缺陷　与心脏病活动受限及产后须绝对卧床休息有关。
4. 现存或潜在并发症　心力衰竭、感染。

三、预期目标

1. 孕产妇焦虑程度减轻，主动配合治疗护理。
2. 孕产妇能理解如何调整日常生活以适应妊娠及产褥期。
3. 孕产妇卧床期间基本生活需求得到满足。
4. 孕产妇不发生感染、心力衰竭。

四、护理措施

(一) 妊娠期

(1) 加强产前检查：可以妊娠者，妊娠20周前每2周检查1次，妊娠20周后每周检查1

次,重点评估心功能及胎儿宫内情况。

（2）预防心力衰竭

1）休息与活动:让孕妇了解休息的重要性,卧床休息取左侧卧位,保证每日至少 10 小时的睡眠且中午宜休息 2 小时。避免过度劳累和情绪激动。

2）合理营养:指导孕妇摄取高蛋白、高维生素饮食,但要防止体重过度增长,以体重每月增长不超过 0.5kg,整个妊娠期不超过 12kg 为宜。妊娠 16 周起遵医嘱补充铁剂及维生素 C,预防贫血及提高机体抵抗力。自妊娠 16 周起适当限制食盐摄入量,一般每日 4～5g。

3）预防诱发心力衰竭的各种因素:预防上呼吸道感染,定期监测血压、体重和水肿情况,及早发现及处理妊娠期高血压疾病。按医嘱用药积极纠正贫血、心律失常等。

4）提早入院待产:孕期经过顺利者,应在妊娠 36～38 周提前住院待产。

5）严密监护:动态监测孕妇的心功能状态,及早发现早期心力衰竭。

（3）促进家庭适应:多与孕妇及其家属沟通,使其及时了解目前身心状况、妊娠之进展是否正常,与孕妇及家人讨论其担心的事项,以减轻孕妇及家人之焦虑。

（二）分娩期

1. 第一产程　安慰和鼓励产妇,消除紧张情绪,按医嘱适当应用地西泮、哌替啶等镇静镇痛剂。持续监测胎心率及宫缩,每 15 分钟测量产妇的生命体征。发现早期心力衰竭,立即报告医生,取半卧位,高浓度面罩吸氧,按医嘱给予强心药物。从临产一开始,即遵医嘱用抗生素,以防感染。

2. 第二产程　避免产妇屏气用力,以减轻心脏负担。协助医生行阴道手术助产,缩短第二产程。做好抢救新生儿窒息的各种准备。

3. 第三产程　胎儿娩出后,产妇腹部放置 1～2kg 砂袋,以防腹压骤降而诱发心力衰竭。为防止产后出血,可静脉注射或肌内注射缩宫素 10～20U,但禁用麦角新碱,以防静脉压增高引起心力衰竭。

（三）产褥期

产后 3 日内应密切观察产妇的生命体征及心功能情况。产后 24 小时内绝对卧床休息。饮食宜清淡,有便秘时按医嘱给缓泻剂,以免用力排便而引起心力衰竭。遵医嘱应用广谱抗生素预防感染,直至产后 1 周左右无感染征象时停药。心功能Ⅲ、Ⅳ级者不宜哺乳。不宜再次妊娠者可在产后 1 周行节育术。

考点:心脏病患者的产前检查时间,休息,饮食要求;第二产程处理;产褥期的休息;母乳喂养、抗生素应用、避孕方式

五、护理评价

1. 孕产妇能描述增加心脏负荷的因素及其预防措施。

2. 孕产妇平稳度过妊娠期、分娩期、产褥期。

3. 孕产妇能积极配合治疗,适应妊娠及分娩。

第 2 节　妊娠合并糖尿病患者的护理

案例6-2

某女,31 岁,孕 1 产 0,产前检查时发现尿糖（＋）,空腹血糖 7.9mmol/L,高于正常范围,既往无糖尿病病史,疑为妊娠期糖尿病。

问题:针对这种情况,护士评估时应着重收集哪些资料? 应给予该孕妇哪些方面的健康指导?

妊娠合并糖尿病包括两种情况,即妊娠前已有糖尿病(DM)和妊娠后才发生或首次发现的不同程度的糖耐量异常,后者又称妊娠期糖尿病(GDM)。80%以上的糖尿病孕妇为妊娠期糖尿病。妊娠合并糖尿病对母儿均有很大危害,必须引起重视。

链接

妊娠与糖尿病的相互影响

(1) 妊娠对糖尿病的影响:妊娠可使隐性糖尿病显性化,使既往无糖尿病的孕妇发生妊娠期糖尿病,使原有糖尿病患者的病情加重,易发生低血糖和酮症酸中毒。

(2) 糖尿病对妊娠的影响:①对孕妇的影响。流产、妊娠期高血压疾病、羊水过多、手术产、产后出血的发生率增高;易合并感染(以泌尿系统感染最常见);易发生酮症酸中毒。②对胎儿的影响。巨大胎儿、胎儿生长受限、流产、早产、畸形儿等发生率升高。③对新生儿的影响。新生儿呼吸窘迫综合征、新生儿低血糖发生率增高。

处理要点:糖尿病患者于妊娠前应确定糖尿病严重程度,确定能否妊娠。若已妊娠,病情严重者,应及早终止妊娠;若器质性病变较轻、血糖控制较好者,可在积极治疗,密切监护下继续妊娠,尽可能将孕妇血糖控制在正常范围内,并选择合适的分娩时间和分娩方式。若血糖控制良好,孕晚期无合并症,胎儿宫内状态良好,应等待至妊娠38~39周终止妊娠。有巨大胎儿、胎盘功能不良、糖尿病病情严重、胎位异常或有其他产科指征者,应行剖宫产结束分娩。

一、护 理 评 估

1. 健康史/致病因素　询问有无糖尿病史,治疗的经过;有无 DM 的高危因素,如肥胖、一级亲属患 2 型糖尿病、有 GDM 史或大于胎龄儿分娩史、多囊卵巢综合征、反复尿糖阳性者;有无不明原因的流产、死胎、巨大儿、畸形儿等情况。

2. 身体状况　了解有无"三多一少"(即多食、多饮、多尿和体重减轻)症状,有无糖尿病的并发症,如低血糖、高血糖、酮症酸中毒、妊娠期高血压疾病、羊水过多、胎膜早破、感染等。

3. 胎儿健康状况　包括子宫底高度和腹围、NST、胎动计数、B 超检查结果。

4. 心理社会状况　评估孕妇对疾病知识的了解程度,对检查与治疗的认知情况,有无焦虑、自责等情绪反应。

5. 辅助检查

(1) 符合以下条件之一者诊断为糖尿病:①糖化血红蛋白≥6.5%(采用 NGSP/DCCT 标化方法)。②空腹血糖≥7.0mmol/L(126mg/dl)。③葡萄糖耐量试验 2 小时血糖水平≥11.1mmol/L(200mg/dL)。④伴有典型的高血糖危象症状,同时任意血糖≥11.1mmol/L(200mg/dL)。如果没有明确的高血糖症状,①和③需要在另一天进行复测核实。

(2) 糖筛查实验:我国学者建议在妊娠 24~28 周进行妊娠期糖尿病筛查,葡萄糖粉 50g溶于 200ml 水中,5 分钟内服完,服后 1 小时血糖值≥7.8mmol/L 为糖筛查阳性,应检查空腹血糖。空腹血糖正常者再行葡萄糖耐量试验(OGTT)。

(3) 葡萄糖耐量试验:晚餐后禁食 8~14 小时至次日晨(最迟不超过上午 9 时)。试验前连续 3 天正常体力活动、正常饮食,即每日进食糖类不少于 150g,检查期间禁食、静坐、禁烟。检查方法:先测定空腹血糖,然后口服 75g 无水葡萄糖(溶于 300ml 水中,5 分钟内服完)。再分别测定服糖后 1 小时、2 小时的静脉血糖。

二、护 理 问 题

1. 焦虑　与担心自身和胎儿有无危险有关。

2. 知识缺乏 缺乏糖尿病及其饮食控制、胰岛素使用知识。

3. 胎儿有受伤的危险 与糖尿病引起巨大儿、胎儿畸形、胎儿肺泡表面活性物质不足有关。

4. 潜在并发症 低血糖、产后出血、感染。

三、预 期 目 标

1. 孕妇主诉焦虑程度减轻,主动配合治疗及护理。

2. 孕妇能复述糖尿病知识、饮食控制及胰岛素使用的方法。

3. 胎儿没有受伤。

4. 产妇不发生低血糖、产后出血、感染。

四、护 理 措 施

(一) 妊娠期

1. 指导孕妇正确控制血糖

(1) 饮食控制:指导孕妇及其家属充分认识饮食治疗的重要性。妊娠早期糖尿病孕妇需要热量与孕前相同。妊娠中期以后,每周热量增加 3%～8%,其中糖类占 40%～50%,蛋白质占 20%～30%,脂肪占 30%～40%。适当补充维生素、叶酸、铁剂和钙剂。最好少量多餐。

(2) 适度运动:可降低血糖,方式可选择散步。一般每日至少散步 1 次,每次 20～30 分钟,于餐后 1 小时进行。

(3) 遵医嘱用药:对饮食治疗不能控制的糖尿病,胰岛素是主要治疗药物。目前不推荐使用口服降糖药。指导孕妇了解其胰岛素注射的种类、剂量、轮换注射的部位及其药物作用的高峰期,以配合饮食控制,减少低血糖的发生。

2. 加强母儿监护 密切监测血糖变化,遵医嘱及时调整血糖量以防发生低血糖。妊娠早期每周检查 1 次直至妊娠 10 周,妊娠中期每 2 周检查 1 次,妊娠 32 周以后应每周检查 1 次。指导孕妇自我监测胎动。B 超监测胎儿发育情况、胎儿成熟度、胎盘功能。

3. 维持孕妇的自尊 提供机会与孕妇讨论其面临的问题,鼓励其说出感受与担心,协助澄清错误的观念,鼓励孕妇以正向积极的方式面对压力、解决问题。

(二) 分娩期

选择阴道分娩时,临产后仍采用糖尿病饮食,产程中一般应停止皮下注射胰岛素,静脉输注 0.9% 氯化钠注射液加正规胰岛素,根据产程中测得的血糖值调整胰岛素输液速度。加强胎儿监护。避免产程延长,应在 12 小时内结束分娩,产程过长增加酮症酸中毒、胎儿缺氧和感染危险。

剖宫产在手术前 1 日停用晚餐前精蛋白锌胰岛素,手术日停止皮下注射胰岛素,根据其空腹血糖水平及每日胰岛素用量,改用小剂量胰岛素持续静脉滴注,每 3～4 小时测血糖 1 次,尽量使术中血糖控制在 6.67～10.0mmol/L。术后每 2～4 小时测 1 次血糖,直至饮食恢复。

(三) 产褥期

1. 产妇的护理 产后仍应监测血糖和尿糖的变化,根据医嘱及时调整胰岛素用量。观察有无低血糖表现如心悸、出汗、脉搏加快等,做好腹部或会阴切口以及皮肤护理,协助建立亲子关系,鼓励母乳喂养。

2. 新生儿护理 新生儿无论出生体重大小均按早产儿护理。注意保温、吸氧、早开奶,新生儿娩出 30 分钟开始喂服 25% 葡萄糖溶液。注意观察有无低血糖、低血钙、高胆红素血症和新生儿呼吸窘迫综合征等症状。

五、护 理 评 价

1. 孕妇焦虑减轻,主动配合治疗护理。

2. 孕妇了解糖尿病知识、学会饮食控制及胰岛素使用的方法。

3. 胎儿宫内发育良好,新生儿不发生肩难产和呼吸窘迫综合征。

4. 孕产妇无低血糖、产后出血、感染等并发症。

第3节　妊娠合并贫血患者的护理

案例6-3

　　某女,30岁,孕1产0,妊娠28周。2周来感头晕、乏力、食欲缺乏,查体:枕左前位,胎心122次/分,血红蛋白80g/L,血细胞比容0.25。

问题:该孕妇最可能发生了什么? 评估时应着重收集哪些资料? 应如何进行护理?

　　贫血是妊娠期较常见的合并症。由于妊娠期血容量增加,且血浆增加多于红细胞增加,血液呈稀释状态,又称"生理性贫血"。贫血在妊娠各期对母儿均可造成一定危害,其中以缺铁性贫血最为常见。妊娠期铁的需要量增加是孕妇缺铁的主要原因。

　　防治原则:预防重在孕前,积极治疗失血性疾病如月经过多,以增加铁的储备;孕期加强营养,必要时补充铁剂。治疗原则为祛除病因、治疗并发症和补充铁剂。

链接

妊娠与贫血的相互影响

　　(1)对孕妇的影响:患贫血的孕妇的抵抗力下降,对分娩、手术和麻醉的耐受力降低。重度贫血可导致贫血性心脏病、妊娠期高血压疾病性心脏病、失血性休克、产褥期感染等发生。

　　(2)对胎儿影响:一般情况下,胎儿缺铁程度较轻。孕妇重度贫血时,经胎盘供氧和营养物质不足以满足胎儿生长所需,易造成胎儿生长受限、胎儿窘迫、早产或死胎。

一、护 理 评 估

　　1. 健康史/致病因素　询问有无慢性失血病史,如月经过多、痔疮;有无长期偏食、胃肠道功能紊乱导致的营养不良病史。

　　2. 身心状况　轻者无明显症状,重者可有乏力、头晕、心悸、气短、食欲缺乏、腹胀、腹泻、皮肤黏膜苍白、皮肤毛发干燥、指甲脆薄及口腔炎、舌炎等。患者是否了解贫血对妊娠的影响,是否因担心病情对母儿产生不良影响表现出焦虑不安的情绪。

　　3. 辅助检查　典型的外周血涂片为小红细胞低血红蛋白性贫血。血红蛋白$<100g/L$,红细胞$<3.5\times10^{12}/L$,或血细胞比容<0.30,血清铁$<6.5\mu mol/L$,可诊断为缺铁性贫血。

二、护 理 问 题

1. 活动无耐力　与贫血引起的疲倦有关。

2. 有受伤的危险　孕妇方面与贫血引起的头晕、眼花有关;胎儿方面与母亲贫血、早产有关。

3. 有感染的危险　与贫血导致机体抵抗力下降有关。

三、预期目标

妊娠期、分娩期母儿维持最佳的身心状态,无并发症发生。

四、护理措施

1. 合理营养　建议摄取高铁、高蛋白与富含维生素 C 的食品。多食含铁丰富的食物如动物肝脏、瘦肉、蛋类、土豆等。

2. 指导正确服用铁剂的方法　以口服给药为主。硫酸亚铁 0.3g,每日 3 次,同时服维生素 C 0.3g 和稀盐酸 0.5~2ml,促进铁的吸收。铁剂应饭后服用,服用后粪便会变成黑色,是因未吸收的铁剂排出所致;若有便秘,可合并使用软化剂。不可擅自停药。对妊娠后期重度贫血或严重胃肠道反应不能口服铁剂者,可给予右旋糖酐铁深部肌内注射。

3. 病情观察　对重度贫血者,注意观察心率、呼吸、血压及体重,警惕贫血性心脏病所致急性心力衰竭。注意观察胎儿宫内生长发育及胎心变化,以防胎儿生长受限、胎儿窘迫、死胎等。

4. 产时产后护理　产时严密监护产程,防止产程延长,可阴道助产缩短第二产程,但应避免产伤。积极预防产后出血,胎儿前肩娩出时,肌内注射或静脉注射缩宫素。分娩后严密观察子宫收缩及阴道出血情况,并做好记录;出血多时应及时输血。产程中严格无菌操作,产时、产后应用广谱抗生素预防感染。

5. 心理护理　减少孕妇对病情的恐惧。

6. 健康指导　对于因重度贫血不宜哺乳者,详细讲解原因,指导掌握人工喂养的方法。采取正确的回奶方法,如口服生麦芽冲剂或芒硝外敷乳房。提供家庭支持,增加营养和休息,避免疲劳。

五、护理评价

1. 孕妇能描述有关妊娠合并缺铁性贫血的保健知识,了解铁剂的正确用法。

2. 孕妇活动耐力增加,气促、虚弱和疲倦改善。

3. 胎儿宫内生长发育良好。

小结

　　妊娠合并心脏病孕产妇的主要死亡原因是心力衰竭。妊娠 32~34 周、分娩期、和产后 3 天是心脏病孕妇最易发生心力衰竭的时期。不宜妊娠者,应在妊娠 12 周前行人工流产;妊娠 12 周以上者及可以妊娠者,应密切监护。临产后阴道分娩者应采取阴道助产缩短第二产程。产后 24 小时内绝对卧床休息,心功能Ⅲ、Ⅳ级者不宜哺乳。不宜再妊娠者可在产后 1 周行节育术。

　　妊娠合并糖尿病包括妊娠前已有糖尿病和妊娠期糖尿病两种类型,对母儿均有很大危害。合理饮食是基础,胰岛素控制为主要手段。应指导患者正确使用药物和监测血糖,避免低血糖的发生。若血糖控制良好,孕晚期无合并症,胎儿宫内状态良好,一般至妊娠 38~39 周终止妊娠。新生儿按早产儿护理。

　　妊娠合并贫血最常见的类型是缺铁性贫血。铁的需要量增加是孕妇缺铁的主要原因。妊娠期应重点指导孕妇合理饮食,分娩时应注意保护会阴,避免损伤,产后积极预防产后出血和感染。

自测题

A₁ 型题

1. 妊娠合并心脏病孕妇,最易发生心力衰竭的时间是妊娠（　　）
   A. 20～24 周　　B. 28～30 周　　C. 32～34 周
   D. 36～38 周　　E. 38 周～40 周

2. 心脏病患者产褥期的正确处理是（　　）
   A. 绝对卧床休息 1 周
   B. 实行床边隔离
   C. 产后均不可哺乳
   D. 有便秘者给予缓泻剂
   E. 产后 2 周常规行绝育手术

3. 糖尿病对妊娠的影响是（　　）
   A. 受孕率降低　　B. 易导致流产
   C. 易发生小样儿　　D. 易发生羊水过少
   E. 易发生过期妊娠

4. 初孕妇,糖筛查异常,应进一步做的检查是（　　）
   A. 空腹血糖测定　　B. 肝肾功能检查
   C. 血清胰岛素监测　　D. 葡萄糖耐量试验
   E. 糖化血红蛋白监测

5. 对饮食治疗不能控制的妊娠期糖尿病,主要治疗药物为（　　）
   A. 甲苯磺丁脲　　B. 妥拉磺脲
   C. 二甲双胍　　D. 苯乙双胍
   E. 胰岛素

6. 妊娠合并贫血的治疗原则不包括（　　）
   A. 立即终止妊娠　　B. 治疗并发症
   C. 补充铁剂　　D. 预防产后出血
   E. 预防感染

7. 妊娠合并贫血最常见的贫血类型是（　　）
   A. 缺铁性贫血　　B. 出血性贫血
   C. 溶血性贫血　　D. 巨幼细胞性贫血
   E. 再生障碍性贫血

8. 妊娠合并贫血的护理措施不恰当的是
   A. 妊娠期注意补充铁剂
   B. 补充铁剂的同时可服用稀盐酸
   C. 出现黑色便应停止服用铁剂
   D. 可采用深部肌内注射法补充铁剂
   E. 临产前遵医嘱用止血药

A₂ 型题

9. 某女,32 岁,曾有心力衰竭史。自诉避孕失败,现妊娠 7 周,心功能 Ⅱ 级。此时恰当的处理措施为（　　）
   A. 定期产前检查　　B. 每日至少 10 小时睡眠
   C. 给予低盐饮食　　D. 给予间断吸氧
   E. 立即终止妊娠

10. 某女,28 岁,妊娠合并心脏病,孕 36 周分娩后发生产后出血,检查子宫质软,宫底高度在脐上 2 横指。不恰当的护理是（　　）
    A. 按摩子宫底　　B. 肌内注射麦角新碱
    C. 导尿排空膀胱　　D. 备血并输液
    E. 协助医生查找原因

11. 某女,28 岁,患心脏病多年,心功能 Ⅱ 级,宫口已开全,无其他产科指征但比较疲劳。不恰当的护理措施是
    A. 避免屏气用力　　B. 立即剖宫产
    C. 适当使用镇静剂　　D. 会阴切开阴道助产
    E. 产后使用抗生素预防感染

12. 某女,27 岁,糖尿病患者,妊娠 36 周入院,健康指导内容不包括（　　）
    A. 控制孕妇的饮食
    B. 及时监测血糖变化
    C. 指导孕妇口服降糖药物
    D. 指导孕妇正确控制血糖
    E. 介绍糖尿病的有关知识

A₃ 型题

（13～15 题共用题干）

　　某女,27 岁,初孕妇,既往有风湿性心脏病病史,妊娠 28 周,心功能 Ⅱ 级。产科检查:宫高在脐上 3 横指,头先露,枕左前位,胎心音 142 次/分,骨盆外测量正常。

13. 指导该孕妇每日食盐摄入量（　　）
    A. 0.5～1g　　B. 1～2g　　C. 2～3g
    D. 3～4g　　E. 4～5g

14. 指导该孕妇每日睡眠时间应至少为（　　）
    A. 6 小时　　B. 7 小时　　C. 8 小时
    D. 9 小时　　E. 10 小时

15. 建议该孕妇入院待产的时间为（　　）
    A. 妊娠 30～32 周　　B. 妊娠 32～34 周
    C. 妊娠 34～36 周　　D. 妊娠 36～38 周
    E. 妊娠 38～40 周

（冯延平　黄爱松）

第7章

异常分娩患者的护理

张女士已经妊娠39周了,她期待着小宝宝的降临。孕期检查发现骨盆狭窄,还有自己的好友黄女士,检查发现是臀先露,她们担心自己能不能顺产,到底要不要行剖宫产术呢?如果她向您询问此问题,您如何解释给她们听呢?通过下面的学习,我相信你会给她们一个满意的回复。

决定分娩的因素有产力、产道、胎儿和精神心理因素。这些因素在分娩中互相影响,其中一个或一个以上因素异常或四个因素不能相互适应而使分娩受阻,称异常分娩,俗称难产。

第1节 产力异常患者的护理

> **案例7-1**
>
> 张女士,31岁,初产妇,孕3产0,孕40周,阵发性下腹痛17小时来诊。阵痛由5～6分钟一次、持续30～40秒进而转为10余分钟阵痛一次、持续20～30秒。产妇精神紧张,进食差。入院时查体:一般情况良好,心肺(一),胎儿足月,枕左前位,胎心140次/分,宫口开大3cm,宫缩10～15分钟一次,持续20～25秒,宫缩高峰时子宫不硬,经检查无头盆不称。如果您是当班护士,请问主要的护理问题有哪些?应采取哪些主要的护理措施呢?

产力包括主力(子宫收缩力,简称宫缩)与辅力(腹肌膈肌与肛提肌的收缩力)。产力异常主要指宫缩异常,在分娩中宫缩的节律性、对称性及极性异常或强度、频率有改变,称为宫缩异常。临床上分类见图7-1。

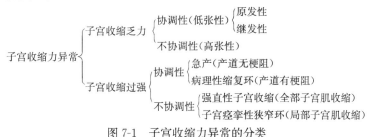

图 7-1 子宫收缩力异常的分类

一、宫缩乏力患者的护理

宫缩乏力分协调性宫缩乏力与不协调性宫缩乏力,临床上以前者多见,多属继发性宫缩乏力。处理原则:积极查找致病因素。若协调性宫缩乏力的产妇有产科指征,如头盆不称、胎位异常,应及时剖宫产;估计能从阴道分娩者,应改善全身状况,消除紧张恐惧心理,加强宫缩;对不协调性宫缩乏力者,给予镇静剂以恢复其宫缩特性;对不能纠正或有胎儿窘迫、头盆不称者,应及时剖宫产。

(一)护理评估

1. 健康史/致病因素　了解是否有导致宫缩乏力的全身因素:①临产后精神过度紧张。②营养不良或贫血等导致的体质虚弱、内分泌失调等。③子宫因素,如发育不良、有器质性病变、过度膨大等。④头盆不称或胎位异常。⑤临产后用过大剂量的镇静剂。⑥经产妇有难产史。

2. 身心状况

(1) 症状评估:询问与观察产妇精神状态、进食及排尿、对宫缩的反应等情况。

(2) 护理体查

1) 一般检查:疲乏或烦躁不安、肠胀气、膀胱充盈等。

2) 产科检查:用手掌面触摸子宫,了解:

A. 宫缩情况。协调性宫缩乏力表现为宫缩具有正常的节律性、对称性及极性,但收缩力弱(宫腔内压力低于 15mmHg),持续时间短,间歇期长且不规律,每 10 分钟宫缩<2 次;宫缩高峰时,宫体隆起不明显,手指按压宫底肌壁可出现凹陷,多属继发性宫缩乏力。

不协调性宫缩乏力,宫缩极性倒置,宫缩时底部不强而子宫下段强(宫腔内压力达 20mmHg),间歇时子宫壁不能完全放松,持续性腹痛并拒按,这种宫缩不能使产程进展,属无效宫缩,多属原发性宫缩乏力。

考点: 协调性宫缩乏力的特点及识别产程异常如潜伏期延长、活跃期延长与停滞等

B. 产程图中的产程曲线异常。表现为:①潜伏期延长。初产妇潜伏期超过 16 小时称潜伏期延长。②活跃期延长。活跃期超过 8 小时称活跃期延长;当活跃期宫口扩张速度初产妇<1.2cm/h,经产妇<1.5cm/h,常提示活跃期延长。③活跃期停滞。进入活跃期后,宫口不再扩张超过 2 小时以上称活跃期停滞。④第二产程延长。第二产程初产妇超过 2 小时,经产妇超过 1 小时尚未分娩称第二产程延长(图 7-2)。⑤胎头下降延缓。活跃期晚期及第二产程,胎头下降速度初产妇<1.0cm/h,经产妇<2.0cm/h,称胎头下降延缓。⑥胎头下降停滞。活跃期晚期胎头停留在原处不下降达 1 小时以上,称胎头下降停滞。⑦滞产。总

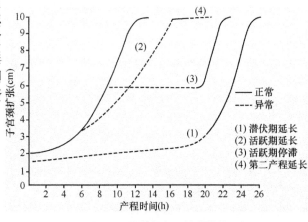

图 7-2　异常的宫颈扩张曲线

(1) 潜伏期延长
(2) 活跃期延长
(3) 活跃期停滞
(4) 第二产程延长

产程超过 24 小时称滞产。

C. 定期听诊胎心音:注意其频率、节律。注意有否胎儿窘迫出现。

(3) 心理状况:多数产妇精神紧张、烦躁不安,因临产时间长未能分娩而担心自身及胎儿的安危,倍感焦急。

3. 辅助检查　查阅产前检查记录及胎心监护仪、血液生化检查、二氧化碳结合力等检查结果。

（二）护理问题

1. 疲乏　与产程延长、产妇体力消耗、进食少、水电解质紊乱有关。

2. 焦虑　与产程延长、担心自身与胎儿安危有关。

3. 潜在并发症　胎儿窘迫、产后出血、产褥感染、生殖道瘘。

（三）预期目标

1. 精神有所好转，食量有所增加。

2. 情绪稳定，配合医务人员的治疗与护理。

3. 胎儿窘迫、产后出血、产褥感染、生殖道瘘等并发症被及时发现并处理。

（四）护理措施

1. 治疗配合　遵医嘱对不能阴道分娩者做好剖宫产术前准备，对可阴道分娩者，配合医生采取如下措施。

（1）改善全身状况：①保证休息，消除精神紧张。遵医嘱给予镇静镇痛剂，如地西泮或哌替啶，使其休息后恢复正常宫缩或促进宫口扩张。②补充能量：鼓励少量多餐进食，如不能进食应按医嘱输液。③对适宜灌肠者，给予温肥皂水灌肠，以排清粪便与促进宫缩。④对排尿困难者，诱导排尿无效后，及时导尿，排空膀胱，利于胎头下降。⑤补充钙剂以增强子宫收缩。

（2）对协调性宫缩乏力者配合医师加强宫缩：①刺激乳头。②人工破膜术前与家属沟通并配合医生行人工破膜术。③遵医嘱静脉滴注缩宫素：通常先用5％葡萄糖溶液500ml静脉滴注，调至4～5滴/分，然后加入缩宫素2.5U摇匀，根据宫缩强弱进行调整，临床上一般不超过30滴/分，维持宫缩时宫腔内压力达50～60mmHg，宫缩间隔2～3分钟，持续40～60秒为合适。在静脉滴注缩宫素的过程中，应专人观察宫缩、胎心和血压情况，如血压升高应减慢滴注速度，如出现宫缩过强、胎心异常，应立即停止滴注，并协助医师做好剖宫产准备。④针刺穴位。⑤地西泮静脉推注：适用于宫口扩张缓慢及宫颈水肿时，可促进宫口扩张，与缩宫素联合应用效果更佳。如经过以上处理产程无进展，遵医嘱做好剖宫产准备。

考点：加强宫缩的方法及缩宫素静脉滴注使用原则与注意事项

（3）对不协调性宫缩乏力者：遵医嘱给镇痛剂哌替啶肌内注射，使产妇充分休息后，有恢复协调性宫缩的可能。如不协调性宫缩未能得到纠正或出现胎儿窘迫，应协助医生做好剖宫产准备。

（4）预防产后出血：胎头娩出后，立即遵医嘱注射子宫收缩剂，并密切观察宫缩及阴道流血情况。

考点：不协调性宫缩乏力处理原则

（5）预防产后感染：对出现第二产程延长、软产道受压过长、产后出血的产妇，遵医嘱给抗生素防止感染。

2. 病情观察

（1）产程观察：在上述的处理中，要严密注意观察宫缩的持续时间、间歇时间及宫缩强度、胎心音、破膜时间与羊水性状，并记录。必要时遵医嘱做胎儿电子监护。

（2）观察产妇全身状况。

链接

宫缩乏力常见并发症

宫缩乏力除出现疲乏、肠胀气、尿潴留外，严重时可引起脱水、酸中毒、低钾血症；若第二产程延长，膀胱被压于先露部（特别是头部）与耻骨联合之间，致局部组织缺血、水肿、坏死以致形成膀胱阴道瘘或尿道阴道瘘。多次肛查及阴检增加感染机会，产后宫缩乏力影响胎盘剥离、娩出和子宫壁血窦的关闭，容易引起产后出血。

链接

人工破膜

人工破膜是在宫颈扩张3cm或3cm以上，且无头盆不称、胎位异常和骨盆狭窄者，可由医师用人工的方法将胎膜刺破，以促使胎头下降，直接压迫宫颈，加强宫缩。

---

3. 心理护理　向产妇解释疼痛的原因以及产程进展情况,并将护理计划告知产妇及家属,使之心中有数,缓解产妇紧张心理,减轻焦虑。多陪伴产妇,鼓励家属为产妇提供心理支持。参照第3章"正常分娩产妇的护理"中缓解宫缩痛的措施进行护理。

4. 生活护理

(1) 饮食:指导注意少量多餐,给予流食及高热量食物以保持体力。

(2) 休息:注意抓紧宫缩间歇时小憩。

(3) 排尿:每3~4小时协助排尿1次。

(4) 外阴清洁:可用0.1%苯扎溴铵溶液、0.5%聚维酮碘溶液等消毒液擦洗。

5. 健康教育　嘱孕妇参加"孕妇学校",定期孕期保健,减少紧张。

（五）护理评价

评价预期目标是否达到。

二、宫缩过强患者的护理

宫缩过强分协调性子宫收缩过强与不协调性宫缩过强。处理原则为:若仅协调性宫缩过强,产道无阻力,可阴道分娩。不协调性宫缩过强时可出现:①病理缩复环,为先兆子宫破裂的征象,应立即抑制宫缩,行剖宫产。②强直性子宫收缩,遵医嘱给予宫缩抑制剂,若属梗阻性原因则立即行剖宫产术。③子宫痉挛性狭窄环,应停止一切刺激给予镇静剂后观察,可阴道分娩或剖宫产。

链接

子宫病理缩复环和子宫痉挛性狭窄环

子宫病理性缩复环:当胎儿下降受阻,宫颈口以上部分的子宫肌肉强直性痉挛性收缩,使子宫上段越来越厚,下段越来越薄,在两者之间形成环状凹陷,并随子宫收缩逐渐升高,甚至可达脐以上,便形成了病理缩复环。

子宫痉挛性狭窄环:为子宫壁局部肌肉呈痉挛性不协调收缩形成的环状狭窄,狭窄环持续不放松,多发生在子宫上下段之间,也可发生在胎体狭窄部,如胎颈或胎腰处(图7-3)。

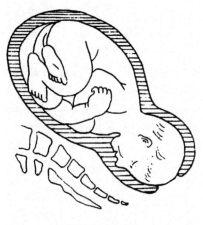

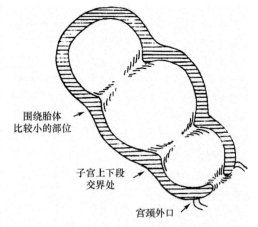

围绕胎体比较小的部位

子宫上下段交界处

宫颈外口

(1) 狭窄环围绕胎颈　　(2) 狭窄环容易发生的部位

图 7-3　子宫痉挛性狭窄环

（一）护理评估

1. 健康史/致病因素　应询问有无急产史，了解有无骨盆异常及胎儿异常，临产后是否精神过于紧张，有无使用缩宫素不当，有无多次或长时间的产科检查。

2. 身心状况

（1）症状评估：产妇烦躁不安，持续腹痛。

（2）护理体检

1）一般检查：测生命体征。可见产妇痛苦面容、大声呼叫。

2）产程观察：用手掌面置于产妇腹部，了解：①协调性宫缩过强。宫缩持续时间长，宫体特别硬，间歇时间短。若无头盆不称，产程进展快（急产即总产程不足 3 小时），经产妇多见。腹痛难忍、拒按。②不协调性宫缩过强的表现。宫缩间歇期短或无间歇，胎位触不清，胎心听不清，有时可见病理缩复环。宫口扩张缓慢，阴道检查在宫腔内触及较硬而无弹性的、不随宫缩上升的痉挛性狭窄环。

（3）产妇心理：产妇因宫缩过强疼痛难忍及担心胎儿安危，常表现为紧张、忧虑甚至恐惧等。

3. 辅助检查　参阅本章宫缩乏力的相关内容。

（二）护理问题

1. 焦虑/恐惧　与宫缩过强有关。

2. 潜在并发症　胎儿窘迫、软产道损伤、先兆子宫破裂。

3. 有感染的危险　与急产有关。

（三）预期目标

1. 情绪稳定，能与医护人员配合。

2. 胎儿窘迫、软产道损伤、先兆子宫破裂被及时发现并处理。

3. 体温、血白细胞正常，恶露无臭味。

（四）护理措施

1. 产程观察

（1）对有急产史者：告知孕妇提前 2 周住院待产，以免院外分娩发生意外。入院后经常巡视孕妇，嘱其勿远离病房，一旦发生产兆，卧床休息，最好左侧卧位。须解大小便时，先查宫口大小及胎先露下降情况，以防在厕所内分娩造成意外。

（2）及时发现异常情况：定时观察宫缩的间歇、持续时间及强度，定时听诊胎心音，必要时做胎儿电子监护，发现不协调宫缩过强或胎心异常，立即报告医师。

2. 治疗配合

（1）分散注意力：对有急产史已出现产兆的产妇实施陪伴分娩，提供支持性措施，如按摩腰骶部、背部，指导产妇做深呼吸并不要向下屏气等，以减轻不适。

（2）及早做好应对急产的准备：对有急产史的产妇以及可能会急产的产妇，及早做好接生、会阴切开缝合、抢救新生儿、注射宫缩剂等准备。

（3）做好剖宫产准备：若发现强直性痉挛性宫缩，遵医嘱给予硫酸镁，抑制宫缩，并做好剖宫产术前准备。

（4）对症处理：对出现子宫痉挛性狭窄环者，遵医嘱停止一切刺激，应用镇静剂，如不能纠正或出现胎儿窘迫，立即做剖宫产术前准备。

（5）预防产后出血、感染：当急产者的胎头娩出后，立即遵医嘱用缩宫素，协助医师缝合会阴伤口。遵医嘱用抗生素。

3. **心理护理** 对产妇在宫缩痛时呼叫、烦躁表示理解、同情,多与产妇交谈,讲解与医务人员配合的重要性及具体的做法。同时,给产妇提供支持,如帮助产妇擦汗、宫缩时握住产妇的手等。

(五)护理评价

在实施护理措施过程中评价目标是否达到。

第2节 产道异常患者的护理

案例7-2

初产妇,停经38周,规律宫缩5小时。查体:一般状态良好,宫缩30~40秒/4分,强度中等,胎位枕左前位,胎心156次/分,跨耻征阳性。骨盆测量:髂棘间径24cm,髂嵴间径26cm,骶耻外径15cm,坐骨棘间径10.5cm,坐骨结节间径8.5cm。内诊:宫颈管展平,宫口开大3cm,先露头 S^{-4}。

问题:1. 你认为目前该产妇存在哪些主要的护理问题?

2. 应采取哪些主要的护理措施?

产道包括骨产道(骨盆腔)及软产道(子宫下段、宫颈、阴道、骨盆底软组织),是胎儿娩出的通道。产道异常可使胎儿娩出受阻,临床上以骨产道异常多见。骨产道异常常见有:①扁平骨盆(图7-4)。②漏斗骨盆(图7-5)。③均小骨盆(图7-6)。④畸形骨盆(图7-7)。骨盆狭窄可影响胎头衔接下降及内旋转,易出现胎膜早破、脐带脱垂、胎位异常、软产道损伤及胎儿窘迫。软产道异常所致的难产较少见,有外阴水肿、外阴瘢痕、阴道横隔、阴道纵隔、宫颈水肿及宫颈瘢痕。产道异常的处理原则:依据产道异常的类别与程度、胎儿及宫缩情况、宫口扩张程度等,结合孕产史等综合判断,选择分娩方式。

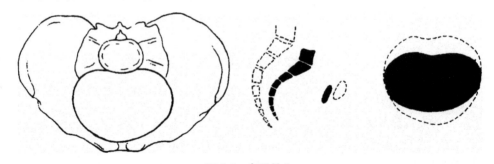

图7-4 扁平骨盆

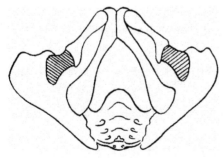

图7-5 漏斗骨盆

(一)护理评估

1. **健康史/致病因素** 查阅《孕产妇保健卡》的记录,重点询问有无先天发育异常,有无佝偻病、髋关节或脊柱结核、脊髓灰质炎病史,或是否曾有骨盆外伤史。若为经产妇则详细询问既往分娩史,有无难产及其他原因。

2. **身心状况**

(1)症状评估:了解有无突然阴道流液等,有无担心手术分娩及预后等出现饮食、睡眠不佳的现象。

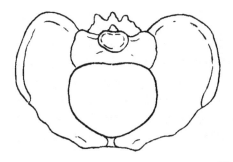
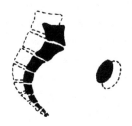

图 7-6 均小骨盆

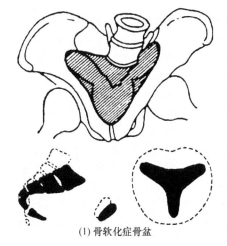
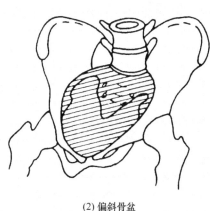

(1) 骨软化症骨盆　　　　　　　　(2) 偏斜骨盆

图 7-7 畸形骨盆

（2）**护理体查**

1）一般检查：测量产妇身高、观察产妇的体型、步态，脊柱是否正直，是否有悬垂腹（图 7-8）等。

2）腹部检查：测宫高，腹围，估计胎儿大小，四步触诊胎位（参阅第 2 章第 3 节产前检查中的相关内容），对胎位异常、头未衔接的产妇，要注意其骨盆是否异常。

3）跨耻征检查：具体方法为孕（产）妇排空膀胱，仰卧，两腿伸直。检查者将手指放在耻骨联合上方，将浮动的胎头向骨盆腔方向推压。如胎头低于耻骨联合平面，表示胎头可以入盆，头盆相称，称跨耻征阴性；如胎头与耻骨联合在同一平面，表示可疑头盆不称，称跨耻征可疑阳性；如胎头高于耻骨联合平面，表示头盆明显不称，称跨耻征阳性（图 7-9）。

4）骨盆测量：在骨盆外测量和内测量中，骨盆径线过短或形态异常，致使骨盆腔狭小，阻碍胎先露下降，称狭窄骨盆。狭窄骨盆类型有：①骨盆入口平面狭窄。入口平面横径正常而前后径小，入口平面呈横扁椭圆形，骶耻外径小于18cm，称扁平骨盆。②中骨盆及骨盆出口平面狭窄。骨盆入口平面各径线正常，中骨盆及出口平面均明显狭窄，使坐

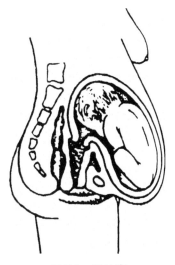

图 7-8 悬垂腹

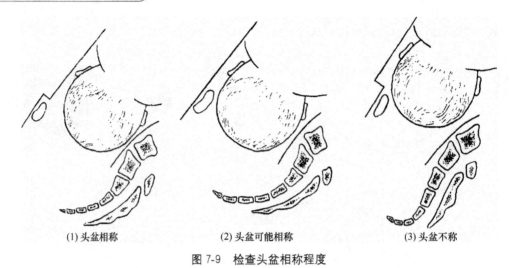

(1) 头盆相称　　　　　　(2) 头盆可能相称　　　　　　(3) 头盆不称

图 7-9　检查头盆相称程度

骨棘间径、坐骨结节间径缩短，两侧骨盆壁向内倾斜，形状似漏斗，坐骨结节间径小于 8cm、耻骨弓角度小于 90°，称漏斗骨盆。③骨盆各平面均狭窄。骨盆各平面的形态正常，各径线均比正常值小 2cm 或更多，称均小骨盆。④畸形骨盆。骨盆失去正常形态。

3. 辅助检查　B 超检查可预测胎儿体重，估计能否通过产道。

护 考 链 接

　　初产妇，36 岁，孕足月，诊断混合臀先露，骨盆外测量髂棘间径 26cm，髂嵴间径 28cm，骶耻外径 19.5cm，坐骨结节间径 9.5cm，肛查宫颈管消失，触及羊水囊，宫缩 30～40 秒/5～6 分，规律。

　　1. 该产妇骨盆诊断为

　　A. 均小骨盆　　B. 正常骨盆　　C. 扁平骨盆　　D. 横径狭窄骨盆　　E. 漏斗骨盆

　　2. 正确的护理措施是

　　A. 产妇可自由下床活动　　B. 加速产程予灌肠　　C. 多做肛查，了解产程进展

　　D. 胎膜破裂立即听胎心　　E. 阴道口见胎足立即消毒牵引

　　点评：与骨盆外测量各径线正常值进行对比，此骨盆均在正常范围内，故为正常骨盆，第 1 题参考答案为 B。混合臀先露能比较充分地扩张阴道，可以经阴道分娩（此产妇为高龄初产妇，临床上可以放宽剖宫产指征）。但产程中注意不宜走动，避免破膜时脐带脱出；臀位是灌肠的禁忌证；阴道口见胎足并不说明宫口开全。综合以上分析参考答案为 D。

（二）护理问题

1. 焦虑　与担心自身及胎儿安危有关。
2. 潜在并发症　胎膜早破、产力异常、胎儿窘迫、先兆子宫破裂、会阴裂伤。

（三）预期目标

1. 情绪稳定，配合医护人员的工作。
2. 潜在并发症不发生或能及时发现并处理。

（四）护理措施

1. 治疗配合

（1）做好剖宫产术前准备：遵医嘱对明显头盆不称、不能从阴道分娩者（包括试产失败者）做好术前准备。

（2）做好阴道助产准备：中骨盆狭窄但可阴道分娩者，遵医嘱做好胎头吸引术、产钳术等阴道助产手术及抢救新生儿的准备。

2. 试产监护　轻度头盆不称且胎心正常的产妇，遵医嘱做好试产的监护。

（1）专人护理：为产妇提供营养、可口的膳食；指导产妇在不用镇静、镇痛药情况下，利用宫缩的间歇时间小憩；必要时遵医嘱静脉给予电解质、维生素 C、缩宫素等，以保证产妇在良好的产力中试产。

（2）观察产科情况：严密观察宫缩、胎心、破膜的情况及羊水的性状，试产时间以 2~4 小时为宜。试产充分与否的判定，除具有良好的宫缩外，还要以宫口扩张作为衡量标准。若胎头仍不能入盆或出现胎儿窘迫，应停止试产，并遵医嘱做剖宫产术前准备。

3. 心理护理　向产妇及家属讲解阴道分娩的可能性及优点，增强产妇对试产的信心。解答产妇及家属提出的疑问，使其对产程进展有所了解。同时也要解释产道异常对母儿的影响，使其对手术分娩有思想准备，以取得良好合作。

考点：试产时的用药与时限

4. 健康教育　督促产妇定期进行产前检查，及早发现异常骨盆。对预产期前两周仍然胎先露高浮的初产妇，告知其一旦在临产前胎膜破裂，应立即平卧或取抬高臀部的卧位，急诊入院。

（五）护理评价

在实施护理措施过程中评价目标是否达到。

第 3 节　胎儿异常患者的护理

胎儿异常包括胎位异常和胎儿发育异常。胎位异常是造成难产的常见原因之一，正常的胎位为枕前位。临产后凡胎头以枕后位或枕横位衔接，经充分试产，胎头枕部仍位于母体骨盆的后方或侧方，不能转向前方致使分娩发生困难者，称持续性枕后位或持续性枕横位（图 7-10，图 7-11）。臀先露（臀位）是最常见的异常胎位，肩先露对母儿最不利。胎儿发育异常包括胎儿过大（胎儿体重达到或超过 4000g 者称巨大儿）及胎儿畸形（无脑儿、脑积水、联体双胎等）。

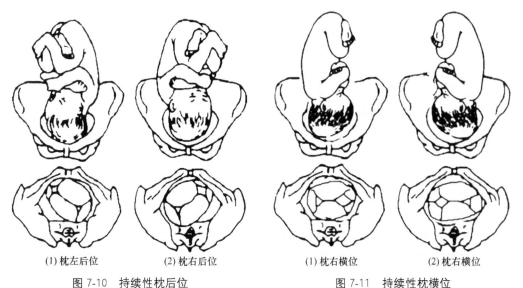

|（1）枕左后位　　（2）枕右后位|（1）枕右横位　　（2）枕右横位|

图 7-10　持续性枕后位　　　　　图 7-11　持续性枕横位

（一）护理评估

1. 健康史/致病因素　查阅产前检查记录，注意每次检查胎位的情况，了解是否经产，有无骨盆狭窄、羊水过多、羊水过少、前置胎盘等。

> **链接**
>
> **常见胎位异常的肛门或阴道检查情况**
>
> 必要时由助产士或医师进行肛门或阴道检查。当宫口开全时检查触到胎头矢状缝在骨盆斜径上，前囟在骨盆的左（右）前方，后囟在骨盆的右（左）后方，提示为持续性枕后位。若触到软而宽且不规则的胎臀、胎足或生殖器等可确定为臀先露。若触及胎儿肩胛骨、肋骨、腋窝则确定为肩先露。

2. 身心状况

（1）症状评估：询问本次妊娠腹部有无不适，临产前有无阴道突然流水，临产后早期即出现排便感而产程进展缓慢或延长等。通过沟通了解有无因胎位异常而感觉紧张或害怕。

（2）护理体查：腹部检查。①持续性枕横位、枕后位：胎背偏向母体侧方或后方，前腹壁容易触及胎体，且在胎儿肢体侧容易听及胎心。②臀先露：在宫底部触到圆而硬的胎头，在耻骨联合上方触及宽而软且不规则的胎臀，胎心在脐左（右）上方胎背侧听得最清晰、响亮。③肩先露：宫高低于妊娠周数，宫体横径增宽，在子宫两侧分别触及胎头与胎臀；听诊胎心在脐周最清晰。

3. 辅助检查　B超检查，了解胎儿大小、发育及胎位情况，估计头盆相称程度。

（二）护理问题

1. 焦虑　与担心难产或手术的预后有关。
2. 潜在并发症　胎膜早破、脐带脱垂、胎儿窘迫、子宫破裂等。

（三）预期目标

1. 情绪稳定，与医务人员配合。
2. 胎膜早破、脐带脱垂、胎儿窘迫被及时发现并处理。

> **链接**
>
> **臀位经阴道分娩时，第一产程的处理**
>
> 产妇不宜走动，取侧卧位，少肛查，禁灌肠。若胎膜破裂，立即听胎心音，如异常，报告医师处理。如见胎足脱出，此时宫口往往仅开4～5cm，应消毒外阴，当宫缩时用无菌巾堵住阴道口（图7-13），使宫口和阴道充分扩张；宫缩间歇时，手可放松但不能离开。在此过程中，每隔10～15分钟听胎心一次。当手掌感到冲力相当大，且宫口开全时做好协助接生与抢救新生儿的准备。

（四）护理措施

1. 治疗配合

（1）产前尝试纠正胎位：若妊娠30周后仍为臀先露或肩先露者，协助医生指导孕妇矫正。常用的纠正方法有：①胸膝卧位（图7-12），2～3次/日，每次15分钟，连做1周后复查；②激光照射或艾灸至阴穴（足小趾外侧趾甲角旁0.1寸），1～2次/日，每次15～30分钟，5～7天一疗程。上述方法无效者，由医师酌情行外倒转术。无法纠正者，应嘱其提前1周入院待产，以决定分娩方式。

考点：妊娠期发现胎位异常纠正胎位的时机

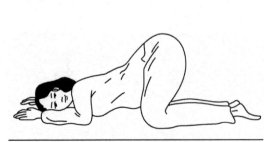

图 7-12　胸膝卧位

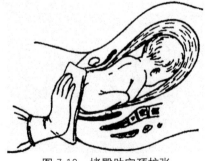

图 7-13　堵臀助宫颈扩张

（2）产程中配合:嘱处在潜伏期的持续性枕后(横)位试产的产妇,取胎腹的方向侧卧,以利胎头枕部转向前方。第一产程,指导产妇不要屏气用力,以免引起宫颈前唇水肿,影响产程进展。应禁灌肠,尽量少做肛查。

（3）做好手术准备:对胎位异常并有明显头盆不称的产妇,如横位、大部分臀位,应遵医嘱做好剖宫产术前准备。对可阴道分娩的胎位异常,做好胎头吸引术或产钳术准备。做好新生儿复苏抢救的各项准备工作。

2. 产程观察

（1）胎膜早破的观察:见第10章第2节胎膜早破。

（2）密切观察宫缩、胎心、产程进展情况,宫颈有无水肿等。

3. 生活护理　对可阴道分娩的产妇,应指导其在饮食中摄取足够的营养,必要时按医嘱补液。

4. 心理护理　多陪伴产妇,针对产妇和家属的疑问、焦虑、恐惧,给予详细的解释,将产程进展、产妇及胎儿评估状况及时告知产妇及家属。树立分娩信心,使之更好地与医护配合,安全度过分娩期。

5. 健康教育　加强孕期检查,告知剖宫产的利弊、剖宫产的指征等,降低剖宫产率。

（五）护理评价

在实施护理措施过程中评价目标是否达到。

小结

异常分娩即难产,包括产力异常、产道异常和胎儿异常。在评估和采取护理措施中必须仔细地观察宫缩的持续时间、间歇时间、强度,进行骨盆外测量,行腹部触诊,辅以B超检查以了解胎先露、胎方位及胎儿发育情况等,从而提出护理问题:①焦虑、恐惧。②潜在并发症:胎儿窒迫、先兆子宫破裂、软产道损伤、胎膜早破、脐带脱垂、产后出血等。③有感染的危险。应实施的主要护理措施是:①做好心理护理。②做好产程的观察及治疗配合,发现各种并发症及时报告医生,给予处理,以保证母婴安全。

A₁型题

1. 在护理评估中,扁平骨盆的骶耻外径应小于(　　)
   A. 16cm　　　B. 17cm　　　C. 18cm
   D. 19cm　　　E. 20cm

2. 在试产的护理中,错误的为(　　)
   A. 专人护理　　　B. 必要时输液
   C. 保持良好的产力　　D. 用镇静、镇痛药
   E. 观察产程进展2～4小时

3. 持续性枕后位、枕横位产妇第一产程的护理不包括(　　)
   A. 严密观察,不宜过早干预
   B. 关心其情绪、休息和饮食
   C. 指导产妇勿过早屏气用力
   D. 注射缩宫素,预防后出血
   E. 尽量向胎腹的方向侧卧

4. 有关协调性子宫收缩乏力,下列描述不正确的是(　　)
   A. 子宫收缩对称性和极性均正常
   B. 容易发生胎儿宫内窒迫
   C. 可静脉滴注低浓度缩宫素加强宫缩
   D. 产程常延长
   E. 不易发生胎盘滞留

5. 潜伏期延长是指时间超过(　　)
   A. 8小时　　　B. 12小时　　　C. 14小时
   D. 16小时　　　E. 20小时

A₂型题

6. 某孕妇,妊娠20周,产前检查为臀位。护士告知她纠正胎位的时间应在妊娠的(　　)
   A. 24周后　　　B. 26周后　　　C. 30周后
   D. 34周后　　　E. 36周后

7. 王女士,29岁,孕40周,临产后出现协调性宫缩乏力,宫口开大5cm,胎囊凸,无头盆不称。以下护理措施中哪项首选?( )

A. 遵医嘱用镇静剂

B. 等待产程自然进展

C. 缩宫素静脉滴注

D. 人工破膜后静脉滴注缩宫素

E. 剖宫产术

8. 某初产妇,孕39周,宫口开全2小时频频用力,未见胎头拨露。检查:宫底部为臀,腹部前方可触及胎儿肢体部分,未触及胎头。肛查:胎头已达坐骨棘下2cm,矢状缝与骨盆左斜径一致,大囟门在前方,约11点处。诊断为( )

A. 头盆不称   B. 骨盆入口轻度狭窄

C. 持续性枕后位   D. 原发性宫缩乏力

E. 持续性枕横位

9. 某孕妇,26岁,孕1产0妊娠40周。阵发性腹痛8小时入院。骨盆外测量:25-27-19-7.5cm,后矢状径8.5cm,头先露,胎心率130次/分。阴道检查:宫口扩张7cm,胎方位枕左前位,S^{+1},胎膜已破,坐骨棘间径10cm(因后矢状径与坐骨结节间径之和大于15cm,给予试产)。观察3小时,宫口扩张为8cm,S^{+1},宫缩50秒/2分,孕妇呼叫腹痛难忍,腹部脐下2指处有一凹陷,子宫下段压痛,胎心率100次/分。产程

不进展的原因是( )

A. 中骨盆狭窄   B. 骨盆入口平面狭窄

C. 扁平型骨盆   D. 均小骨盆

E. 漏斗骨盆

A_3型题

(10~12题共用题干)

某初产妇,孕3产0,孕38周,按时产前检查,无异常。目前一般情况良好,枕左前位,胎心140次/分。规律宫缩已17小时,宫口开大3cm,宫缩较初期间歇时间长,10~15分钟一次,持续25~30秒。宫缩高峰时子宫不硬,经检查无头盆不称。

10. 该产妇除宫缩乏力外,还可诊断为( )

A. 潜伏期缩短   B. 潜伏期延长

C. 活跃期停滞   D. 活跃期延长

E. 第二产程延长

11. 对该产妇护理中不正确的是( )

A. 鼓励产妇进食

B. 做好心理护理

C. 定时听胎心

D. 指导产妇6~8小时排尿一次

E. 严密观察产程进展

12. 对该产妇正确的处理应为( )

A. 待其自然分娩   B. 立即产钳结束分娩

C. 立即行剖宫产术   D. 行胎头吸引术

E. 静脉滴注缩宫素

(黄爱松)

第8章

分娩期并发症患者的护理

　　张女士与黄女士同时入院,黄女士的宝宝顺利娩出了,看着黄女士脸上灿烂的笑容,张女士却笑不起来,她在担心自己的身体不能照顾自己的宝宝,因为张女士出现了分娩期并发症。分娩期有哪些并发症,又应如何护理呢? 通过以下学习,你就会找到答案了。

　　分娩期的并发症主要有产后出血、子宫破裂、羊水栓塞等。

第1节　产后出血患者的护理

案例8-1

　　邱女士,28岁,孕1产0,孕期经过良好,按时进行产前检查,无异常发现。现因"孕39周,阵发性下腹痛7小时"入院。入院查体:一般情况好,心肺(一),宫口开3cm,未破膜,骨盆测量未发现异常。入院后按足月临产常规护理。第一产程顺利,因第二产程延长,行胎头吸引术助产,胎儿体重4200g,胎儿娩出时伴有阴道大量持续出血,鲜红色,有凝血块。

　　问题:1. 最可能的出血原因是什么?
　　　　　2. 您认为应该采取哪些主要的护理措施?

考点:产后出血的定义、产后出血的原因及最常见的原因、产后出血发生的高峰时间

　　胎儿娩出后24小时内失血量超过500ml者,称产后出血,多发生在产后2小时内。产后出血是分娩期严重并发症,其发生率占分娩总数的2%～3%,目前仍是我国产妇死亡的首要原因。产后出血的原因主要有子宫收缩乏力、胎盘因素、软产道裂伤和凝血功能障碍,其中子宫收缩乏力是最常见的原因。产后出血的预后随失血量、失血速度及产妇的体质不同而异。如在短时间内大量出血可迅速发生失血性休克,严重者危及产妇生命;休克时间过长可引起垂体缺血、坏死,继发严重的腺垂体功能减退,即席汉综合征。因此,应重视预防产后出血。处理原则:针对病因,迅速止血,补充血容量纠正休克及防治感染。

一、护 理 评 估

　　1. 健康史/致病因素　在收集病史时,注意与产后出血有关的病史。如:①既往有出血性疾病、重症肝炎、子宫肌瘤病史。②有多次人工流产史、产后出血史。③本次妊娠患妊娠期高血压疾病、前置胎盘、胎盘早剥、多胎妊娠、羊水过多。④分娩期产妇精神过度紧张、使用麻醉剂或镇静剂不当、产程延长、急产等。⑤此次分娩有胎盘滞留、胎盘粘连、胎盘植入、胎盘胎膜残留等。

　　2. 身心状况

　　(1) 症状评估:主要表现为阴道出血或伴有失血过多引起的并发症如休克、贫血等。因此要准确评估出血量。常用方法有:①容积法,用产后接血容器收集血液后用量杯测定失血量。②称重法,分娩后敷料重(湿重)与分娩前敷料重(干重)的差值除以血液比重1.05g/ml

83

为失血量。③面积法,即血湿面积按 10cm×10cm＝10ml 计算失血量。④休克指数法,休克指数＝心率÷收缩压(mmHg),0.5 为血容量正常,1 为轻度休克,1.5～2 为严重休克,失血量为血容量的 30%～50%。上述方法因检测人员的不同会有误差。

(2)护理体查:不同原因所致出血的评估内容见表 8-1。

(3)产妇心理:当产妇感到出血较多时,紧张害怕,希望医护人员能尽快给予止血,同时担心自己生命的安危,表现焦躁不安。

表 8-1　不同原因所致产后出血评估

护理体查内容	宫缩乏力	软产道损伤	胎盘因素	凝血功能障碍
出血发生时间	胎盘娩出前或胎盘娩出后	胎儿娩出后立即出现	胎儿娩出几分钟后;或胎盘娩出后出血	胎儿娩出后
出血特点	色暗红,有血凝块,间歇性	色鲜红,能自凝,持续性	色暗红	持续性且血液不凝,止血难
子宫情况	子宫底升高、质软,轮廓不清	子宫质硬,轮廓清	多数子宫质软	子宫质硬,轮廓清
使用宫缩剂后	出血常停止	无变化	多无变化	无变化
出血部位	可见血从宫腔内流出而软产道无损伤	可直接看到软产道裂伤,血从裂伤处流出	可见血从宫腔内流出软产道无损伤	可见全身不同部位出血

考点: 不同原因引起的产后出血的临床特点

3.辅助检查　查阅产妇的血常规,出、凝血时间,凝血酶原时间及纤维蛋白原测定的结果。

二、护理问题

1.潜在并发症　失血性休克。

2.有感染的危险　与失血后机体抵抗力下降有关。

3.焦虑/恐惧　与阴道大出血、自觉不适有关。

三、预期目标

1.产妇的失血性休克得到及时的纠正。

2.产妇的体温、白细胞总数及中性分类在正常范围。

3.产妇情绪稳定,配合治疗。

四、护理措施

1.预防措施

(1)妊娠期:做好孕期保健工作,劝导合并凝血功能障碍、重症肝炎等孕妇在早孕时便终止妊娠。可能发生产后出血的孕妇应提早住院。

(2)分娩期

1)第一产程:陪伴产妇,做好生活护理,同时尽量消除产妇因宫缩痛造成的紧张情绪。对可能发生产后出血的产妇建立静脉通道,做好输血和急救的准备。

2）第二产程:指导产妇正确使用腹压,协助接生时要防止胎儿娩出过快。当胎肩娩出时,遵医嘱立即注射缩宫素。

3）第三产程:要在确认有胎盘剥离征象后,才协助娩出胎盘,并检查胎盘、胎膜是否完整。

（3）产后2小时内:胎盘娩出后在产房观察2小时,观察产妇的生命体征、宫缩情况及阴道出血量,鼓励产妇及时排空膀胱与早期哺乳。

考点: 妊娠期、分娩期预防产后出血的措施

2. 治疗配合及病情观察

（1）监测生命体征,纠正失血性休克:使产妇取平卧位,给予保暖、吸氧。遵医嘱输液、输血,补充血容量,纠正酸中毒,配合医师抢救。严密观察生命体征,检查子宫收缩及膀胱充盈情况,准确估计阴道出血量。

（2）对因止血

1）宫缩乏力:加强宫缩是最迅速有效的止血方法。首选按摩子宫（图8-1,图8-2）及遵医嘱静脉、肌内或宫体注射缩宫素,必要时肌内或宫体注射麦角新碱,也可应用前列腺素如米索前列醇等。协助用消毒纱布条填塞宫腔、宫腔水囊填塞（详见实训5）或手术治疗（结扎盆腔血管、子宫次全切除术或子宫全切除术）;协助去除引起宫缩乏力的原因。

考点: 宫缩乏力性子宫出血的首选措施

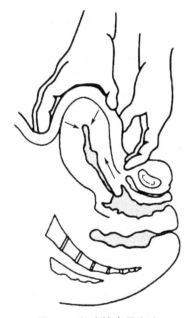

图 8-1　经腹按摩子宫法

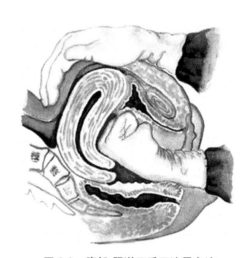

图 8-2　腹部-阴道双手压迫子宫法

2）胎盘滞留:重新消毒外阴,若系胎盘粘连配合医师进行人工剥离胎盘术。若剥离困难疑有植入性胎盘可能,则遵医嘱准备子宫次全切除手术。若系胎盘和胎膜残留者,则配合行钳刮或刮宫术。

3）软产道裂伤:准备缝合软产道裂伤的物品,配合医师进行缝合止血。

4）凝血功能障碍:遵医嘱用药,如输入新鲜血液或成分输血。

（3）预防感染:遵医嘱给予抗生素;观察恶露的性状;保持外阴清洁,每日擦洗外阴2次,勤换卫生巾。

3. 心理护理　陪伴与安慰产妇,减轻其对阴道出血多的恐慌感,教会产妇放松的方法,使产妇配合医护人员工作。

4. 生活护理

(1) 提高饮食质量:指导产妇少食多餐,进食易消化、富含铁、蛋白质、维生素的食物,如瘦肉、鸡蛋、牛奶、蔬菜、水果等。

(2) 做好生活护理:对大量出血身体虚弱的产妇,要做好晨间护理、更换床单、照顾大小便等。根据具体情况,逐渐增加活动量,促进身体康复。

5. 健康教育 出院时指导产妇加强营养和适度活动,继续观察子宫复旧及恶露情况,按医嘱到医院复查,有异常情况及时复诊。注意产褥期禁盆浴与性生活。

五、护 理 评 价

产后出血是否能及时处理;产妇的体温是否在正常范围等。

第2节 子宫破裂患者的护理

案例8-2

某孕妇,26岁,农民,第1胎,孕39^{+1}周,孕期经过良好,未按时行产前检查。昨日下午1时起阵发性腹痛,昨晚10时左右左腹痛加剧,即到当地卫生院就诊。查宫口开3cm,至今日上午8时,胎儿仍未娩出,急转诊送入院。查体:产妇痛苦面容,呼痛不已,上腹部胀气。产科检查:宫高35cm,腹围98cm,子宫外形呈葫芦样,脐下2横指可扪及环形凹陷,其随宫缩逐渐上升,压痛明显。胎心166次/分,阴道检查:宫口开全,胎先露S^{-1},产瘤形成,枕右后位,胎膜已破。骨盆测量:坐骨棘间径约10cm,耻骨弓偏低,坐骨结节间径8cm,导尿200ml,为肉眼血尿。

问题:1. 如何护理该产妇?

2. 产前应采取哪些预防措施?

链接

子宫破裂的分类

根据子宫破裂的程度分为完全破裂(即子宫壁各层全部破裂)与不完全破裂(即子宫浆膜层完整,内膜及肌层部分或全部破裂)。还可按发生原因分为自然破裂和损伤破裂;按发生时间分为妊娠期破裂和分娩期破裂;按破裂部位分子宫体部破裂和子宫下段破裂。

子宫破裂是指在分娩期或妊娠晚期子宫体或子宫下段发生破裂,是一种极其严重的并发症,威胁母儿生命。

子宫破裂关键在于预防。如已出现先兆子宫破裂,应立即抑制宫缩,同时争取时间尽快行剖宫产术。若子宫已破裂,应在抢救休克的同时迅速手术,取出胎儿及附属物,并视情况进行子宫修补术或子宫切除术。术后给予大剂量抗生素。

一、护 理 评 估

1. 健康史/致病因素 询问是否有与子宫破裂有关的因素存在。如:①此次妊娠胎位异常、胎儿或软产道畸形、骨盆狭窄等。②曾有剖宫产史、子宫手术瘢痕,刮宫创伤、感染引起的子宫肌纤维变性。③阴道助产手术操作史;④缩宫素静脉滴注不当等。

考点:引起子宫破裂的主要原因

2. 身心状况 子宫破裂多发生于分娩期,其发生过程可分为先兆子宫破裂和子宫破裂两个阶段。子宫瘢痕导致的子宫破裂一般先兆不明显。

（1）症状评估

1）先兆子宫破裂：询问与观察产妇有否因频繁、强有力的宫缩而感到下腹剧痛难忍、烦躁不安甚至呼叫不已。产妇因宫缩时的剧痛感到害怕。

2）子宫破裂：产妇突感腹部一阵撕裂样剧痛，然后阵缩停止，腹痛暂减轻，随之出现持续性全腹疼痛。产妇可出现恐惧感。

（2）护理体查

1）先兆子宫破裂：产妇面红、呼吸急促、脉搏加快，腹部拒按。在腹壁上可见一明显的环状凹陷，逐渐升到脐部或脐部以上，即"病理性缩复环"（图 8-3）。胎动频繁，胎心率或快或慢。导尿时可见血尿。

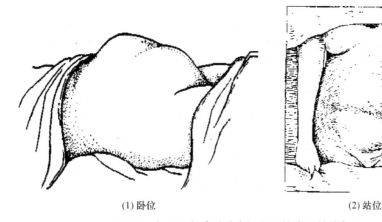

(1) 卧位   (2) 站位

图 8-3 先兆子宫破裂时腹部所见的病理性缩复环

2）子宫破裂：产妇面色苍白、出冷汗、呼吸浅表、脉细数、血压下降等休克征象。全腹有压痛及反跳痛，子宫全层破裂者可在腹部清楚地触及胎儿肢体，胎心音消失，子宫外形扪不清，有时在胎体的一侧可扪及缩小的宫体，阴道有少量流血。

3. 辅助检查 血常规、尿常规。

> **链接**
> **医师腹部检查与阴道检查结果**
> 　子宫破裂者腹部检查：除与护理体检相同外，若腹腔内出血多，移动性浊音（＋）。阴道检查：胎先露上升，宫口缩小，有时可在宫腔内扪及破裂口。

考点：先兆子宫破裂的症状与体征、病理性缩复环的概念

二、护理问题

1. 潜在并发症 休克。
2. 疼痛 与先兆子宫破裂或子宫破裂有关。
3. 预感性悲哀 与胎儿死亡或子宫切除有关

三、预期目标

1. 能及早发现先兆子宫破裂，子宫破裂引起的休克被及时发现并处理。
2. 产妇能忍受疼痛，与医护人员配合。
3. 患者与家属情绪稳定。

四、护 理 措 施

1. 治疗配合

（1）先兆子宫破裂

1）抑制宫缩：按医嘱给药，如乙醚全麻或肌内注射哌替啶。若静脉滴注缩宫素者则立即停止，以防子宫破裂。

2）改善胎儿缺氧状态：给予氧气吸入。

3）做好剖宫术前准备：告知产妇即行手术的原因及手术名称，取得知情同意。做好术前的各项准备后，立即护送产妇进手术室。

4）做好新生儿复苏抢救准备工作。

（2）子宫破裂

1）迅速抗休克：建立静脉通道，按医嘱输液、输血、给氧及给药，短时间内补足血容量。注意保暖，取平卧位或头低位。按医嘱应用大量抗生素。

2）术前准备：遵医嘱立即进行子宫修补术或子宫切除术的术前准备。

2. 病情监测

1）产程观察：密切观察产程，及时发现先兆子宫破裂的征象，立即报告医师。

2）监测生命体征：定时测血压、脉搏、呼吸，必要时进行心电监护。

3）评估及记录出入量。

3. 心理护理　陪伴在产妇身边。及时为产妇及家属讲解医师诊断及治疗的方案；教产妇一些暂时减轻疼痛的方法，如数数、集中精神注视某一物体等；鼓励产妇对治疗的信心。对于胎儿死亡或子宫切除的产妇及家属所表现的悲伤情绪，表示同情和理解。提供机会让家属多陪伴、安慰产妇。

4. 健康教育

（1）加强孕期保健：贯彻落实《母婴保健法》，建立健全三级保健网，宣传孕期保健知识，加强产前检查。

考点：剖宫产术后避孕的方法与再次受孕的时间

（2）住院待产：对存在子宫破裂潜在因素的产妇，如胎位异常、有子宫手术史的产妇，应在预产期前两周住院待产。

（3）指导避孕：对子宫破裂行子宫修补术又无子女者，应指导其避孕两年后再受孕，避孕方法可选用药物或避孕套。

5. 生活护理　按剖宫产术后常规护理（详见第13章第2节剖宫产术后护理）。

五、护 理 评 价

在实施护理措施的过程中评估预期目标是否达到的。

第3节　羊水栓塞患者的护理

羊水栓塞是在分娩过程中、中期妊娠引产或钳刮术时，羊水进入母体循环，引起肺栓塞、休克、弥散性血管内凝血、急性肾衰竭等一系列严重的综合征，是产妇死亡的主要原因之一。当宫腔内压力过高、胎膜破裂、母体子宫壁血窦开放三个条件同时具备时羊水就容易进入母体血液循环，导致羊水栓塞。

一旦发生羊水栓塞，应迅速纠正呼吸循环衰竭，抗休克及防治凝血功能障碍等。产科处理原则:待病情明显改善后,尽快结束分娩。在第一产程发病者,可行剖宫产结束分娩;第二产程发病者,可根据情况经阴道手术助产。同时应用足量抗生素以预防感染。

一、护 理 评 估

1. 健康史/致病因素　仔细了解有无羊水栓塞的诱发因素,如高龄产妇、多产妇、过强宫缩、急产、胎膜早破、前置胎盘、胎盘早剥、子宫破裂、剖宫产术等。

2. 身心状况

(1) 症状评估:在胎膜破裂后不久、胎儿娩出后或手术中产妇突然出现寒战、烦躁不安、呛咳、气急、恶心、呕吐等,继之呼吸困难、发绀、抽搐、昏迷,短时间内进入休克状态。有的产妇突然惊叫一声或打一次哈欠后,在数分钟内死亡。存活者,可出现全身广泛出血倾向,如皮肤、黏膜、呼吸系统、消化系统、泌尿系统等出血,继而少尿、无尿等。一般把以上的临床经过分成三个阶段:急性休克期、出血期、急性肾衰竭期,且基本上按顺序出现。

(2) 护理体查:呼吸困难,血压下降,心率增快,听诊肺部闻及湿啰音,若有肺水肿,可咯血性泡沫痰;皮肤、黏膜、胃肠或肾脏出血,阴道出血不止;少尿、无尿。

3. 辅助检查　查阅凝血功能方面的实验室检查、胸部 X 线摄片、心电图、下腔静脉插管取血涂片检查等项结果。

二、护 理 问 题

潜在并发症　休克、胎儿窘迫、胎死宫内。

三、预 期 目 标

呼吸困难状态有所改善,窘迫及时被处理。

四、护 理 措 施

1. 治疗配合

(1) 解除肺动脉高压,抗过敏,改善低氧血症。

1) 给氧:保持呼吸道通畅,立即面罩给氧,配合医生行气管插管正压给氧,做好气管切开的准备。

2) 遵医嘱给药:解除肺动脉高压首选药为盐酸罂粟碱,日量不超过 300mg;与阿托品、氨茶碱并用;同时及早用大剂量肾上腺皮质激素,首选氢化可的松。出现心力衰竭者应静脉缓慢滴注去乙酰毛花苷或毒毛花苷 K。

3) 严密监测呼吸情况。

(2) 抗休克护理

1) 建立静脉通道:宜用粗针头,必要时开放 2~3 个静脉,按医嘱给药。

2) 保暖。

3) 按医嘱给予补充血容量、升压及纠正酸中毒等药物。

(3) 防治出血的护理

1) 及时取血标本作有关凝血功能的检验。

2) 按医嘱给药、输血。

3) 必要时,做好应急切除子宫的术前准备。

4) 纠正凝血功能障碍。

（4）防治肾衰竭及感染。

（5）产科护理

1）第一产程发病，做好剖宫产术准备

2）第二产程发病者，做好新生儿抢救准备工作，及时助产娩出胎儿。

3）无法控制的阴道流血患者，即使在休克状态下，亦应做好全子宫切除术的准备。

2. 病情监测

（1）进行心电监护，严密观察脉搏、呼吸、血压、面色。

（2）观察全身的出血情况，准确测量出血量，及时报告医生。

（3）观察尿量变化，留置尿管，记录出入量。

（4）观察药物毒副作用与疗效。

3. 心理护理　如患者神志清醒，应给予鼓励，使其增强信心，控制病情。对于家属的恐惧情绪表示理解和安慰，向家属介绍患者病情的严重性，以取得配合。经手术助产或丧失胎儿者，应说明和分析此次发病的可能因素，帮助其消除思想忧虑。

五、护理评价

在实施护理措施的过程中评估预期目标是否达到。

小结

　　分娩期并发症主要包括产后出血、子宫破裂、羊水栓塞。三者都可出现休克，前两者主要是失血，后者是羊水进入母体血液循环所致。其首要护理问题是潜在并发症：休克。因此，防治休克的护理措施相同：产妇取平卧位，给予保暖、吸氧，严密观察生命体征，遵医嘱输液、输血，补充血容量，纠正酸中毒，配合医师抢救。不同疾病各自不同的护理措施为：①对产后出血者应准确估计阴道出血量及配合医师对因止血。②对先兆子宫破裂、子宫破裂者分别做好剖宫产、剖腹探查手术的准备。③对羊水栓塞者遵医嘱使用解除肺动脉高压药物及加压输液，改善呼吸状态。

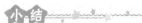

自测题

A₁型题

1. 最易引起子宫破裂的胎方位为（　　）

　　A. 横位　　　　B. 持续性枕横位

　　C. 臀位　　　　D. 持续性枕后位

　　E. 枕右前位

2. 关于羊水栓塞的叙述，不妥的一项是（　　）

　　A. 子宫收缩乏力是好发因素

　　B. 人工破膜应在子宫收缩间歇期进行

　　C. 解除肺动脉高压首选药是盐酸罂粟碱

　　D. 中期妊娠羊膜腔穿刺引产术有发生羊水栓塞的可能

　　E. 临床经过分休克、出血、急性肾衰竭三个阶段

3. 在配合医师抢救产后出血中，不属于有效止血的护理措施是（　　）

　　A. 按摩子宫

B. 注射缩宫素

C. 按医嘱给予抗生素

D. 产道损伤时准备缝合用物

E. 配合医生行宫腔水囊填塞

4. 关于先兆子宫破裂的表现，正确的一项是（　　）

　　A. 过频的宫缩转为宫缩乏力

　　B. 产妇无腹痛

　　C. 腹部可见病理性缩复环

　　D. 胎心多无变化

　　E. 宫体部肌肉菲薄

A₂型题

5. 乔女士，32岁，孕40周，双胎头先露，自然分娩，产程经过顺利。胎儿娩出后20分钟胎盘完整排出，阴道阵阵出血，子宫底平脐，子宫时软时硬。出血原因是（　　）

A. 产后宫缩乏力　　　B. 软产道损伤

C. 胎盘残留　　　　　D. 胎盘粘连

E. 凝血功能障碍

6. 孕妇，孕1产0，孕38周。头位，未入盆，强有力宫缩3小时,产妇极度烦躁不安,腹部检查可见病理性缩复环,考虑为先兆子宫破裂。与身心状况评估无关的为(　　)

A. 了解肝肾功能

B. 了解腹痛、胎动状况

C. 观察病理性缩复环的部位

D. 观察是否有血尿

E. 检查子宫轮廓是否清楚

7. 李女士，24岁，足月临产。因第二产程延长行产钳助产术,胎儿娩出后阴道持续不断流血,色鲜红,10分钟后胎盘娩出。检查胎盘完整,子宫底脐下2横指,质硬,阴道仍不断有鲜红色血流出。首选的护理措施是(　　)

A. 输血　　　　　　B. 检查软产道

C. 按摩子宫　　　　D. 静脉滴注缩宫素

E. 行刮宫术止血

A₃型题

(8~10题共用题干)

某孕妇，26岁，孕1产0，妊娠40周。阵发性腹痛8小时入院。骨盆外测量:髂棘间径25cm,髂嵴间径27cm,骶耻外径19cm,坐骨结节间径8.5cm,头先露,胎心率130次/分。阴道检查:宫口扩张为5cm,胎方位枕左前位,S⁺¹,胎膜已破,坐骨棘间径9cm,两侧骨盆壁向内倾斜。观察3小时,宫口扩张为6cm,S⁺¹,宫缩50秒/2分。孕妇呼叫腹痛难忍,腹部脐下2指处有一凹陷,子宫下段压痛,胎心率100次/分。

8. 产程不进展的原因是(　　)

A. 中骨盆狭窄　　　B. 骨盆入口平面狭窄

C. 扁平型骨盆　　　D. 均小骨盆

E. 骨盆出口狭窄

9. 此时最可能的诊断是(　　)

A. 先兆子宫破裂　　B. 不完全性子宫破裂

C. 高张性宫缩乏力　D. 子宫完全破裂

E. 胎盘早剥

10. 应立即采取的护理措施是(　　)

A. 立即做CST,若异常则行剖宫产

B. 立即遵医嘱抑制宫缩并做好剖宫产术准备

C. 静脉注射毛花苷C

D. 立即导尿

E. 等待宫口开全后行产钳助产术

(11~13题共用题干)

初产妇30岁，妊娠38周，会阴侧切自然分娩一健康男婴,胎盘正常娩出。产后1小时发现产妇面色苍白,出冷汗,阴道流血量较多,主诉头晕、心悸和口渴。血压90/50mmHg,脉搏110次/分,既往无全身出血性疾病,无高血压及低血压,无贫血史。

11. 最有可能的诊断为(　　)

A. 产后出血　　　　B. 胎膜早破

C. 贫血　　　　　　D. 先兆子宫破裂

E. 羊水栓塞

12. 发生该种疾病的高峰时间是(　　)

A. 分娩过程中　　　B. 产后1小时内

C. 产后2小时内　　D. 产后4小时内

E. 产后24小时内

13. 下面不属于该疾病的主要处理原则的是(　　)

A. 抑制子宫收缩　　B. 止血

C. 补充血容量　　　D. 纠正休克

E. 防治感染

(14~17题共用题干)

某产妇，妊娠38周，产前诊断"妊娠期高血压",产后阴道持续出血,胎儿娩出后24小时出血量达600ml。检查子宫软,按摩子宫变硬,阴道流血减少,软产道未发现裂伤。该产妇诊断为"产后出血"。

14. 该产妇给药首选(　　)

A. 麦角新碱　　B. 硫酸镁　　C. 酚磺乙胺

D. 维生素K　　E. 缩宫素

15. 用药时注意观察的是(　　)

A. 体温　　　　B. 呼吸　　　C. 尿量

D. 膝腱反射　　E. 宫底高度

16. 若产妇次日又出血约150ml,下列哪项措施不是必须实施的?(　　)

A. 按摩子宫　　B. 应用宫缩剂　C. 输血

D. 抗感染　　　E. 取血查血常规

17. 该产妇最不可能出现的护理问题是(　　)

A. 有组织灌注量改变的危险

B. 有感染的危险

C. 焦虑

D. 皮肤完整性受损

E. 疲乏

(黄爱松)

第9章

产褥感染患者的护理

历经十月怀胎、一朝分娩之后,产妇小王终于可以放下紧张的情绪和小宝宝共享天伦了。但在产后第3天,小李出现了发热,下腹疼痛,恶露量多、臭的表现,医院的护理人员说她得的是"产褥感染",究竟什么是产褥感染? 产褥感染又会给新妈妈带来什么样的伤害,应如何护理呢? 本章主要向你讲述产褥感染产妇的护理。

案例9-1

29岁初产妇,孕39周,胎膜早破10小时临产入院。产程延长,产钳助产1男活婴。产后第3天,发热、下腹及会阴部切口疼痛。查体:体温39℃,会阴部切口红肿、触痛明显,宫底平脐,宫旁压痛,恶露有臭味,白细胞$16.5×10^9/L$,中性粒细胞0.85。产妇因不适影响照顾新生儿,情绪焦虑。请根据上述情况提出护理问题,并制订相应的护理措施。

产褥感染是指分娩时及产褥期生殖道受病原体侵袭,引起局部或全身感染,发病率约为6%。产褥病率则是指分娩24小时以后的10天内,每日用口表测量体温4次,有2次达到或超过38℃。产褥病率常由产褥感染引起,但也可由生殖道以外的其他感染如急性乳腺炎、上呼吸道感染、泌尿系统感染等引起。

考点:产褥感染、产褥病率的定义

引起产褥感染的病原体有需氧菌、厌氧菌、真菌、衣原体及支原体,以厌氧菌为主。感染途径分为外源性感染和内源性感染。

处理要点:根据病情严重程度进行积极抗感染治疗和对症支持治疗。

一、护理评估

1. 健康史/致病因素 评估产妇是否存在产褥感染的诱因,如贫血、营养不良或生殖道感染的病史,有无胎膜早破、产程延长、手术助产、软产道损伤、产后出血等异常情况,了解产妇平时的个人卫生习惯等。

2. 身体状况 发热、疼痛、异常恶露为产褥感染三大主要症状。评估患者发热、疼痛、伤口及子宫复旧情况、恶露情况。

(1) 急性外阴、阴道、宫颈炎:多由于分娩时会阴部损伤或手术产而引起感染,表现为局部红肿、硬结、疼痛、下坠感及脓性分泌物。

(2) 急性子宫内膜炎、子宫肌炎:子宫内膜炎,常表现为恶露量多,浑浊有臭味;子宫肌炎,则表现为腹痛,恶露增多呈脓性,子宫复旧不佳且压痛明显(尤其是宫底部),重者表现为高热、头痛、寒战、白细胞增多等全身感染症状。

(3) 急性盆腔结缔组织炎、急性输卵管炎:表现为下腹痛、肛门坠胀,可伴高热、寒战等全身症状。体检时下腹明显压痛、反跳痛、肌紧张,子宫复旧差,宫旁一侧或两侧结缔组织增厚、压痛和(或)触及炎性包块,严重者整个盆腔形成"冰冻骨盆"。

(4) 急性盆腔腹膜炎及弥散性腹膜炎:表现为严重全身中毒症状,如高热、恶心、呕吐、腹胀,检查时下腹部有明显压痛、反跳痛。也可在子宫直肠凹陷处形成局限性脓肿,若脓肿波及肛管及膀胱可有腹泻、里急后重和排尿困难。

(5) 血栓性静脉炎:多于产后1~2周出现,表现为寒战、高热,症状可持续数周或反复发作。病变常为单侧性。下肢血栓性静脉炎,表现为弛张热;下肢持续性疼痛,局部静脉压痛或触之如硬索状,使血液回流受阻,出现下肢水肿、皮肤发白和疼痛,习称"股白肿"。

(6) 脓毒血症及败血症:当感染血栓脱落进入血液循环可引起脓毒血症,出现肺、脑、肾脓肿或肺栓塞。当病原体大量侵入血液循环并繁殖引起败血症时,表现为持续高热、寒战及感染性休克,可危及生命。

3. 心理状况 由于自身疾病造成产妇的不适感增加,同时担心不能亲自照顾、哺育新生儿,产妇可能产生不同程度的沮丧心理与焦虑情绪。

4. 辅助检查 血常规示白细胞计数增高,尤其是中性粒细胞升高明显;血沉加快;了解宫腔分泌物、脓肿穿刺物、血液等细菌培养与药敏试验结果。必要时了解B超、CT及磁共振等对炎性包块、脓肿及静脉血栓的定位及定性结果。

考点:急性子宫内膜炎、子宫肌炎、急性盆腔结缔组织炎、急性输卵管炎血栓性静脉炎临床表现

二、护 理 问 题

1. 体温过高 与产褥感染有关。
2. 焦虑 与疾病及母子分离不能照顾孩子有关。
3. 疼痛 与感染有关。

三、预 期 目 标

1. 产妇体温正常。
2. 产妇疼痛减轻或消失。
3. 患者舒适感增加,焦虑减轻或消失。

四、护 理 措 施

1. 治疗配合
(1) 支持疗法:纠正贫血和水电解质失衡。
(2) 遵医嘱正确应用抗生素:未能确定病原体时,首选广谱高效、足量抗生素,然后根据细菌培养和药敏试验调整抗生素种类和剂量,保证有效血药浓度。中毒症状严重者,可短期加用肾上腺糖皮质激素,提高机体应激能力。注意抗生素使用间隔时间。
(3) 做好脓肿切开引流、后穹隆穿刺、清宫术等护理配合。
(4) 选用肝素:对血栓性静脉炎,在应用大量抗生素同时可加用肝素,用药期间监测凝血功能。
2. 病情观察 观察体温、恶露性状、子宫复旧情况、腹部体征及会阴伤口情况,作好记录。发现异常,及时报告医生并协助处理。观察药物疗效及不良反应等。

考点:产褥病率的主要原因、引起产褥感染的主要病原体、抗生素应用原则

3. 生活护理
(1) 高热护理:鼓励产妇多饮水;体温超过39℃给予物理降温。
(2) 体位:协助采取半卧位或抬高床头,有利于炎症局限及恶露排出。
(3) 饮食:给予高蛋白、高热量、高维生素、易消化饮食,增强抵抗力。
(4) 保持外阴清洁:指导产妇每日用1:5000高锰酸钾溶液冲洗外阴两次,及时更换会阴垫。
(5) 促进舒适、减轻疼痛:会阴水肿者局部用50%硫酸镁溶液湿热敷;下肢栓塞性静脉炎者,嘱其抬高患肢,局部保暖并热敷,以促进血液循环,减轻肿胀。
4. 心理护理 提供心理支持,鼓励产妇表达自己的情绪,解答产妇及其家属的疑问,提

供母婴接触的机会,减轻产妇的焦虑。

5. 健康指导 培养良好的卫生习惯,便后清洁会阴,勤换会阴垫,会阴清洁用物及时清洗消毒。指导饮食、休息、用药、定时复查等自我康复保健护理。

五、护 理 评 价

1. 产妇体温恢复正常。

2. 产妇疼痛减轻、舒适感增加。

3. 产妇积极参与新生儿护理,情绪稳定,焦虑程度减轻。

小结

　　产褥感染是指分娩及产褥期生殖道受病原体侵袭,引起局部或全身的感染。发热、疼痛、异常恶露为其三大主要症状。应进行积极的抗感染治疗和对症支持治疗;护理重点是做好病情观察和记录,尤其是体温、恶露、伤口的情况,按医嘱正确使用抗生素,做好高热及疼痛对症护理。

自 测 题

A_1 型题

1. 引起产褥病率的主要原因是( )
   A. 乳腺炎　　　　　B. 上呼吸道感染
   C. 泌尿系统感染　　D. 血栓性静脉炎
   E. 产褥感染

2. 产褥感染的诱因,错误的是( )
   A. 生殖道内存在细菌　B. 妊娠末期盆浴、性交
   C. 医源性感染　　　　D. 缩宫素的使用
   E. 手术助产

3. 引起产褥感染病原体主要是( )
   A. 需氧菌　　　B. 厌氧菌　　　C. 真菌
   D. 支原体　　　E. 衣原体

4. 产褥感染患者,未确定病原体前,首选的治疗药物为( )
   A. 双香豆素　　　　B. 尿激素
   C. 肾上腺皮质激素　D. 广谱高效抗生素
   E. 活血化淤药物

5. 关于产褥感染的防治措施,不恰当的是( )
   A. 加强孕期保健
   B. 接产时严格无菌操作
   C. 产时常规使用抗生素
   D. 产褥期保持外阴清洁
   E. 掌握阴道检查适应证

6. 产褥感染体温过高的护理措施,错误的是( )
   A. 嘱患者卧床休息
   B. 体温超过38℃给予物理降温
   C. 鼓励患者多饮水
   D. 病房要定时通风
   E. 嘱患者注意营养

7. 产褥感染护理措施不妥的是( )
   A. 防止交叉感染　　　B. 产妇平卧臀抬高
   C. 体温超过38℃应停止哺乳　D. 保证营养摄入
   E. 保持外阴清洁

A_2 型题

8. 28岁初产妇,足月顺产后第4天,体温38℃,子宫体轻压痛,恶露量多,有臭味。该产妇最可能发生了( )
   A. 急性输卵管炎　　B. 下肢血栓性静脉炎
   C. 子宫内膜炎　　　D. 盆腔腹膜炎
   E. 盆腔结缔组织炎

9. 初产妇,产后5天发热40℃,恶露多而浑浊,有臭味,子宫复旧不佳,有压痛,下列护理措施不妥的是( )
   A. 半卧位　　　B. 床边隔离　　　C. 物理降温
   D. 抗感染治疗　E. 坐浴1~2次/日

A_3 型题

(10、11题共用题干)

　　某女,31岁,足月产后第9天,发热及下肢持续疼痛3天。查体:体温39.5℃,急性痛苦病容,右下肢肿胀,皮肤紧张发白,恶露无臭味。

10. 产妇最可能发生了( )
   A. 急性子宫内膜炎　B. 急性子宫肌炎
   C. 急性输卵管炎　　D. 急性宫颈炎
   E. 血栓性静脉炎

11. 不正确的护理措施是( )
   A. 给予物理降温　　　B. 鼓励产妇多饮水
   C. 抬高患肢并局部保暖　D. 按医嘱给抗生素
   E. 鼓励产妇坚持锻炼患肢

(冯延平)

第10章

胎儿窘迫与胎膜早破患者的护理

孙女士,足月妊娠,这几天发现胎动减少了,夫妻俩可着急了,不知所措,邻居得知此事,叫他们赶紧到医院去看,于是夫妻俩急急忙忙来到医院就诊。这是怎么回事?如何处理?通过以下的学习,你就会明白了。

案例10-1

产妇停经42周,规律宫缩6小时。查体:体温36.7℃,血压130/80mmHg,脉搏82次/分,呼吸20次/分,宫缩45秒/3~4分钟,胎心110次/分。查体:宫颈管消失,宫口开大2cm,头先露S^{-2},骨产道未见异常。

问题:1. 胎心率正常吗?
2. 应该采取哪些护理措施?
3. 家属担心胎儿生命受到威胁,及时抢救成功会不会遗留后遗症,你又如何解释和予以心理疏通呢?

第1节　胎儿窘迫患者的护理

胎儿在子宫内因急性或慢性缺氧危及其健康和生命者称为胎儿窘迫,发生率为2.7%~38.5%。以胎儿呼吸循环功能不全为主要表现,病情严重者可引起新生儿死亡和脑瘫、智力低下等后遗症,是我国围生儿死亡的主要原因,也是当前剖宫产的主要适应证之一。根据胎儿窘迫发生的速度可分为急性胎儿窘迫和慢性胎儿窘迫。急性胎儿窘迫多发生于分娩期;慢性胎儿窘迫多发生在妊娠末期,产妇多伴有妊娠合并症或并发症。

处理时以积极查找病因和改善胎儿缺氧状态为原则。

1. **急性胎儿窘迫**　提高母体血氧含量,改善缺氧状况,如吸氧、改变体位、纠正酸中毒等,经处理无改善者应考虑剖宫产结束妊娠。

2. **慢性胎儿窘迫**　应针对不同病因,同时结合孕周、胎儿成熟度及胎儿缺氧程度决定处理。

一、护 理 评 估

1. **健康史/致病因素**　了解有无引起胎儿缺氧的病因存在。

(1) 母体血液含氧量不足:是胎儿缺氧的重要原因,如妊娠合并高血压、慢性肾炎、妊娠合并重度贫血、妊娠合并心脏病、心力衰竭及肺心病、产前出血性疾病和创伤、子宫过度膨胀(如羊水过多和多胎妊娠)、胎膜早破等。

(2) 胎儿因素:胎儿心血管系统功能障碍,如严重的先天性心血管疾病、颅内出血、胎儿畸形、母儿血型不合、胎儿宫内感染等。

（3）脐带血运受阻：脐带脱垂、脐带绕颈、脐带打结、脐带扭转等，均可能使脐带血运受阻，导致胎儿血氧含量不足。

（4）胎盘病变：胎盘功能减退是引起胎儿窘迫的常见原因。如前置胎盘、胎盘早剥、过期妊娠、胎盘发育障碍（过小或过大）、胎盘形状异常（膜状胎盘、轮廓胎盘等）和胎盘感染等。

考点：引起胎儿窘迫的常见原因

（5）难产处理不当：如缩宫素使用不当，造成宫缩过强或急产等；产程延长、特别是第二产程延长致使胎头在产道挤压过久，引起胎儿脑组织损伤、颅内出血；手术产伤、止痛与麻醉药使用不当等。

2. **身体状况** 轻度缺氧时母体多无明显症状，但对胎儿则会有影响。

（1）自觉胎动减少或明显增加，胎动<10次/12小时提示胎儿宫内严重缺氧。

链接

胎儿窘迫的病理生理

胎儿血氧降低、二氧化碳蓄积出现呼吸性酸中毒。初期通过自主神经反射，兴奋交感神经，血压上升及心率加快。若继续缺氧，则转为兴奋迷走神经，胎心率减慢，肛门括约肌松弛，胎粪排出。胎儿在宫内呼吸运动加强，导致混有胎粪的羊水吸入。出生后出现新生儿窒息及吸入性肺炎。胎儿慢性缺氧时间延长可发生胎儿宫内发育迟缓。

（2）急性胎儿窘迫：评估"三胎"变化，即胎心率的改变、胎动的改变、胎粪污染羊水。

胎心率的改变：胎心率是了解胎儿是否正常的一个重要标志，胎心率的改变是急性胎儿窘迫最明显的临床征象。胎心率>160次/分，尤其是>180次/分，为胎儿缺氧的初期表现。随着缺氧时间延长，胎心率减慢<120次/分，尤其是<100次/分，不规则，为胎儿危险征象。

胎动改变：最初表现为胎动频繁。缺氧进一步加重，胎动继而转弱及次数减少，进而消失。胎动消失24小时后胎心消失。

胎粪污染羊水：胎儿缺氧，肛门括约肌松弛，使胎粪排入羊水中。羊水污染分三度：Ⅰ度呈浅绿色，常见胎儿慢性缺氧；Ⅱ度呈黄绿色，提示胎儿急性缺氧；Ⅲ度呈浑浊棕黄色、稠厚，提示胎儿缺氧严重。胎膜、胎盘、胎儿皮肤及指甲被染成黄褐色，提示胎儿缺氧已超过6小时，处于危急状态。

考点：胎儿宫内缺氧的三大异常——胎心率异常、胎动异常、胎粪污染羊水

（3）慢性胎儿窘迫：多由于胎盘功能障碍而导致胎儿发育受限。主要表现为胎动减少或消失，胎动<10次/12小时。

3. **心理状况** 产妇及家属担心胎儿的安危而产生焦虑，对需要手术结束分娩而感到意外，产生犹豫、无助感和悲伤。对于慢性缺氧，孕妇担心胎儿发育受到影响而焦虑。若胎儿死亡，孕产妇在感情上受到创伤，通常经历否认、愤怒、抑郁、接受过程。

护考链接

27岁初孕妇，妊娠37+3周，规律宫缩6小时，宫口开大3cm，未破膜，枕左前位，估计胎儿体重2600g，胎心140次/分，骨盆外测量未见异常。人工破膜后羊水Ⅲ度污染，胎心105次/分。此时诊断

A. 第二产程延长　　B. 潜伏期延长
C. 新生儿窒息　　　D. 胎儿宫内窘迫
E. 宫缩乏力

点评：该孕妇破膜后胎心减慢至105次/分，羊水Ⅲ度污染，此时提示胎儿宫内窘迫。答案为D。

考点：胎儿窘迫的常用辅助检查方法

4. **辅助检查**

（1）胎心监护仪：用胎心监护仪描记胎心曲线。观察胎心率的变化及其与宫缩、胎动的关系。①无宫缩和胎动时胎心率>160次/分或<120次/分、NST无反应型、胎心率基线平直提示胎儿缺氧。②变异减速的出现，多为脐带血运受阻表现。③晚期减速出现，表示胎儿缺氧严重，情况紧急。

（2）胎盘功能监测、胎儿头皮血pH、羊膜镜检查：参阅第5章第6节。

（3）B超监测:检测胎儿呼吸运动、胎动、双顶径、股骨径及羊水量。

远程胎心监护

　　远程胎心监测系统由中央监护站和家庭胎儿监护仪两部分组成,中央监护站设立在医院产科监护中心,家庭胎儿监护仪则由孕妇带回家中,两者通过电话线连接起来传输数据。家庭胎儿监护仪可作为常规胎心监测仪,孕妇可以随时佩带,监听胎心并显示胎心率;一旦胎心率不正常或孕妇自感不适时,可用配备的专用电话机接通产科中央监护站,将胎心音和胎心率曲线传送到医院;医生通过对图像的分析,就可以了解宝宝在宫内的健康状况,及时作出准确诊断,指导下一步的处理,保证宝宝的安全。

二、护理问题

1. 气体交换受损　与子宫胎盘血流受阻有关。
2. 焦虑　与胎儿的安危有关。
3. 预感性悲哀　与胎儿可能死亡有关。

三、预期目标

1. 胎心率、胎动恢复正常。
2. 孕妇能够运用有效机制应对焦虑。
3. 若胎儿死亡产妇能够面对现实。

四、护理措施

1. 一般护理

（1）孕妇取左侧卧位,急性胎儿窘迫者给予面罩间断吸氧,每次吸氧30分钟,每分钟流量10L,间隔5分钟,或鼻导管持续给氧。慢性胎儿窘迫者,每日吸氧2~3次,每次30分钟。

考点:发现胎儿缺氧时,应立即采取的措施

（2）注意休息,加强营养,高蛋白、高维生素、高铁饮食。

2. 病情观察

（1）严密观察胎心变化:一般每15分钟听1次胎心或进行胎心监护。

（2）观察羊水的性状:羊水Ⅰ度、甚至Ⅱ度污染,胎心始终良好者,应继续密切监护胎心,不一定是胎儿窘迫(臀位时羊水可混有胎粪)。头位羊水Ⅲ度污染者,提示胎儿窘迫,应及早结束分娩。

（3）胎动计数:12小时胎动计数不能小于10次,否则提示缺氧。

（4）孕妇的症状、生命体征变化。

3. 对症护理

（1）配合医生寻找病因,若滴注缩宫素致宫缩过强造成胎心率异常者,立即停止滴注。

（2）根据产妇情况做好阴道助产或剖宫产术前准备,若宫口开全,骨盆各径线正常,胎头双顶径已达坐骨棘平面以下,可阴道助产。

考点:胎儿宫内窘迫时行阴道助产的条件

（3）做好新生儿窒息复苏的准备。

（4）按医嘱给药如50%葡萄糖溶液和维生素C溶液静脉推注,以改善缺氧。

（5）对于慢性胎儿窘迫的孕妇,定期产前检查,左侧卧位,定时吸氧,积极治疗妊娠合并症及并发症。争取胎儿成熟后终止妊娠。

4. 心理护理

（1）理解同情孕妇及家属关注胎儿情况的心情，进行适当的安慰，必要时陪伴，增加其安全感。

（2）解释疾病的病因、疾病过程及治疗、护理措施；积极配合治疗、护理，有助于减轻孕妇及家属焦虑。

（3）若胎儿死亡，将孕产妇安置在远离其他婴儿、安静的单人房，安排家属陪伴，鼓励孕产妇诉说痛苦与悲伤，减轻压力。

5. 健康指导

（1）孕期保健知识的宣传教育，注意营养的摄入。

（2）嘱孕妇自数胎动，胎动减少是胎儿窘迫的一个重要指标，每日监测胎动可预知胎儿的安危。

（3）做好孕妇心理疏通，鼓励家属陪伴，使产妇心情舒畅，积极配合妊娠合并症及并发症。

五、结 果 评 价

1. 胎儿缺氧是否得到纠正，胎心率、胎动有无恢复正常。

2. 孕妇能否运用有效机制应对焦虑。

3. 若胎儿死亡产妇是否能够面对现实。

第 2 节　胎膜早破患者的护理

案例10-2

王某，37岁，公司职员，大学文化。孕1产0，孕38周。孕期按时产前检查，无异常情况。今日上午8时无诱因突然出现阴道大量流液，无腹痛，2小时后，在爱人及其家属陪同下来诊。到医院后立即向医务人员询问胎儿有无危险、是否已经临产、能否顺产等问题。护理查体：体温36.6℃，脉搏86次/分，呼吸20次/分，血压120/70mmHg，四肢无水肿。腹膨隆如足月妊娠，头先露已入盆，无宫缩，胎心音150次/分。见阴道口有液体流出，无混浊。辅助检查：血常规与尿常规未见异常。阴道流液酸碱度检查：pH试纸呈蓝色。B超双顶径9.3cm。

问题：入院后应制订哪些护理措施？

考点：胎膜早破概念

　　胎膜早破是指胎膜在临产前破裂。妊娠满37周后的胎膜早破发生率为10%，妊娠不满37周的胎膜早破发生率为2.0%～3.5%。胎膜早破可引起早产、感染、脐带脱垂、围生儿死亡，应予以重视。

　　胎膜早破的处理，主要根据孕周和胎儿情况而定。①如妊娠28～35周，胎膜早破不伴感染、无胎儿窘迫、羊水池深度≥3cm者，给予期待疗法。绝对卧床休息并给予宫缩抑制剂、促胎肺成熟等处理，严密观察，延长孕期。②若孕龄＞35周，胎肺成熟，则应终止妊娠。无头盆不称、胎位异常和脐带脱垂、胎儿宫内窘迫等，可等待自然临产。如观察24小时，无宫缩，应给予引产。如破膜12小时以上者，应给予抗感染。③如已有明显感染，无论胎龄大小，均应在抗感染同时立即终止妊娠。

一、护理评估

1. 健康史/致病因素　了解有无以下引起胎膜早破的病因：①生殖道病原微生物上行性感染致胎膜炎。②羊膜腔压力过高，如羊水过多、双胎。③胎膜受力不均，如胎位异常、头盆不称等。④部分营养素缺乏，如缺乏维生素 C、锌、铜等。⑤宫颈内口松弛。⑥机械性刺激如创伤或妊娠后期性交等。

2. 身心状况

(1) 症状评估：90％孕妇自诉突感有较多液体从阴道流出，无腹痛等其他产兆，而咳嗽、打喷嚏、负重等增加腹压时尤为明显。孕妇及家属感到措手不及，焦虑不安。

> **链接**
>
> **肛查所见**
>
> 　　肛查触不到羊膜囊，上推先露部见液体流出量增多，流液中混有胎脂或胎粪。

(2) 护理查体：见有不可控的液体从阴道流出，可混有胎脂或胎粪。阴道窥器检查：见液体自宫颈口流出或后穹隆有较多的积液中见到胎脂样物质，是诊断胎膜早破的直接证据。

3. 辅助检查资料

(1) 阴道液 pH 测定：正常阴道液 pH 为 4.5～5.5，而羊水 pH 为 7.0～7.5。若阴道液 pH≥6.5 时，提示胎膜早破，准确率 90％。临床上常用 pH 试纸进行，见试纸呈蓝色，表示多已破膜。血液、尿液、精液等污染时可出现假阳性。*考点：胎膜早破诊断准确率高的常用的辅助检查方法*

(2) 配合医师进行各项检查：①阴道液涂片检查，取阴道后穹隆积液置于干净玻片上，等其干燥后镜检，显微镜下见到羊齿植物叶状结晶为羊水。其诊断正确率可达 95％。②羊膜镜检查。③胎儿纤维结合蛋白测定。④羊膜腔感染检测。⑤超声检查。

二、护理问题

1. 有感染的危险　与破膜后病原体易上行侵入宫腔有关。
2. 生活自理缺陷　与胎膜早破需要卧床有关。
3. 潜在并发症　脐带脱垂、早产、胎儿窘迫、产后出血。

三、预期目标

1. 体温、白细胞总数及中性分类均正常，羊水无臭味。
2. 卧床期间基本生活需要得到满足。
3. 早产、胎儿窘迫、产后出血被及时发现并处理。

四、护理措施

1. 治疗配合　不同的治疗方法采取的护理措施也有所不同。期待疗法者，采取以下(1)～(4)措施。

(1) 防止脐带脱垂及羊水流尽：对胎先露高浮者，卧床休息，并抬高臀部，禁止直立与行走，禁止灌肠。*考点：胎膜早破的体位*

(2) 保持外阴清洁：用 0.1％苯扎溴铵溶液擦洗外阴，每天 2 次，使用消毒会阴垫。

(3) 抗感染治疗：破膜 12 小时后，按医嘱给予抗生素。

(4) 对症治疗：破膜后，如胎心音异常，报告医生的同时给氧，按医嘱给药。如 50％葡萄糖溶液、维生素 C 静脉注射。

终止妊娠者采取以下措施

(1) 经阴道分娩者遵医嘱用药及抬高臀部、观察产程等。

(2) 剖宫产者配合医师行剖宫产术、新生儿复苏准备:适于妊娠>35周而胎头高浮、胎位异常、宫颈不成熟、胎肺成熟、明显羊膜腔感染,伴有胎儿宫内窘迫者。

2. 病情观察

(1) 观察胎儿情况:破膜后,立即听诊胎心音,如发现异常多为脐带脱垂,即报告医生。观察流出羊水的性状、量、有无臭味,如头先露、羊水混有胎粪,为胎儿宫内缺氧表现;如有臭味,为宫内感染。

(2) 产程观察:观察宫缩、胎心情况。

(3) 监测体温:每4～6小时测量体温1次。

链接

考考自己

在商场,若看到一位估计足月孕的孕妇,突然出现阴道流水,你会如何处理呢?

3. 生活护理 卧床休息的产妇,应照顾好其进食、大小便、更换衣服等。部分生活用品,放在随手可及处。

4. 心理护理 引导孕妇说出其担忧的问题和心理感受,并给予安慰。向孕妇和家属说明目前的情况及所采取的治疗护理措施的目的、意义。

考点:胎膜早破的预防措施

5. 健康教育 加强产前检查,适时矫正异常胎位。告知孕妇:①孕期不宜过于劳累,避免做增加腹压的体力劳动。②妊娠最后2个月禁止性生活。③尽早治疗下生殖道感染。④骨盆狭窄、胎位不正的孕妇需在预产期前住院待产。⑤宫颈内口松弛者于妊娠14～16周到医院行宫颈环扎术。

五、护 理 评 价

在实施护理措施的过程中评价是否已达到预期目标。

小结

胎儿窘迫分为急性、慢性两种,直接危及胎儿健康和生命。出生后也可能因缺氧状态延续发展为新生儿窒息,引起新生儿死亡和脑瘫、智力低下等后遗症。胎动改变为最早的信号,强调孕期孕妇的自我监护,做好健康宣传教育,分娩期严密观察产程的进展,注意胎心、胎动、羊水的性状等变化,尽早发现胎儿窘迫并及时配合医生查找病因,改善胎儿缺氧,避免新生儿窒息的发生和减少围生儿死亡。做好患者及家属的心理疏导。胎膜早破的护理重点在于配合医生预防脐带脱垂,嘱患者绝对卧床休息,抬高臀部,观察胎心、羊水、生命征、宫缩等情况及预防感染。

自测题

A₁型题

1. 诊断胎儿窘迫的胎儿头皮血pH应为( )
   A. <7.20   B. 7.20～7.24
   C. 7.25～7.29   D. 7.30～7.34
   E. 7.34～7.36

2. 急性胎儿宫内窘迫最明显的临床征象是( )
   A. 胎动变化   B. 胎儿体重增减
   C. 胎儿心率变化   D. 母亲血氧含量变化

E. 羊水量变化

3. 以下何项是胎儿宫内窘迫的早期表现?( )
   A. 胎动减弱   B. 胎动减少   C. 胎动频繁
   D. 胎动消失   E. 胎动无变化

4. 连续测12小时的胎动总数,提示胎儿窘迫的是( )
   A. 10次以下   B. 15次以下   C. 20次以下
   D. 25次以下   E. 30次以下

5. 发现胎儿宫内窘迫时,下列哪项护理措施是错误的?(　　)
   A. 立即吸氧
   B. 纠正酸中毒
   C. 左侧卧位
   D. 静脉注射 50% 葡萄糖溶液,补充维生素 C
   E. 静脉滴注缩宫素加速产程进展

6. 以下哪项属于急性胎儿宫内窘迫早期的护理体检结果?(　　)
   A. 胎心 180 次/分　B. 胎心 140 次/分
   C. 胎盘功能减退　　D. 胎动进行性减少
   E. 胎心遥远

7. 预防胎膜早破,不正确的措施是(　　)
   A. 妊娠最后 3 个月禁止性交
   B. 加强产前检查
   C. 孕期活动适度
   D. 宫颈内口松弛者于妊娠 26 周到医院行宫颈环扎术
   E. 及时纠正异常胎位

A₂ 型题

8. 26 岁初产妇,妊娠 41 周临产后入院,胎儿电子监护 6 小时反复出现胎心率 165 次/分左右,通过羊膜镜检查,见羊水呈黄绿色、混浊,提示有急性缺氧。此时羊水胎粪污染为几度?(　　)
   A. Ⅰ度　　B. Ⅱ度　　C. Ⅲ度
   D. Ⅳ度　　E. Ⅴ度

9. 产妇停经 39⁺³ 周,规律宫缩 6 小时。查体:体温 36.7℃,血压 130/80mmHg,脉搏 82 次/分,呼吸 20 次/分,宫缩 45 秒/3~4 分钟,胎心 110 次/分,肛诊:颈管消失,宫口开大 2cm,先露头 S⁻²,骨产道未见异常。该孕妇最大可能的诊断是(　　)
   A. 胎盘早剥　　B. 胎儿宫内窘迫
   C. 前置胎盘　　D. 产程延长
   E. 妊娠高血压

10. 某孕妇,孕 1 产 0,孕 38 周,确诊"胎膜早破"收入院,责任护士做入院护理,产妇主诉多日未大便。下列护理措施哪项错误?(　　)
    A. 测量生命体征
    B. 给予温皂水灌肠
    C. 嘱绝对卧床休息

D. 生活用品放在伸手可及处
E. 让孕妇知晓卧床的必要性

A₃ 型题

(11、12 题共用题干)

某产妇足月妊娠,规律宫缩 6 小时,宫缩间歇 1 分钟,持续 60 秒,宫口近开全,胎儿电子监护仪出现胎心率 170 次/分左右。

11. 导致胎儿窘迫的原因是(　　)
    A. 脐带脱垂
    B. 胎盘早剥
    C. 产程中宫缩过强或持续时间过长
    D. 孕妇休克
    E. 胎盘功能不全

12. 下述处理原则哪项错误?(　　)
    A. 给氧
    B. 针对病因采取相应措施
    C. 使用子宫收缩抑制剂
    D. 左侧卧位
    E. 立即剖宫产结束分娩

(13~15 题共用题干)

何女士,28 岁,妊娠 35 周,阴道流液 2 小时入院,无腹痛。体格检查:血压正常,子宫底高度 30cm,胎方位为枕左前,未衔接,胎心率正常,无宫缩。肛查:触不到羊膜囊,上推胎儿先露部可见到流液量增多。

13. 最可能的诊断为(　　)
    A. 先兆流产　　B. 先兆早产　　C. 临产
    D. 胎膜早破　　E. 胎盘早剥

14. 确诊胎膜早破的方法是(　　)
    A. 直肠指诊
    B. 盆腔检查
    C. 阴道液 pH 不变
    D. 阴道液涂片见到羊齿植物叶状结晶
    E. B 超观察羊水量

15. 护理措施不妥的是(　　)
    A. 嘱绝对卧床休息,左侧卧位
    B. 密切观察宫缩、胎心情况
    C. 定时肛查,了解先露衔接情况
    D. 每日 2 次外阴护理,保持外阴清洁
    E. 注意羊水性状、气味,测体温

（黄爱松　姚伟妍）

第11章

新生儿窒息患儿的护理

十月怀胎,宝宝终于降临了,如释重负的母亲可以松一口气了,可是宝宝一出生就一动不动的,母亲看着医护人员在抢救宝宝可急坏了,这是怎么了? 通过以下的学习你一定能作出判断。

案例11-1

某孕妇,孕42周,孕1产0。足月临产,羊膜已破,羊水呈黄绿色,黏稠。检查:宫口开全,S^{+2},枕左前位。胎心170次/分,行会阴侧切及产钳助产,分娩一男婴,体重2500g。生后立即清理呼吸道,四肢松弛,心率80次/分,不规则,心音弱,弹足底无反应,皮肤苍白,喘息样微弱呼吸。为挽救新生命,您知道该如何观察和处理吗? 家属及患者咨询是否会遗留后遗症而影响孩子的智力发育时,您又如何解释? 应该如何预防本病的发生?

新生儿窒息指胎儿娩出后无自主呼吸或呼吸抑制而导致低氧血症和混合性酸中毒,是胎儿窘迫的延续。若导致胎儿窘迫的因素未能纠正,胎儿娩出后表现为窒息。发病率一般为5%,占国内新生儿病死率的20%。本病是导致新生儿发生脑瘫、智力障碍等神经系统后遗症和死亡的主要原因之一。临床分轻度窒息和重度窒息。因病情急重,应积极进行复苏抢救,以降低新生儿病死率和减少后遗症。

新生儿窒息以预防为主,早期预测、及时复苏、保暖监护。一旦发生应由产、儿、麻醉科医护人员共同协作。按照 ABCDE 复苏方案,A——清理呼吸道、B——建立呼吸、C——维持血液循环、D——药物治疗、E——评价,及时抢救,动作迅速、准确、轻柔,避免发生损伤。

一、护理评估

1. **健康史/致病因素** 凡影响母体和胎儿间血液循环和气体交换的原因都会造成胎儿缺氧而引起窒息。

(1)胎儿因素:①有 2/3 是胎儿宫内窘迫的延续,出生前缺氧未得到纠正,出生后表现为新生儿窒息。②在产妇分娩过程中不恰当使用麻醉剂、镇静剂,抑制了胎儿呼吸中枢所致。③滞产、产钳术等难产导致胎儿颅内出血或胎儿脑部长时间缺氧,致使胎儿呼吸中枢受到损害。④羊水、胎粪、黏液、血液等吸入导致呼吸道阻塞。⑤早产、小于胎龄儿、肺发育不良、呼吸道畸形(鼻孔闭锁、肺膨胀不全)、心血管畸形等。

考点:造成新生儿窒息的常见原因

(2)母体因素:①患糖尿病、心脏疾病、肾疾病、严重贫血等全身性疾病。②患妊娠期高血压疾病、前置胎盘、胎盘早剥等致胎盘功能不全的产科疾病。③孕妇年龄大于 35 岁或小于 16 岁、多胎、吸毒、吸烟或被动吸烟等。

2. **身体状况** 出生后立即用几秒钟的时间快速评估 4 项指标:即是否足月、羊水清否、有无哭声或呼吸、肌张力如何,以决定是否进行初步复苏。通过 Apgar 评分来判断窒息的程度,

102

分轻度和重度两种(表11-1)。

表11-1　新生儿窒息的临床特点

体征	轻度窒息	重度窒息
心跳(次数/分)	80～120,规则有力	<80,弱不规则
呼吸	表浅不规则	无呼吸或喘息微弱呼吸
肌张力	四肢稍屈	松弛
对外界刺激	有些动作	无反应
皮肤颜色	躯干红,四肢紫	紫或白
总分	4～7	0～3
预后	及时治疗,预后好	积极治疗,若5分钟评分仍<3分,病死率及后遗症发生率增高

　　Apgar评分也是临床评估新生儿预后最重要依据,Apgar评分越低,提示新生儿酸中毒和低氧血症越严重。如果1分钟Apgar评分<7分,应于5分钟、10分钟进行复评。如果5分钟Apgar评分<3分,新生儿死亡及发生神经系统后遗症的概率明显增加。

新生儿窒息的病理生理

　　主要为呼吸障碍,往往先有过度呼吸,心率先有短暂增快,肌张力存在,血压升高,随着动脉血二氧化碳分压($PaCO_2$)上升,动脉氧分压(PaO_2)和血液酸碱度(pH)迅速下降,血液分布改变肠、肾、肌肉、皮肤的血管收缩,而保持生命器官如脑、心肌等的供血供氧,故皮肤颜色由青紫转成网状花纹而后苍白,体温下降;如缺氧持续,出现喘息样呼吸,体内糖原耗尽,心率减慢,心排血量减少,血压下降。在生命器官血氧供应不足时,造成脑损害,有脑水肿、脑组织坏死和颅内出血三类,可留有后遗症或死亡。

　　3. 心理状况　产妇及家属担心新生儿的安危及预后而出现焦虑和恐慌。

　　4. 辅助检查

　　(1) 血气分析:动脉血 PaO_2↓、$PaCO_2$↑、碱剩余(BE)↓、$pH<7.2$提示有严重缺氧、酸中毒。

　　(2) 血生化:低血糖、低血钠、高血钾等。

二、护理问题

　　1. 气体交换受损　与羊水、黏液吸入呼吸道内有关。

　　2. 受伤的危险　与产伤、抢救操作及脑缺氧有关。

　　3. 有感染的危险　与机体免疫功能低下、污染的羊水吸入有关。

　　4. 预感性悲哀　与担心失去孩子或可能留有后遗症有关。

三、预期目标

　　1. 新生儿呼吸道通畅,抢救成功。

　　2. 新生儿并发症的发生率降至最低。

　　3. 新生儿无感染、损伤发生或发生后能及时控制。

　　4. 产妇情绪平稳,能配合治疗和护理。

四、护 理 措 施

1. 一般护理

考点：新生儿窒息复苏术时要求抢救台的温度是30～32℃

(1) 保暖：室温调至 27～31℃，相对湿度 50%～60%，或在 30～32℃ 的红外线抢救台上进行抢救，迅速擦干体表的羊水及血迹，用预热的毯子裹住新生儿以减少散热和耗氧。

(2) 复苏准备：估计胎儿娩出后有窒息危险时，应做好复苏准备（人员、药品、器械、氧气等）。

2. 治疗配合与病情观察　协助医生遵循 A→B→C→D→E 步骤，尤其是初期复苏 ABC 最为重要。其中 A 是根本，B 是关键。若窒息超过 10 分钟以上再复苏的成功概率会很小。

A. 清理呼吸道：要求在出生后 15～20 秒内完成。

• 体位：胎体娩出后，取头低位，肩部以布卷垫高 2～3cm（图 11-1）。

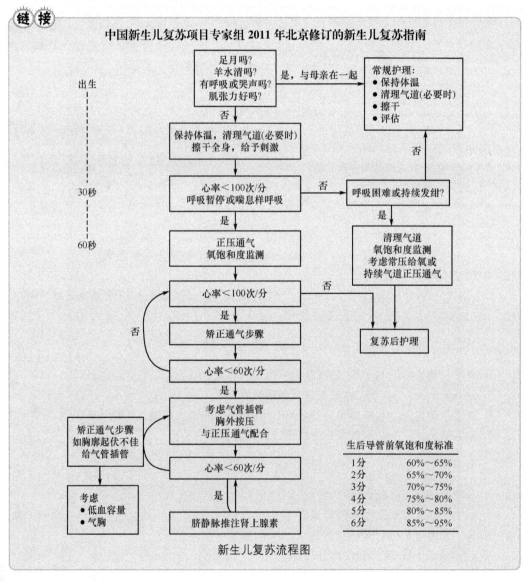

链接

中国新生儿复苏项目专家组 2011 年北京修订的新生儿复苏指南

新生儿复苏流程图

生后导管前氧饱和度标准	
1分	60%～65%
2分	65%～70%
3分	70%～75%
4分	75%～80%
5分	80%～85%
6分	85%～95%

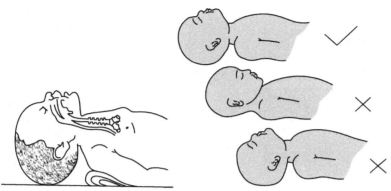

考点: 新生儿窒息复苏时首要的处理是清理呼吸道

图 11-1　清理呼吸道体位

- 清理呼吸道(图 11-2):胎头娩出后应迅速用手挤压口、咽、鼻中的黏液及羊水。待胎儿娩出后,用吸痰管再次清理分泌物,先口咽后鼻腔,动作宜轻。

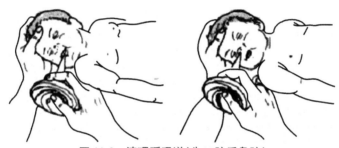

图 11-2　清理呼吸道(先口腔后鼻腔)

B. 建立呼吸:要求 30 秒内完成。

- 触觉刺激:轻度窒息患儿可采用拍打或指弹足底(图 11-3)、摩擦后背(图 11-4)等方法刺激患儿恢复自主呼吸。如此时新生儿有呼吸,伴发绀,应立即摆正新生儿体位给氧。

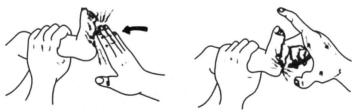

图 11-3　拍打足底及弹足底

- 正压通气:如无自主呼吸或心率<100次/分,用复苏气囊或人工呼吸机进行正压通气给氧。使用复苏气囊时,面罩要罩住新生儿口鼻,挤压气囊频率 40~60 次/分(图 11-5),氧流量 5~10L/min。有效的正压通气应显示心率迅速增快,观察胸廓起伏和呼吸音以判断面罩密闭性和通气是否适当。

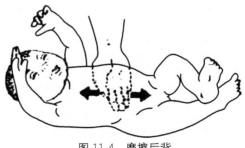

图 11-4　摩擦后背

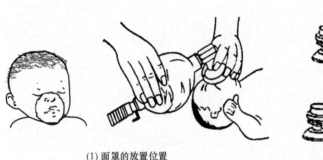

（1）面罩的放置位置

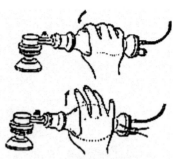

（2）气囊的握挤方法

图 11-5　面罩给氧法

• 气管插管：经 30 秒充分正压通气后，如自主呼吸不充分或心率＜100 次/分，须在喉镜的直视下经口进行气管插管（图 11-6）。整个操作要求在 20 秒内完成，插管成功后先用吸引器吸净气管内黏液，再连接气囊人工加压给氧，每分钟 30 次，待自主呼吸建立后，即可拔出气管插管，改为常压给氧。在紧急的情况下，若无正压通气条件，可立即采用口对口人工呼吸（图 11-7），直到建立自主呼吸为止。

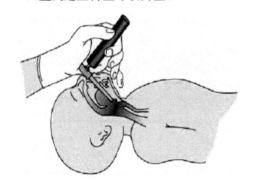

图 11-6　气管插管

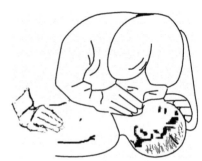

图 11-7　口对口人工呼吸

链接

如何进行口对口人工呼吸

将纱布叠四层，放于新生儿口鼻上；一手托起新生儿颈部，另一手轻压儿头使其颈部适度仰伸，另一医务人员一手轻压新生儿上腹部，防止气体进入胃部；吸一口气对准新生儿的口鼻轻轻吹气，要看到新生儿的胸部稍稍升起后停止吹气；放在腹部的手轻压腹部，使气体排出，30 次/分，直至建立自主呼吸。

C. 建立有效的血液循环：新生儿呼吸建立后，如心率＜60 次/分或心率在 60～80 次/分不再增加，在继续正压通气的同时，应立即行胸外心脏按压。胸外心脏按压的方法可采用拇指法或双指法（图 11-8，图 11-9）。

• 拇指法：是指操作者双手拇指并排或重叠于患儿胸骨体下 1/3 处（即两乳头连线中点下方），其他手指围绕胸廓托在后背，以双手拇指端压胸骨，按压深度约为前后胸直径的 1/3。每分钟按压 100 次，此法不易疲劳，增强心脏收缩和冠状动脉灌流的效果较好。

• 双指法：是指操作者左手支撑患儿背部，右手的中、示指按压胸骨体下 1/3 处。此方法适应范围广，不受患儿体型大小及操作者手大小的限制。

胸外心脏按压与正压通气人工呼吸频率一般按 3∶1 比例进行，即心脏每胸外按压 3 次，通气 1 次。按压频率为每分钟 120 个动作（90 次心脏按压，30 次正压通气），以产生可触及股动脉搏动的效果为标准。心率超过 80～100 次/分可停止。按压时间稍短于放松时间，放松时

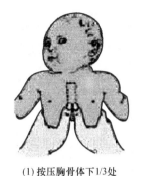
(1) 按压胸骨体下1/3处

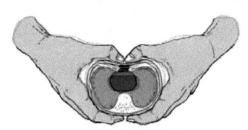
(2) 按压深度为胸廓前后径的1/3

图 11-8　双手拇指法

拇指或其他手指应不离开胸壁。当患儿出现自主呼吸，心率超过 100 次/分，若四肢皮肤仍有青紫时，可给予常压给氧。

D. 药物治疗：新生儿复苏时，很少需要用药。大多数患儿经过 A、B、C 处理后即可成功复苏，若不能恢复正常循环时，如心率仍<60 次/分，除继续胸外按压外可遵医嘱用 1:10 000 的肾上腺素溶液经脐静脉注入(0.1～0.3ml/kg)或气管注入(0.5～1ml/kg)，以增加心率，必要时 3～5 分钟重复 1 次。

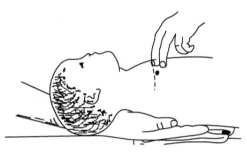
图 11-9　单手中、示指法

考点：胸外心脏按压胸骨的位置及按压的深度

E. 评价与监护：复苏全程要遵循评估→决策→实施→再评估→再决策→再实施的程序。如此往复，直到复苏完成。呼吸、心率、和皮肤颜色是复苏评价与监护的三大重要指标。

护考链接

关于新生儿窒息复苏方案描述错误的是

A. 注意保暖　　　　　　　　B. 首先清理呼吸道，干净后建立呼吸并给氧

C. 药物治疗　　　　　　　　D. 维持有效的血液循环

E. ABCD四个程序须全部完成后再进行评价。

点评：新生儿窒息复苏方案必须按照 A→B→C→D→E 原则进行，不可更改。保暖是抢救成功的前提，评价贯穿在每一步骤中。每做完一步就应进行评价，以决定下一步措施，并非全部完成才行评价。故答案为 E。

3. 复苏后观察

(1) 继续保暖：将患儿置于远红外辐射保暖台或暖箱中，维持肛温，以 36.5～37℃为宜。

(2) 继续氧气吸入：继续给予新生儿吸入氧气，有利于患儿改善缺氧状态，促进康复。吸氧方法可采用：①面罩或鼻内插管给氧。流量＜2L/min，5～10 个气泡/秒，避免发生气胸。②气管插管加压给氧。30 次/分，开始瞬间压力 15～22mmHg，逐渐减到 11～15mmHg，以免压力过大致肺泡破裂。③给氧期间应严密观察病情变化，注意湿化，鼻导管给氧注意定时换导管，防止分泌物堵塞。呼吸频率一般维持 30 次/分，待新生儿建立自主呼吸，皮肤逐渐转红

后可拔管,改为常压吸氧。

(3) 严密观察新生儿:详细记录患儿面色、呼吸、心率、哭声、体温及神经系统等变化情况,评估对治疗的反应,如发生心力衰竭、肺水肿、肾衰竭等异常情况及时报告医生。

(4) 复苏后立即进行血气分析:有助于估计窒息的程度,及时对脑、心、肺、肾等器官功能进行监测,做到早发现,早处理,以减少死亡和伤残。

(5) 观察产妇宫缩、阴道出血情况,保持外阴清洁。

4. 对症护理

(1) 保持呼吸道通畅:维持患儿于侧卧位,头偏向一侧,随时吸出呼吸道液体,以防呕吐进入呼吸道再次引起窒息或并发肺炎。

(2) 持续气囊面罩正压通气时间较长时可产生胃充气,可插入新生儿胃管,用 20ml 注射器抽吸胃内容物及气体。

(3) 预防感染:严格执行无菌操作技术,有侵入性操作(如气管插管)或疑有感染者应按医嘱给予抗生素。窒息的新生儿应延迟哺乳,以静脉补充营养。

5. 心理护理 做好产妇的心理情感支持,刺激子宫收缩,预防产后出血。选择适宜的时间告知新生儿情况,抢救时避免大声喧哗,以免加重产妇的思想负担。

6. 健康指导

(1) 指导产妇学会观察新生儿的面色、呼吸、尿量、哭声的变化,发现异常及时就诊。

(2) 向家长介绍本病的相关医学知识,告知患儿的病情,解答家长的相关疑问。

(3) 对恢复出院的患儿,应嘱其家长注意定期复查;对有后遗症的患儿,应指导家长学会康复护理的方法。

五、护 理 评 价

1. 新生儿生命体征是否平稳,有无抢救成功。

2. 住院期间新生儿有无出现并发症。

3. 新生儿感染、损伤有无及时控制。

4. 产妇心理状态是否良好,能否积极配合治疗和护理。

 小结

　　新生儿窒息是新生儿死亡或伤残的主要原因,也是出生后常见的一种紧急情况。护士要配合医生查找病因,判断窒息轻重程度,积极抢救,做好术前准备。在复苏过程中保持"稳、准、快",按照 A(清理呼吸道)→B(建立呼吸)→C(维持有效血液循环)→D(药物治疗)→E(评价)程序进行,复苏后送新生儿 ICU 监测治疗。

自 测 题

A₁ 型题

1. 经阴道自然娩出的新生儿,下列哪项 Apgar 评分为 1 分?(　　)

　　A. 经刺激咳嗽恶心　　B. 心率 110 次/分

　　C. 呼吸规则,间断哭声　　D. 四肢稍屈

　　E. 皮肤红润

2. 新生儿轻度窒息的体征是(　　)

　　A. 口唇暗紫、皮肤苍白

　　B. 肌张力松弛

　　C. 喉反射存在

　　D. 喘息样微弱呼吸

　　E. 心跳不规则且弱

3. 新生儿窒息时,首先要进行的处置是(　　)

A. 清理呼吸道

B. 吸氧

C. 口对口人工呼吸

D. 脐静脉推注碳酸氢钠

E. 脐静脉推注肾上腺素

4. 新生儿复苏后护理,下列哪项错误?(　　)

A. 保暖

B. 严密观察

C. 保持呼吸道通畅、继续给氧

D. 早期哺乳

E. 预防感染和颅内出血

5. 下列哪项表明新生儿死亡及中枢神经系统后遗症明显增加?(　　)

A. 出生后 1 分钟 Apgar 评分<3 分

B. 出生后 5 分钟 Apgar 评分<3 分

C. 出生后 1 分钟 Apgar 评分<5 分

D. 出生后 5 分钟 Apgar 评分<5 分

E. 出生后 10 分钟 Apgar 评分<7 分

A₂ 型题

6. 一产妇,孕 37 周,妊娠合并高血压,分娩前胎动减少,胎心减慢,行剖宫产分娩一女婴。生后 Apgar 评分 3 分,血 pH<7.2,临床诊断为新生儿窒息。首选的护理问题是(　　)

A. 有感染的危险　　B. 低效性呼吸型态

C. 气体交换受损　　　D. 清理呼吸道无效

E. 不能维持自主呼吸

7. 某足月新生儿,出生后 1 分钟,心率 70 次/分,呼吸弱而不规则,全身皮肤青紫,四肢肌张力松弛,刺激咽喉无反应。抢救该新生儿时,宜将抢救台温度调至(　　)

A. 24～26℃　　　　　　B. 26～28℃

C. 28～30℃　　　　　　D. 30～32℃

E. 32～34℃

A₃ 型题

(8、9 题共用题干)

一产妇,孕 1 产 0,孕 40 周,羊膜已破,羊水呈淡绿色稍黏稠。检查:宫口开全,S⁺²,枕左前位,胎心 168 次/分,行产钳助产分娩一女婴。婴儿出生后四肢稍屈,心率 110 次/分,刺激无反应,皮肤苍白,喘息样微弱呼吸

8. 该新生儿诊断(　　)

A. 胎儿宫内窘迫　　　B. 新生儿轻度窒息

C. 新生儿重度窒息　　D. 呼吸窘迫综合征

E. 正常新生儿

9. 新生儿 Apgar 评分(　　)

A. 1 分　　　　　　　B. 2 分

C. 3 分　　　　　　　D. 4 分

E. 5 分

(姚伟妍　黄爱松)

第12章

晚期产后出血患者的护理

宝宝顺利出生10天了,小两口乐滋滋的。妻子发现阴道一直流血较多,色暗红,尤其是在给宝宝哺乳时阴道出血量突增,这可吓坏了丈夫,说话的声音都在发颤。这又是怎么回事呢? 刚才还好好的,一转眼工夫就这样了。通过以下的学习,你一定能作出判断并学会如何护理了。

案例12-1

一产妇,孕39周,阴道顺产一活女婴。现产后2周,阴道突然大量流血,检查发现子宫复旧不全,宫口松弛,触及残留组织。你认为可能是哪些原因造成的出血,它与产后出血的病因有什么不同吗? 我们应该采取哪些紧急护理措施? 应该如何预防此病症的发生?

晚期产后出血是分娩24小时以后,在整个产褥期内发生的子宫大量出血。以产后1~2周发病最常见。阴道流血可为少量或中量,持续或间断;亦可表现为急骤大量流血,同时有血凝块排出。产妇常因失血过多导致严重贫血或休克。

处理原则是查找病因、对症处理、止血补液、支持治疗。

一、护理评估

1. 健康史/致病因素 询问产妇病史、分娩方式等。了解:①产后子宫收缩情况、恶露情况。②产妇产后有无发热、阴道流血、腹痛等异常情况。③是否有引起晚期产后出血的原因。④剖宫产术后者则了解子宫切口愈合是否良好。

(1) 胎盘、胎膜残留:是最常见的原因。第三产程处理不当,过早牵拉娩出胎盘。如有大块胎盘缺损或副胎盘残留在宫腔内而未能及时发现,残留的胎盘组织发生变性、坏死、机化,形成胎盘息肉。当其坏死脱落时,其基底部血管破裂导致晚期产后出血。

(2) 蜕膜残留:正常蜕膜组织多于产后1周内脱落并随恶露排出。子宫畸形如双子宫、双角子宫等,蜕膜容易剥离不全而长时间残留,影响子宫复旧,容易继发子宫内膜炎导致晚期产后出血,好发于产后2周左右。

(3) 子宫胎盘附着面感染或复旧不全:子宫胎盘附着部位血管在胎盘排出后即有血栓形成,其后血栓机化,血栓脱落,血窦重新开放可以导致大出血。

(4) 剖宫产术后子宫伤口裂开:多见于子宫下段剖宫产横切口的两侧端。造成切口裂开的原因有切口位置过低、缝合不当、术中止血不良。

(5) 其他:胎盘部位滋养细胞肿瘤、子宫黏膜下肌瘤、子宫内膜息肉、宫腔内异物、宫颈糜烂、宫颈恶性肿瘤等均可能引起晚期产后出血。

2. 身心状况 评估患者阴道流血、腹痛、发热情况,出血多导致继发性贫血,严重者因失血性休克危及生命。因长时间阴道流血出现焦虑。

(1) 胎盘、胎膜残留:出血多发生产后10日左右,表现为血性恶露持续时间延长,以后反复出血或突然大量流血。

（2）蜕膜残留：产后一周内正常蜕膜脱落并随恶露排出,若蜕膜剥离不全或剥离后长时间残留在宫腔内诱发子宫内膜炎症,影响子宫复旧。症状与胎盘残留不易鉴别,宫腔刮出物病理检查可见坏死蜕膜,混以纤维素、玻璃样变的蜕膜细胞和红细胞,但不见绒毛。

（3）子宫胎盘附着面感染：出血多发生在产后 2 周左右,表现为突然大量阴道流血。

（4）剖宫产术后：子宫伤口裂开引起的出血成为晚期产后出血的重要原因之一,多发生在术后 2～3 周。

（5）肿瘤引起的出血多为不规则流血。

关于晚期产后出血的描述不正确的是

A. 胎盘胎膜残留,多发生产后 1～2 周　　B. 宫腔刮出物送病检可见坏死蜕膜和绒毛组织考虑蜕膜残留

C. 剖宫产切口裂开多发生产后 2～3 周　　D. 产褥期子宫内膜炎可以导致晚期产后出血

E. 产褥期不规则出血应考虑肿瘤因素。

参考答案：B。

点评：若是蜕膜残留所导致的晚期产后出血,刮出物病理检查可见坏死蜕膜组织,但看不到绒毛。

3. 辅助检查　①血尿常规了解感染与贫血情况。②宫腔分泌物培养或涂片检查病原体。③B 超检查子宫大小,宫内有无残留物等。④宫腔刮出物送病理检查。

考点：晚期产后出血的病因及临床特点

二、护理问题

1. 组织灌注量不足　与阴道大出血有关。

2. 有感染的危险　与手术操作及出血导致机体抵抗力下降有关。

3. 疲乏与恐惧　与阴道大出血危及生命有关。

三、预期目标

1. 产妇无失血性休克。

2. 产妇无感染症状。

3. 产妇情绪稳定,配合医护工作。

四、护理措施

1. 一般护理　保持病房的安静、清洁,保证产妇充足的休息与睡眠;加强营养,增强全身抵抗力;每日两次外阴擦洗以预防感染。

2. 病情观察　观察产妇全身情况,密切监测生命体征及神志变化,观察皮肤、黏膜、嘴唇、指甲的颜色,四肢温度及尿量、阴道流血量,及早发现失血性休克的早期征兆,并做好记录。

3. 对症护理

（1）配合医生防治失血性休克:建立静脉通路、备血等。

（2）大块胎盘胎膜残留时,应在输液输血的情况下,配合医生进行清宫术,并将刮出物送病理检查。

（3）剖宫产术后晚期产后出血,协助医生分析患者出血的病因、出血量、感染程度,结合患者有无生育要求,给予综合治疗护理措施。

（4）遵医嘱给予有效抗生素、缩宫素、支持治疗。

4. 心理护理

做好心理疏导,解除产妇及其家属疑虑,减轻产妇及其家属焦虑情绪;关爱产妇,增加

其安全感。

5.健康指导

(1)做好妊娠期保健,正确处理分娩过程。

(2)对有产后出血史、多次人工流产史、胎盘滞留及双胎、羊水过多、产程延长者提高警惕,做好产前保健及产时、产后监护。

(3)做好产褥期保健,保持会阴清洁,避免产褥感染。

五、护 理 评 价

评价预期目标是否达到。

小结

晚期产后出血多发生在产后1~2周,最常见的病因是胎盘、胎膜残留。剖宫产切口的裂开多发生在产后2~3周,表现为急性大出血,在护理查体时注意子宫复旧、宫口松弛情况,配合医生查找病因,给予对症的护理;做好术前、术后的护理,防止感染。

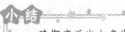

自 测 题

A₁ 型题

1. 晚期产后出血最常见的原因是( )
   A. 蜕膜残留
   B. 胎盘、胎膜残留
   C. 子宫胎盘附着部位复旧不全
   D. 剖宫产术子宫伤口裂开
   E. 感染

2. 有关晚期产后出血的预防,下列哪项不妥?( )
   A. 正确处理第三产程,避免胎盘、胎膜残留
   B. 严格无菌操作,预防产褥感染
   C. 正确处理子宫切口
   D. 产后常规应用止血剂
   E. 提高剖宫产术水平

3. 晚期产后出血最常见的发病时间是( )
   A. 产后1~2周   B. 产后3~4周
   C. 产后24小时   D. 产后48小时
   E. 产后72小时

4. 剖宫产术后晚期产后出血,正确的处理措施是( )
   A. 行清宫术,找到出血的原因及病灶
   B. 如为切口愈合不良,可等待其自然愈合
   C. 如为切口感染,均应行子宫切除术,去除感染灶
   D. 可予输血、抗感染治疗
   E. 根据患者出血量、感染程度、有无生育要求综合制订治疗方案

A₂ 型题

5. 某产妇,29岁,产后11天,血性恶露持续一周后,反复阴道流血。导致该患者晚期产后出血最可能的原因是( )
   A. 子宫复旧不全
   B. 子宫胎盘附着面感染
   C. 子宫黏膜下肌瘤
   D. 剖宫产术后子宫伤口裂开
   E. 胎盘、胎膜残留

A₃ 型题

(6、7题共用题干)

患者,女,剖宫产术后25日,突然阴道大出血3小时,入院时血压70/40mmHg,心率130次/分,血红蛋白50g/L。

6. 首先采取的护理措施是( )
   A. 建立有效的静脉通道,大量补液、输血
   B. 应用缩宫素
   C. 抗生素防治感染
   D. 清宫术
   E. B超

7. 患者出血最可能的原因是( )
   A. 胎盘、胎膜残留
   B. 继发性子宫收缩乏力
   C. 胎盘附着面复旧不全
   D. 宫颈病变
   E. 剖宫产后子宫切口裂开出血

(姚伟妍)

第13章

产科常见手术患者的护理

在分娩过程中,可出现胎心改变、羊水混浊、宫缩乏力等异常情况,甚至胎头已达阴道口仍出现危及胎儿生命的问题,给母亲及家属带来严重的身心损害。此时我们应该采取哪些应急措施来保护母儿的安全? 是选择剖宫产还是阴道助产? 又选择什么样的助产方式呢? 相信通过以下的学习您能找到答案。

本章主要介绍常见的产科手术:阴道助产术、剖宫产术、人工剥离胎盘术。

第1节　阴道助产术产妇的护理

一、会阴切开缝合术

案例13-1

患者,女28岁,孕1产0,妊娠40+5周,下腹阵痛3小时入院。平素月经规律,常规产科检查无异常发现。入院时查宫口开1cm,入院6小时时查体:心率78次/分,血压110/80mmHg,呼吸18次/分,体温37℃,心肺无异常,腹隆起,宫底高度33cm,宫口开大10cm,宫缩40~50秒/1~2分,胎心140次/分,LOA,S+2,骨盆内外测量正常,胎心监护NST有反应。会阴于宫缩时变薄,此时该产妇应采取何种方式助产?

（一）目的

为了避免分娩时因会阴条件不良所造成的会阴严重裂伤而行会阴切开缝合术。常用的方式有会阴侧切开和会阴正中切开。会阴侧切能够充分扩大阴道,不易裂伤肛门括约肌,临床广泛应用;会阴正中切虽然出血少、易缝合、瘢痕小,但是很容易下延撕裂肛门括约肌,临床较少应用。

（二）适应证

1. 初产妇须行产钳助产、胎头吸引或臀位助产。
2. 须缩短第二产程,如妊娠期高血压疾病、妊娠合并心脏病、胎儿窘迫等。
3. 宫缩乏力、第二产程延长者。
4. 预防早产儿颅内出血。

（三）用物准备

会阴切开剪刀1把,20ml注射器1具,长穿刺针头1个,弯止血钳4把,巾钳4把,持针器1把,圆针及三角针各1枚,治疗巾4块,纱布10块,1号丝线1团,0号或1号肠线1管,利多卡因20ml。

（四）麻醉方式

会阴神经阻滞麻醉或会阴神经局部阻滞麻醉(图13-1)。

（五）操作步骤（会阴侧斜切开术）

1. 切开 手术者左手示指、中指伸入胎先露和阴道侧壁之间，右手持会阴切开剪，自会阴后联合中线向左侧呈 45°（会阴越膨隆角度越大，60°～70°），于宫缩时剪开，长度 3～5cm（图 13-2）。纱布压迫止血，必要时结扎。

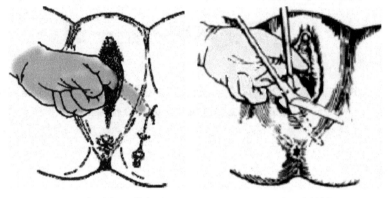

图 13-1 阴部神经阻滞麻醉   图 13-2 会阴侧斜切开

2. 缝合 胎盘娩出后，检查阴道及其他部位有无撕裂，阴道内塞纱条 1 根，用肠线间断或连续缝合阴道黏膜（顶端首针超出切口 0.5cm）、肌层、皮下组织，1 号丝线缝合皮肤（图 13-3）；也可采用肠线皮内缝合皮肤（此法可不拆线）。缝合时注意对合整齐、松紧适宜，不留无效腔。

3. 检查 缝合完毕，取出阴道内纱条，常规行肛查，了解有无缝线穿透直肠黏膜和有无阴道壁血肿等。

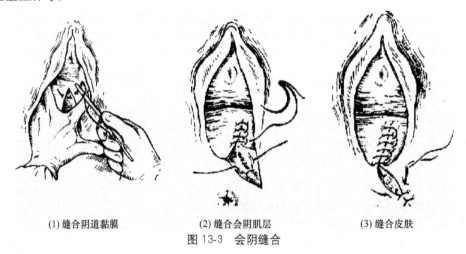

(1)缝合阴道黏膜   (2)缝合会阴肌层   (3)缝合皮肤

图 13-3 会阴缝合

（六）护理要点

1. 术前护理

(1)向产妇及家属解释会阴侧切缝合术的目的、方法、意义，消除紧张情绪，以便取得产妇配合。

(2)观察产程的进展，准备好会阴切开的各种用物，清洁、消毒外阴。调节好术野的照明。

2. 术中护理 陪伴产妇，并指导其正确使用腹压，为术者提供所需的各种器械、药物、针、线等。

3. 术后护理

（1）嘱产妇向会阴伤口对侧（健侧）卧位，以免污染伤口，影响愈合。

（2）观察伤口有无渗血、红肿、脓性分泌物及硬结等，发现异常及时报告医生。

（3）术后 1～2 天会阴肿痛明显者，可用 50％硫酸镁溶液或 95％乙醇溶液湿热敷，或红外线照射。

（4）术后保持外阴清洁、干燥，及时更换会阴垫，每天冲洗外阴 2 次，大便后及时清洗会阴。

（5）丝线缝合皮肤者于术后 5 天拆线，会阴侧切美容缝合者不需要折线。

二、胎头吸引术

案例13-2

某产妇，27 岁，孕 1 产 0，妊娠 40^{+3}周，规律宫缩 10 小时，宫口开全 2 小时。体检：心率 73 次/分，血压 100/80mmHg，呼吸 18 次/分，体温 37℃，心肺无异常，腹隆起，宫缩 20～25 秒/3～5 分，宫底高度 32cm，胎心 124 次/分，头先露，S^{+2}，LOA，骨盆内、外测量正常。

问题：请为该产妇选择恰当的分娩方式。

（一）目的

胎头吸引术是将胎头吸引器置于胎儿头上，产生负压后吸住胎头，通过牵引协助胎儿娩出的方法。常用的吸引器种类有锥形金属空筒（直形或牛角形）、扁圆形金属罩、硅橡胶吸引器（图 13-4）。

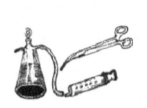 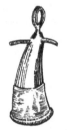 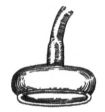 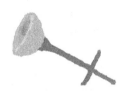

(1) 锥形金属空筒(直形)　　(2) 锥形金属空筒(牛角形)　　(3) 扁圆形金属罩　　(4) 硅橡胶吸引器

图 13-4　胎头吸引器种类

（二）适应证

1. 宫缩乏力致第二产程延长者或胎头拨露于会阴部达半个小时胎儿未能娩出者。

2. 须缩短第二产程。如产妇有心脏病、妊娠期高血压或胎儿窘迫。

3. 有剖宫产史或子宫有瘢痕者。

（三）用物准备

胎头吸引器 1 个，50ml 注射器 1 副，止血钳 1 把，治疗巾 2 块，纱布数块。导尿包 1 个，会阴切开缝合用物供氧设备，新生儿吸引器 1 台，一次性吸引管 1 根，吸氧面罩 1 个，抢救药品等。

（四）操作步骤

1. 产妇取膀胱截石位。

2. 外阴消毒、导尿排空膀胱。

3. 阴道检查。了解宫颈口是否开全、胎方位，确定双顶径是否达坐骨棘水平或以下。

4. 行阴部神经阻滞麻醉,对初产妇须行会阴切开术。

5. 放置吸引器。左手分开两侧小阴唇,中指、示指掌侧向下,撑开阴道后壁,右手持涂好润滑油的吸引器放于阴道后壁,然后,左手示指、中指掌面向上,挑开右阴道侧壁,使开口端侧缘滑入阴道内,继而向上提拉前阴道壁,将开口端上缘滑入阴道。最后以右手示指拉开左侧阴道壁,使吸引器完全滑入阴道内并与胎头紧贴(图13-5)。

6. 检查吸引器。用右手示指沿吸引器检查一周以了解吸引器是否紧贴胎儿头皮,有无阴道壁或宫颈组织嵌入,调整吸引器牵引横柄与胎头矢状缝一致,以作为旋转胎头标记(图13-6)。

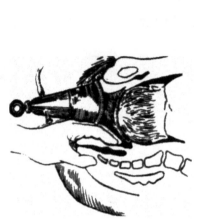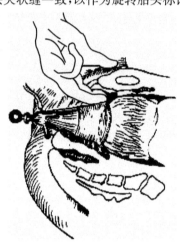

图13-5　放置胎头吸引器　　　　图13-6　检查吸引器附着位置

7. 抽吸负压。用50ml注射器缓慢抽出150～200ml空气,形成负压(或连接负压吸引装置形成200～300mmHg负压),用血管钳夹住连接管。将橡皮管钳夹并轻微牵拉,以检查吸引器是否牢固吸住胎头(图13-7)。

8. 牵引吸引器。宫缩屏气时同步牵引。牵引应循骨盆轴的方向,先往下牵引保持胎头俯屈。当胎头枕部达耻骨联合下缘时,向上牵引使胎头仰伸。当胎头为枕横位、枕后位时,应旋转吸引器使胎头转为枕前位(图13-8)。注意保护会阴。

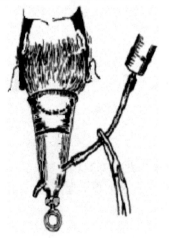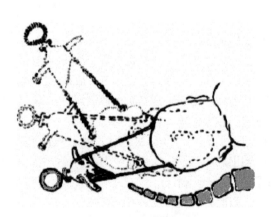

图13-7　抽吸空气形成负压　　　　图13-8　胎头牵引

9. 取下胎头吸引器。胎头娩出后,放开夹橡皮管的血管钳,负压解除,取下吸引器。

10. 然后按正常分娩机转娩出胎儿。

（五）注意事项

吸引器内负压不宜超过 300mmHg,一般以每分钟使负压增加 0.2kg/m² 为度,最大负压以 0.6kg/m² 为度。牵引时间不宜超过 20 分钟。胎头娩出阴道口时,应立即解除负压以便取下吸引器。第一次吸引器牵引失败,应寻找失败的原因。吸引术不应超过两次,若无把握,应改用其他手术方式。

> **链 接**
>
> **胎头吸引器会给胎儿带来哪些并发症?**
>
> 1. 头皮血肿由于负压过大或牵引力过大,牵引时间过长所致。可在 1 个月内自行吸收。
>
> 2. 颅内出血与手术困难和缺氧有关。
>
> 3. 颅骨骨折由于负压过大或牵引力过大。

（六）护理要点

1. 术前护理

（1）向产妇及家属解释胎头吸引术的目的、方法,消除紧张情绪,以便取得产妇配合。

（2）准备好氧气、吸引器、复苏全套器械、急救药品等,早产儿要准备好婴儿保暖箱。

2. 术中护理

（1）术中保证必要的物品供应。

（2）指导产妇正确使用腹压,配合手术。

（3）严密观察宫缩及胎心变化,发现异常立即报告医生。

3. 术后护理

（1）检查软产道有无撕裂伤,如有撕裂伤及时缝合。

（2）注意观察宫缩及阴道流血情况,遵医嘱使用缩宫素,以减少阴道流血。

4. 新生儿护理

（1）观察新生儿有无异常,配合医生做好新生儿抢救的准备工作。

（2）观察新生儿有无头皮血肿、产瘤、颅内出血,以便及时处理。

（3）新生儿 24 小时内避免搬动,3 天以内禁止洗头。

（4）遵医嘱给予维生素 K_1 肌内注射,防止出血。遵医嘱用抗生素预防感染。

三、产　钳　术

产钳术是应用产钳牵引胎头,协助胎儿娩出的手术。根据产钳(图 13-9)放置时胎头在盆腔位置的高低分为:①低位产钳术(较常用)。②中位产钳术。③高位产钳术。

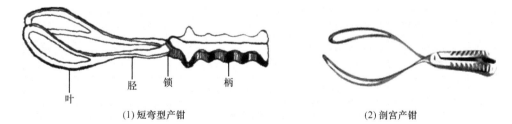

（1）短弯型产钳　　　　　　　　　　　（2）剖宫产钳

图 13-9　常用产钳及其构造

（一）适应证

1. 同胎头吸引术。

2. 胎头吸引术失败时。

3. 臀位分娩胎头娩出困难者。

4. 剖宫产胎头娩出困难者。

（二）用物准备

产钳1把，润滑剂1支，会阴缝合的物品，氧气、新生儿吸引吸管1根，吸氧面罩1个，导尿包1个。

（三）注意事项

1. 操作应准确、谨慎　在胎位检查不清、头盆不称、产钳位置不正确等情况下放置产钳，可能引起胎儿颅内出血、面神经麻痹、眼球压伤及母体软产道损伤等并发症。

2. 正确判断胎头入盆情况　谨防胎头严重变形和水肿所造成的假象，应注意胎头颅骨最低点位置。如胎头双顶径在棘上，不应行产钳助产。

3. 牵引产钳时用力要均匀　不可用力过大、过猛，勿将钳柄左右摇摆，牵拉有困难应及时检查原因。当胎头即将牵出时应立即停止牵引，并注意保护会阴。

（四）护理要点

1. 术前护理

(1) 备好产钳助产术所需的物品、新生儿抢救用物及药品。

(2) 严密观察宫缩及胎心变化，必要时给孕妇吸氧，及补充能量。

(3) 为产妇及家属提供产程进展信息，给予心理安慰，减轻紧张情绪。

2. 术中护理

(1) 产妇双腿长时间架于腿架上会出现麻木感或肌痉挛，应协助其伸展下肢，适时局部按摩。指导孕妇配合宫缩使用腹压。

(2) 臀位后出头困难者在产钳助产时，护理人员应协助按压产妇耻骨联合上方胎头使其俯屈，以利娩出。

3. 术后护理

(1) 产后常规检查软产道有无裂伤，观察子宫收缩、阴道流血及排尿情况，有异常情况及时报告。

(2) 新生儿护理同胎头吸引术。

四、人工剥离胎盘术

人工剥离胎盘术是指胎儿娩出后，术者用手剥离并取出滞留在宫腔内胎盘的手术。

（一）适应证

1. 胎儿娩出后，胎盘娩出前活动性出血，如胎盘剥离不全、胎盘滞留。

2. 胎儿娩出后30分钟胎盘部分或完全滞留宫腔，引起子宫出血，采取其他处理措施仍未剥离排出者。

（二）操作步骤

1. 产妇取膀胱截石位，导尿，外阴再次消毒、铺巾，术者更换手术衣及手套。

2. 术者手能顺利通过宫颈内口时，可不用麻醉。如子宫颈内口较紧时，可肌内注射哌替啶50~100mg及阿托品0.5mg，亦可用全身麻醉药物。

3. 徒手剥离胎盘。术者一手紧握腹部子宫底向下按压子宫体，另一手手指并拢成圆锥形沿脐带伸入宫腔，摸到胎盘边缘，紧贴子宫壁，四指并拢进入胎盘与子宫壁之间，以手掌的尺侧缘慢慢将胎盘与子宫壁分离(图 13-10)。

4. 取出胎盘,注射宫缩剂。待胎盘已全部剥离后,将胎盘握于手掌中,另一手牵拉脐带,协助胎盘缓慢娩出。取出后应立即肌内注射缩宫剂。

（三）注意事项

1. 操作必须轻柔。切忌暴力强行剥离或用手指挖抓子宫壁,以免穿透子宫。

2. 剥离时若发现胎盘与子宫壁之间界限不清、难以分离者,有可能是植入性胎盘,应停止操作,改行子宫切除术。

3. 术后认真检查取出的胎盘是否完整。如有少量胎盘、胎膜残留,用大刮匙轻刮 1 周(图 13-11)。

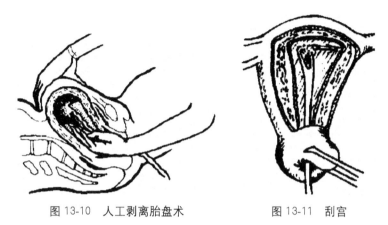

图 13-10　人工剥离胎盘术　　　　　图 13-11　刮宫

（四）护理要点

1. 术前护理

（1）术前向产妇解释操作目的,取得其配合。

（2）严密观察产妇一般情况、生命体征,做好输血输液准备。

2. 术中护理

（1）严格执行无菌操作规程,动作要轻柔,切忌强行粗暴剥离。

（2）剥离胎盘后要严密观察子宫收缩及阴道流血情况,如宫缩不佳,应及时按摩子宫并遵医嘱应用缩宫素。

（3）尽量减少宫腔内操作的次数和时间。

3. 术后护理　术后注意观察有无发热、阴道分泌物异常等症状,必要时遵医嘱给予抗生素预防感染。

第 2 节　剖宫产术产妇的护理

剖宫产是指经腹切开子宫取出胎儿、胎盘的手术。20 世纪 70 年代以来,剖宫产已成为解决异常分娩、挽救母儿性命的主要措施而应用于临床。剖宫产术手术方式分子宫下段剖宫产术、子宫体部剖宫产术、腹膜外剖宫产、剖宫产子宫切除术四种。下面简单介绍各种术式。

1. 子宫下段剖宫产术　临床上广泛采用。切口在膀胱子宫反折腹膜下面,能避免创面与盆腔脏器粘连,减少术后并发症。尤其是足月临产的孕妇,子宫下段形成好,宫壁薄,出血少,易缝合,伤口愈合好、术后并发症少。

2. 子宫体部剖宫产术　此术式是在子宫体部中线纵向切开,可用于妊娠任何时期,手术略为简单,无损伤子宫动脉的危险;但缺点是术中出血多,术后子宫易与肠管及大网膜发生粘连,再次妊娠发生子宫破裂的可能性较大,较少应用。仅适用于为抢救产妇和胎儿须紧急剖宫产者。

3. 腹膜外剖宫产　手术在腹膜外进行,不进入腹腔,手术比较复杂。其特点是能避免对腹腔内脏器功能干扰及感染的扩散,术后恢复快。适用于胎膜早破、宫腔内有严重感染者。

4. 剖宫产子宫切除术　剖宫产娩出胎儿后立即行子宫切除术。适用于子宫胎盘卒中、子宫收缩乏力严重出血无法纠正或合并子宫严重感染者。

(一)剖宫产术适应证

1. 产力异常,如子宫收缩乏力,发生滞产经处理无效者。

2. 产道异常,如骨盆绝对狭窄、头盆不称、有瘢痕组织或盆腔肿瘤阻碍胎先露下降者。

3. 胎儿及胎位异常如巨大儿、横位、颏后位不能经阴道分娩者;初产妇臀位,胎儿宫内窘迫、脐带脱垂等。

4. 妊娠合并症及并发症,如妊娠合并心脏病、前置胎盘、胎盘早期剥离等。

5. 有前次剖宫产史或瘢痕子宫者,有子宫先兆破裂者。

6. 引产失败,须短期内结束分娩者。

7. 年龄在 35 岁以上高龄初产、多年不孕、异常产史无子女者。

(二)用物准备

25cm 不锈钢盆 1 个,弯盘 1 个,刀柄 4、7 号各 1 把,卵圆钳 12 把,解剖镊 2 把,小无齿大无齿镊各 2 把,18cm 止血钳 18 把,16cm 止血钳 12 把,艾力斯钳 8 把,巾钳 7 把,组织剪及线剪各 1 把,吸引器头 3 个,刀片 3 个,手术刀柄 3 个,阑尾拉钩 2 个,压肠板 1 个,S 状拉钩 1 个,腹腔双头拉钩 1 个,9×24 的弯三角针及圆针各 1 个,6×14 的弯圆针 3 个,1、4、7、10 线团各 1 个,铬制肠线 2 管,4m×6m 双层大包布 2 块,双层剖腹单 1 块,3m×3m 双层中包布 1 块,治疗巾 10 块,纱布垫 6 块,纱布 20 块,手术衣 6 件,无菌手套 10 副。

(三)护理要点

1. 术前护理

(1)介绍手术麻醉方法、手术方式、所需时间、手术中产妇的合作,指导产妇练习术后在病床上翻身、下床、小便、用餐、双手保护切口咳嗽等技巧。

(2)腹部准备同一般开腹手术。

(3)择期剖宫产者,手术当日晨禁食。急诊剖宫产立即禁水、禁食。术前留置导尿管。

(4)备好新生儿窒息的抢救用品,如气管插管、氧气及急救药品。

(5)普鲁卡因、青霉素等药物过敏试验。术前禁用呼吸抑制剂,以防新生儿窒息。

(6)观察产妇生命体征指标,监测胎心,做好记录。复核各项辅助检查结果,核实交叉配血情况,如有异常报告医生。

(7)遵医嘱术前半小时注射基础性麻醉药物。

2. 术中护理

(1)器械护士熟悉手术步骤,及时递送各种手术器械及敷料。术前、术中、术后清点器械、敷料,确保清楚无误。

(2)巡回护士术前核查术中所用物品的数量,是否处于完好备用状态。协助麻醉医生穿刺麻醉管,摆好体位,完成静脉穿刺。术中提供各种所需物品,协助助产士处理好接生及抢救新生儿。

3. 术后护理

（1）产妇送回病室时,麻醉师、手术室护士与病房值班护士在床边交接班,了解术中情况及目前状态。及时测量生命体征;检查输液管、腹部切口、阴道流血及尿管的通畅情况,并做好记录。

（2）教会产妇减轻切口疼痛的方法。必要时按医嘱给予止痛药物。

（3）产妇术后取平卧位,术后 6～12 小时进流质饮食,以后根据胃肠功能恢复情况,改半流质及普通饮食。术后 24 小时改半坐位,协助产妇翻身。尽早下床活动,防止肺部感染和脏器粘连。

（4）术后留置导尿管 24～48 小时,保持畅通,注意尿液颜色、量。拔除尿管,鼓励产妇尽早自行排尿。

（5）术后密切观察伤口渗血及子宫收缩和阴道流血情况、下腹有无压痛、恶露情况,会阴擦洗每日 2 次。遵医嘱使用抗生素预防感染。

（6）术后 7 天拆线,如有感染征象应提前拆线。

（四）健康教育

1. 教会产妇出院后床上做产后保健操。

2. 补充高热量、高蛋白、高纤维素的食物和蔬菜。

3. 保持外阴清洁。

4. 产后 6 周禁止性生活,产后 6 周来院复查。

5. 术后避孕 2 年。产后 6 个月可放置宫内节育器避孕。

6. 剖宫产术后再次妊娠应在术后两年,以使切口瘢痕组织更趋良好。再孕时应按期做产前检查,在预产期前一周提前住院待产。

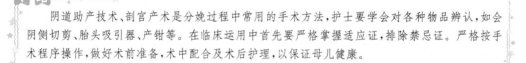

阴道助产技术、剖宫产术是分娩过程中常用的手术方法,护士要学会对各种物品辨认,如会阴侧切剪、胎头吸引器、产钳等。在临床运用中首先要严格掌握适应证,排除禁忌证。严格按手术程序操作,做好术前准备,术中配合及术后护理,以保证母儿健康。

自测题

A_1 型题

1. 用胎头吸引术助产时,全部牵引时间不宜超过（　　）

　　A. 5 分钟　　　　B. 10 分钟　　　　C. 15 分钟

　　D. 20 分钟　　　E. 25 分钟

2. 目前临床上最常用的剖宫产术式是（　　）

　　A. 子宫体剖宫产　　　　B. 腹膜外剖宫产

　　C. 剖宫产子宫切除术　　D. 古典式剖宫产

　　E. 子宫下段剖宫产

3. 哪项不是会阴切开缝合术的适应证?（　　）

　　A. 初产妇行胎头吸引术　B. 第二产程延长

C. 胎儿宫内窘迫　　　　D. 早产儿

E. 第一产程延长

4. 胎头吸引术时,要使胎头吸引器内形成适当负压,应抽出其内的空气（　　）

　　A. 50～100ml　　　　B. 100～130ml

　　C. 150～180ml　　　　D. 220～250ml

　　E. 300ml

5. 剖宫产适应证不包括（　　）

　　A. 妊娠合并糖尿病　　　B. 骨盆狭窄

　　C. 巨大儿　　　　　　　D. 完全性前置胎盘

　　E. 妊娠合并心脏病

A₂ 型题

6. 某女士,孕 2 产 0,现妊娠 38 周,经阴道分娩,胎儿娩出后 30 分钟胎盘仍未娩出,有持续出血,诊断"胎盘粘连",目前应采取何项措施?（   ）
   A. 子宫切除术
   B. 等待胎盘自然娩出
   C. 刮宫术
   D. 强行牵拉脐带助娩
   E. 人工剥离胎盘术

7. 某女士,因足月妊娠,骨盆绝对狭窄拟行择期剖宫产术,请问以下何项不是术前准备?（   ）
   A. 皮肤准备　　　　B. 术日晨禁食
   C. 可用吗啡止痛　　D. 心理护理
   E. 术日术前留置尿管

8. 某女士,28 岁,顺利剖宫产术后一天,清醒,子宫收缩良好,恶露不多,术后护理和健康教育内容不包括（   ）
   A. 鼓励产妇尽早劳动,以利身体康复
   B. 术后 24 小时改半坐位
   C. 增加营养
   D. 尽早下床活动
   E. 密切观察子宫收缩情况

9. 初产妇,27 岁,足月分娩一女婴并行会阴侧切。产后第二天,会阴伤口有水肿,查伤口无分泌物,局部无压痛。此产妇会阴护理措施正确的是（   ）
   A. 为防烫伤,会阴伤口不可使用烤灯

   B. 每隔 4 小时用苯扎溴铵棉球擦洗会阴 1 次
   C. 用 20% 硫酸镁纱布湿热敷会阴
   D. 指导患者向会阴健侧方向卧位
   E. 伤口 7 天拆线

10. 某女士,28 岁,生育史 0-0-0-0,初产妇,妊娠 40 周,有规律宫缩 12 小时。检查宫口开 10cm,胎头 S⁺¹,宫缩 30～40 秒/5～6 分,骨盆外测量正常,胎心 130 次/分,CST 示"晚期减速"反应,羊水 Ⅱ°污染。最宜的处理是（   ）
    A. 缩宫素静脉滴注加强宫缩
    B. 产钳助产尽快结束分娩
    C. 立即剖宫产
    D. 左侧卧位,等待自然分娩
    E. 吸氧,等待自然分娩

A₃ 型题

28 岁妇女,孕 38 周,行会阴左侧切术分娩。

11. 该产妇术后的日常护理错误的是（   ）
    A. 保持外阴清洁
    B. 嘱患者健侧卧位
    C. 用聚维酮碘棉球擦洗外阴,每日 1 次
    D. 大便后也需清洗
    E. 及时更换会阴垫

12. 产后 3 天,护理评估时发现会阴切口处红肿,有轻压痛。应采取的护理措施是（   ）
    A. 绝对卧床休息　　B. 流质饮食
    C. 床脚抬高　　　　D. 药液温水坐浴
    E. 红外线照射

（姚伟妍　黄爱松）

第14章

儿童护理总述

人们常常用"小儿科"来形容一件事很容易。小儿科真的很容易吗？你知道小儿体重、身高和头围的正常值及临床意义吗？你知道宝宝几个月会坐、几个月会走、几个月长牙、几个月会说话吗？你知道什么是囟门吗？你知道为什么提倡母乳喂养吗？面对种种疑问，你一定既陌生又好奇。相信通过本章内容的学习，你所有的疑团都会茅塞顿开。

第1节 小儿年龄分期及各期特点

小儿时期其机体随着年龄的增长而不断地变化。为了能有区别地对待不同年龄的小儿，根据其解剖生理特点，将小儿时期划分为七个年龄期。

> **案例14-1**
>
> 某4岁小儿，体重16kg，身高100cm，智力发育正常，现在幼儿园学习。
>
> **问题**：1. 该小儿属于小儿年龄分期的哪一期？
> 　　　　2. 此期儿童如何进行保健？

（一）胎儿期

从精卵细胞结合至小儿出生约280天(40周)称胎儿期。此期胎儿完全依赖母体生存。若孕母受遗传或各种不利因素的影响，可引起胎儿畸形，甚至导致流产、死胎、早产等。因此，此期要重视孕期保健，保持孕母的身心健康。

（二）新生儿期

胎儿娩出脐带结扎开始至足28天称新生儿期。按年龄划分，此期实际包含在婴儿期内。此期小儿脱离母体，开始独立生活，机体内、外环境发生了根本的变化。由于其生理调节和适应能力还不够成熟，故易发生机体适应不良的问题，如体温低于正常、体重减轻、感染等。还会出现一些与孕期、分娩有关的问题，如先天畸形、产伤、窒息等。故此期护理重点应注意保暖、合理喂养，加强隔离及消毒等工作。

（三）婴儿期

出生后到满1周岁为婴儿期。此期小儿以乳汁为主要食品，故又称乳儿期。此期是小儿出生后生长发育最迅速的时期，对营养的需要相对较多。但婴儿的消化、吸收功能尚不完善，若喂养不当易导致消化功能紊乱。容易发生营养缺乏性疾病。此外，婴儿期从母体获得的抗体6个月后逐渐消失，而自身免疫功能尚未成熟，故易患各种急性传染病、呼吸道及消化道感染。此期的护理重点应是进行科学喂养的指导，提倡母乳喂养，指导合理营养、及时添加辅食等；加强预防保健，按时完成计划免疫，防止各种感染的发生。

（四）幼儿期

1周岁后到满3周岁为幼儿期。此期小儿体格生长较婴儿期减慢，与成人的社会交往开始增加，大脑皮质的功能也逐渐成熟，粗动作、细动作、语言及社会适应能力逐步增强。这个时期小儿的好奇心强，对危险事物的识别能力不足，因此，此期的护理重点是注意断乳后的营养，加强体质锻炼,预防各种疾病;开发智能,实行早期教育,培养良好的卫生习惯和注意心理卫生,培养诚实、勇敢、认真的良好性格,做好安全管理,预防意外事故发生。

重视3岁前教育

婴幼儿时期是心理发展和学习的关键期,年龄越小,发展越快,特别是1岁以下,最易获得知识和行为经验,也是学习的关键期。人有很多潜能,如不给予环境的刺激就会消退,如印度的"狼孩"8岁被救回时,只会狼嗥和爬行,以后用了6年时间精心教育,才学会行走,17岁死亡时,智力只相当于4岁儿童。这说明自幼离开了人类环境,他的语言能力和智力已经不可逆转地被破坏了。所以人的学习最好从新生儿期便开始。

(五)学龄前期

3岁至入小学前(6~7周岁)为学龄前期。此期小儿体格生长进一步减慢,智能发育更趋完善,求知欲强,好奇心重,爱发问,喜模仿,知识面迅速扩大。此期小儿防病能力有所增强,但因接触面广,仍可发生传染病和各种意外事故,并易罹患免疫性疾病如急性肾炎、风湿热等。此期小儿具有高度可塑性,故护理的重点是培养小儿良好的道德品质和生活、学习习惯,为入学做好准备,同时加强安全护理。

(六)学龄期

自6~7岁入学起到青春期(12~14岁)开始之前为学龄期。此期是体力和智力发育最旺盛的时期,也是长知识、接受文化教育的关键阶段。通过教育使小儿在德、智、体、美、劳各方面得到全面的发展。本期护理的重点是要供给小儿充足的营养,安排有规律的生活、学习和体格锻炼,以适应比较紧张的学习生活。要合理用眼,注意口腔卫生,端正坐、立、行、写的姿势,以预防近视、龋齿及脊柱畸形的发生。

考点: 小儿年龄分期及各期的特点

链接

青春期综合征

青春期综合征是青少年特有的一种生理失衡和由此引发的心理失衡综合征,是青少年在青春期因适应能力和心理防卫机制尚不成熟而出现的心理失调与心理异常特征。其表现因人而异,各具特色。因此,加强青春期的心理疏导也是儿童保健的重要内容之一,包括运动锻炼、性教育和其他卫生指导,避免吸烟、早恋。

(七)青春期

世界卫生组织界定青春期为10~19岁。临床上一般女孩从11~12岁开始到17~18岁,男孩从13~14岁开始到18~20岁。此期最大的特点是生殖系统迅速发育,同时体格生长再度加速,第二性征逐渐明显,但由于神经和内分泌调节不稳定,常易引起心理、行为、精神方面的不稳定。此期的护理重点是加强对青少年的教育与引导,使之树立正确的人生观和培养优良的道德品质,学习生理及心理卫生知识,保证充足的营养,加强体格锻炼,增进身心健康。

第2节 生长发育

案例14-2

丫丫,女,7个月,体重8kg,身长67cm,上切牙已萌出,会翻身,自己能独坐很久,能将玩具从一手换到另一手,能握稳杯子,能咀嚼固体食物,能无意识发出"爸爸""妈妈",能听懂自己的名字,会自握饼干吃。

问题:1. 该婴儿发育是否正常?

2. 如何帮助该婴儿家属制订保健方案?

生长发育是小儿不同于成人的基本特征。生长是指小儿各器官、系统的形态和体积的变化,表示机体量的增长;发育是指细胞、组织、器官功能的成熟,表示机体质的变化。生长和发育密不可分,两者共同表示机体的动态过程。

考点:生长与发育的概念及二者的关系

一、生长发育的一般规律

（一）连续性与阶段性

生长发育是一个连续的过程,但各年龄阶段生长发育速度快慢又具有阶段性,每一阶段的发展均依赖前一阶段为基础。如婴儿期体重和身高增长很快,第 2 年以后生长速度逐渐减慢,至青春期又迅速加快。

（二）各系统器官的发育不平衡

小儿各系统的发育是快慢不同,有先有后。如神经系统发育先快后慢,生殖系统发育先慢后快,淋巴系统发育则在儿童期发育迅速,青春期达高峰,以后逐渐达到成人水平(图 14-1)。

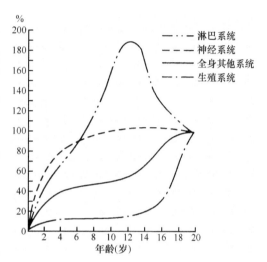

图 14-1　生后各系统发育与年龄的关系

（三）生长发育的顺序规律

小儿各器官系统的生长发育都遵循特定的顺序和规律。

1. 由上到下　婴儿先会抬头,后抬胸,再会坐、立和行走。

2. 由近到远　婴儿先学会控制肩和臂,再控制手的活动;先控制腿,再控制脚的活动。

3. 由粗到细　婴儿先学会全手掌抓握物品,再发展到能用手指端捏取。

4. 由简单到复杂　儿童先会画直线,进而能画圆圈和图形;先咿呀学语,而后学会说单词和句子。

5. 由低级到高级　小儿先会看、听、感觉事物和认识事物,再发展到记忆、思维、分析和判断等高级神经活动。

考点:生长发育的一般规律

（四）生长发育的个体差异

小儿生长发育由于受遗传、营养、教育和环境的影响,存在着个体差异。

二、影响生长发育的因素

（一）遗传

父母双方的遗传因素决定小儿生长发育的特征、潜力和趋向。种族、家族的遗传信息影响深远,如皮肤、头发的颜色、面型特征、身材高矮、性成熟的迟早、对营养素的需要量、对传染病的易感性等。

（二）性别

一般女孩平均身高、体重较同龄男孩为小。女孩青春期开始较男孩早约两年,此时其身高可超过男孩,但至青春期末,男孩体格生长最终超过女孩。

（三）孕母情况

胎儿宫内发育受孕母各方面的影响。妊娠早期感染风疹病毒可导致胎儿的先天畸形；严重营养不良、高血压可致流产、早产和胎儿发育迟缓；孕母接受某些药物、X射线、环境毒物污染和精神创伤都可影响胎儿及其生后的生长发育。

（四）营养

充足和科学合理的营养是小儿发育的物质基础，是保证小儿健康成长的重要因素。长期营养不足会导致体格发育和脑发育迟滞及机体免疫、内分泌和神经调节等功能低下。

（五）疾病

疾病对生长发育的影响也十分明显，急性感染常使体重不增或减轻；长期慢性感染影响体重和身高的发育；内分泌疾病常引起骨骼生长和神经系统发育迟缓。

考点：影响生长发育的因素

（六）生活环境

良好的居住环境、合理的生活制度、护理、教养、锻炼等对小儿体格生长和智力发育起着重要的促进作用。

三、小儿体格生长

（一）体格生长发育的常用指标

1. 体重　是身体各器官、系统和体液的总重量。体重的变化最能显示小儿的营养状况，是衡量体格生长的重要指标，也是决定临床补液量和给药量的重要依据。

正常新生儿出生时平均体重为3kg。小儿年龄越小，体重增长越快。出生后前半年每月平均增长700g，后半年平均每月增长250g。一般生后3个月时体重可达出生时的2倍(6kg)，1周岁时达出生体重的3倍(9kg)，2岁时体重约为出生体重的4倍(12kg)，可按以下公式粗略估计小儿体重。

1～6个月：体重(kg)＝出生体重(kg)＋月龄×0.7

7～12个月：体重(kg)＝出生体重(kg)＋6×0.7＋(胎龄－6)×0.25

2岁至青春期：体重(kg)＝年龄×2(kg)＋8(kg)

考点：体重的临床意义、正常值和估算公式

12岁以后为青春发育阶段，不能再按以上公式推算。当体重超过同年龄同身高小儿正常标准的20%或低于标准的15%时，应注意有无疾病存在。

2. 身高(长)　是指从头顶到足底的全身长度，是反映骨骼发育的重要指标。3岁以下小儿采用卧位测量，称身长；3岁以后立位测量，称身高。正常新生儿出生时平均身长为50cm，1周岁时为75cm，2周岁时为85cm。2～12岁小儿身长(高)，可按下列公式粗略推算：

身长(高)(cm)＝年龄×7＋70(cm)

考点：身长(高)的临床意义、正常值和估算公式

12岁后小儿进入青春期，不能用此公式计算。低于正常身长平均数的30%以上，则为异常。临床上需要分别测量上部量（从头顶至耻骨联合上缘的距离）和下部量（从耻骨联合上缘至足底的距离），以检查其比例关系。新生儿上部量大于下部量，中点在脐上；2岁时中点在脐下；6岁时中点移至脐与耻骨联合上缘之间；12岁时，上下部量相等，中点在耻骨联合上缘(图14-2)。

考点：头围的临床意义、正常值

3. 头围　自眉弓上缘经枕后结节绕头一周的长度为头围。头围大小反映脑和颅骨的发育程度。正常新生儿头围平均为34cm，1岁约为46cm，2岁约为48cm，15岁为54～58cm，儿童保健工作中监测头围以生后头2年最重要。头围过小多见于小头畸形、脑发育不全，头围过大时应注意有无脑积水和佝偻病后遗症等。

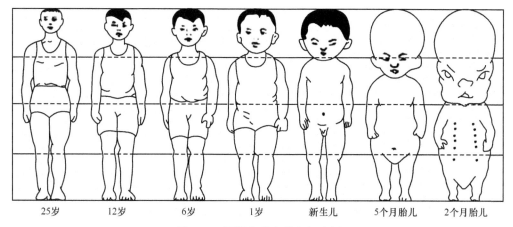

| 25岁 | 12岁 | 6岁 | 1岁 | 新生儿 | 5个月胎儿 | 2个月胎儿 |

图 14-2 不同年龄身体各部比例

4. 胸围 平乳头下缘绕胸一周的长度,胸围的大小与肺和胸廓的发育程度有关。正常新生儿出生时胸围比头围小 1～2cm,为 32cm;1 岁时胸围与头围大致相等;1 岁以后胸围超过头围,其差数(cm)约等于小儿岁数减 1。

（二）骨骼和牙齿的发育

考点:胸围的临床意义、正常值

1. 颅骨的发育 颅骨随脑的发育而长大,可通过头围和囟门大小以及骨缝闭合情况来衡量颅骨的发育。后囟出生时已闭合或很小,一般至生后 6～8 周闭合。颅骨缝在出生时尚分离,至 3～4 个月时闭合。前囟是由额骨和顶骨边缘交界处形成的菱形间隙(图 14-3)。前囟的测量方法是对边中点连线的距离,出生时 1.5～2.0cm,以后随着头围的增长稍增大,6 个月以后逐渐减小,1～1.5 岁时闭合。前囟早闭或过小见于小头畸形,迟闭或过大见于佝偻病、呆小病,前囟饱满提示颅内压增高,而前囟凹陷则常见于极度消瘦或脱水患儿。

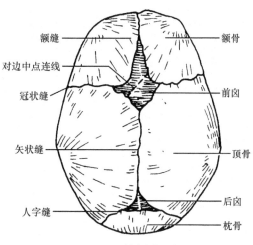

图中标注：额缝、对边中点连线、冠状缝、矢状缝、人字缝、额骨、前囟、顶骨、后囟、枕骨

图 14-3 前囟测量法

2. 脊柱的发育 生后 1 岁以内增长最快。新生儿时脊柱仅轻微后凸,3 个月能抬头时出现颈椎前凸,6 个月会坐时呈胸椎后凸,1 岁能行走时出现腰椎前凸。脊柱所形成的上述 3 个自然弯曲有利于身体平衡,6～7 岁这些弯曲为韧带装置所固定。

考点:前囟的临床意义、正常值

3. 牙齿 人的一生有两副牙齿,即乳牙(共 20 颗)和恒牙(共 32 颗)。一般于生后 4～10 个月乳牙开始萌出,12 个月尚未出牙视为异常。乳牙在 2～2.5 岁出齐,2 岁以内小儿的乳牙数目约等于月龄减 4～6(图 14-4)。6 岁左右开始出第一颗恒牙即第一磨牙,7～8 岁后乳牙按长出的先后次序逐个脱落,代以恒牙。12 岁左右出现第二磨牙,18 岁以后出现第三磨牙(智齿)。出牙为生理现象,一般不伴随任何症状,个别婴儿可有低热、流涎、睡眠不安及烦躁等症状。

考点:乳牙萌出的时间、乳牙颗数的计算

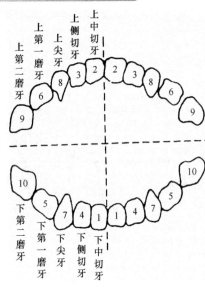

上中切牙
上侧切牙
上尖牙
上第一磨牙
上第二磨牙

下第二磨牙
下第一磨牙
下尖牙
下侧切牙
下中切牙

图 14-4　乳牙出牙顺序

（三）神经系统的发育

在胚胎时期神经系统的发育领先于其他系统。新生儿脑重已达成人脑重的 25％ 左右，此时神经细胞数目已与成人相同，但其树突和轴突少而短。出生后脑重的增加主要由于神经细胞体积增大、树突的增多和加长，以及神经髓鞘的形成和发育。神经纤维到 4 岁时才完成髓鞘化。故婴儿时期由于髓鞘形成不完善，不易形成明显的兴奋灶。小儿初生时的活动主要由皮质下系统调节，随着脑实质的增长、成熟，转为由大脑皮质中枢调节。

脊髓的发育在出生时已较成熟，脊髓的成长和运动功能的发育相平行。初生婴儿即具有觅食、吸吮、握持、拥抱等条件反射，这些反射会随年龄增长而消失。若不能引出这些先天反射，或持续不消退表明神经系统异常。2 岁以下小儿巴宾斯基等病理反射阳性可为生理现象。

链接

小儿大脑的发育

3 岁以前大脑发育最快，以后发育速度减慢。脑的发育和外界环境、教育密切相关。先天性白内障的婴儿从生后缺乏视觉刺激，如果到 3 岁不能复明，其视觉脑细胞萎缩或转而从事其他任务，即使做手术治疗，患儿仍将永久丧失视觉功能。人生后最初 2～3 年内，良好的教育和丰富的环境对刺激脑功能和结构的发育以及在生理和生化方面均有重要的影响。

（四）小儿感觉、运动功能和言语的发育（表 14-1）

1. 感知觉的发育　感知觉是通过各种感觉器官从环境中选择性地获得信息的能力。小儿出生后感知觉的发育十分迅速。

表 14-1　小儿动作、语言和适应性能力的发育过程

年龄	粗细动作	语言	适应周围人物的能力与行为
新生儿	无规律、不协调的动作，紧握拳	能哭叫	铃声可使全身活动减少
2个月	直立位及俯卧位能抬头	发出喉音	能微笑，眼随物转动
3个月	仰卧位时能转为侧位，能用手摸东西	能"咿""呀"发音	头可随看到的物品或听到的声音转动180°，注意自己的手
4个月	扶住髋部时能坐，可以在俯卧位时用两手支持，抬起脚部，手能握持玩具	笑出声	试抓面前玩具，能玩自己的手，见食物表示喜悦，能较有意识地哭、笑
5个月	扶其腋下能站直，可用两手各握一玩具	能喃喃地发出单调的音节	能伸手取物、辨别人声
6个月	能短暂独坐，用手摇玩具		能识别熟人和陌生人，能拿面前的玩具玩或握住自己的足玩

续表

年龄	粗细动作	语言	适应周围人物的能力与行为
7个月	会翻身,独坐较久,能将玩具从一手换到另一手	能发出"爸爸"、"妈妈"等复音,但无意识	能听懂自己的名字,能自己握住饼干吃
8个月	会爬,会坐起和躺下,会扶着栏杆站起来,会拍手	会重复大人所发的简单音节	注意观察大人的行动,开始认识物体,两手会传递玩具
9个月	试着独站,会从抽屉中取出玩具	能懂"再见"等较复杂的语句	见熟人会伸出手来要人抱
10～11个月	能独站片刻,扶椅或推车走几步,能用手指拿东西	开始用单词,一个单词表示很多意义	能模仿成人动作,招手"再见",抱奶瓶
12个月	独走,弯腰拾东西,会将圆圈套在木棍上	能叫出物品名字,如灯、碗,指出自己的手、眼	对人和事物有喜憎之分,穿衣能合作,用杯喝水
15个月	走得好,能蹲着玩,能叠一块积木	能说出几个词和自己的名字	能表示同意不同意
18个月	能爬台阶,有目标地扔皮球	能认识和指出身体各部分	会表示大小便,懂命令。会自己进食
2岁	能双脚跳,手的动作更准确,会用勺子吃饭	会说2～3个字构成的句子	能完成简单的动作,如拾起地上的物品,能表达喜、怒、恐等
3岁	能跑,会骑三轮车,会洗手、洗脸、脱穿简单衣服	能说短歌谣,数几个数	能认识画上的东西,认识男女,称"我",表现自尊心、同情心、怕羞
4岁	能爬梯子,会穿鞋	能唱歌	能画人像,初步思考问题,记忆力强,好发问
5岁	能单独跳,会系鞋带	开始识字	能分辨颜色,数10个数,知物品用途
6～7岁	参加简单劳动,如扫地、独立擦桌子、剪纸、泥塑、结绳等	能讲故事,开始写字	能数几十个数,可简单加减,喜自主,形成性格

（1）视觉:出生后对光感已有反应,强光可以引起闭目,但眼球的运动不协调;3个月时出现头、眼的协调运动,4～5个月时开始认识母亲的面容并能初步分辨颜色。

（2）听觉:胎儿时已有听觉,新生儿出生3～7天后听觉已相当良好,2个月能寻找出声源的方向,3～4个月能辨别母亲的声音,6个月时对父母语言有明显的反应,1岁时能听懂自己的名字。

（3）味觉及嗅觉:出生时味觉发育已很完善,4～5个月甚至对食物轻微的味道改变已很敏感,为味觉发育关键期,此期应适时引入各类食物。出生时嗅觉中枢与神经末梢已发育成熟,3～4个月时能区别愉快与不愉快的气味。

（4）皮肤感觉:皮肤感觉包括触觉、痛觉、温度觉及深感觉等。新生儿触觉很灵敏,如眼、**考点:感知**
口周、手掌及足底等部位的触觉已很灵敏,而前臂、大腿、躯干的触觉则较迟钝。新生儿对痛 觉的发育
觉的反应迟钝,2个月后逐渐改善。出生时温度觉就很灵敏。

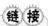

注意幼儿感官功能的训练

（1）听力训练:在人的各种感觉中,首先要训练听力。悦耳的歌声是对孩子最好的刺激,可以听诗歌朗读、唱片。美国语言学家斯特娜夫人认为1～5岁是一生中最有语言才能的时期。

（2）视觉的训练:可以让孩子看各种图画的摹本、雕刻仿制品,教他说其名称。提供各种彩色的小球、积木、塑料玩具等,训练小儿的色彩感觉。

2. 运动功能的发育（图 14-5）　小儿运动分为粗运动和精细运动两类。

（1）粗运动（又称大运动）：小儿 3 个月时会抬头，6～7 个月时能独坐，8 个月时会爬，9～10 个月时会站，1 岁能行走，2 岁会跳，3 岁能快跑。

考点: 运动功能的发育

（2）精细运动（又称小运动）：是指手指的精细运动。小儿 4 个月时两手可以握物，9～10 个月时示指和拇指可以捏起细小的东西，1 岁时可以用笔在纸上乱画，2～3 岁会用筷子，并能解衣扣。

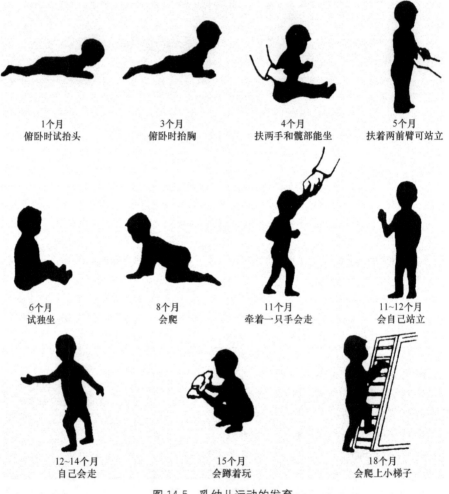

1个月 俯卧时试抬头	3个月 俯卧时抬胸	4个月 扶两手和髋部能坐	5个月 扶着两前臂可站立
6个月 试独坐	8个月 会爬	11个月 牵着一只手会走	11～12个月 会自己站立
12～14个月 自己会走	15个月 会蹲着玩	18个月 会爬上小梯子	

图 14-5　乳幼儿运动的发育

3. **语言的发育**　语言是表达思维和意识的一种形式，它与小儿的智能发育有关系。新生儿会哭，婴儿 1～2 个月开始发喉音，2 个月发"咿""啊""呜"等元音，6 个月时出现辅音，7～8 个月发"爸"、"妈"音，8～10 个月会有意识地叫"爸爸"、"妈妈"（初语）。1 岁时知道自己的名字；2 岁时能说出自己身体各部分，如手、足等，会说 2～3 个字的词组；3～4 岁能说短语，会唱歌；5～6 岁能讲完整的故事。

第 3 节　小儿营养与婴幼儿喂养

案例14-3

　　王女士生了宝宝后刚分泌的乳汁又黄又稠,她母亲说这奶"脏",不能吃,就白白挤掉了,可是后来王女士奶水就一直不够孩子吃。王女士非常着急。

问题: 1. 王女士母亲的说法和做法正确吗?

　　　　2. 如何指导王女士成功实现母乳喂养呢?

　　合理的营养是维持小儿健康成长的重要因素。小儿生长发育迅速,代谢旺盛,所需营养物质较多,而小儿的消化功能尚不成熟,尤其是婴幼儿。因此,合理营养与喂养的问题是儿科护理学的重要课题。

一、小儿营养的需要

(一)小儿能量的需要

小儿能量需要包括 5 个方面。

1. **基础代谢**　指在清醒、安静及空腹状况下,于 18~25℃环境中,人体为了维持生命,各器官进行最基本的生理活动所消耗的能量。小儿基础代谢的能量需要量较成人高,并随年龄增长、体表面积的增加逐渐减少。小儿基础代谢所耗的能量占人体所耗总能量的 50%~60%。

2. **食物的特殊动力作用**　指进食后食物的消化、吸收所需要的热量。婴儿饮食中含蛋白质较多,消耗热量也较多,可占总热量 7%~8%,年长儿约占 5%。

3. **生长发育所需**　本项能量消耗为小儿所特有,所需能量与生长速度成正比。婴儿此项能量占总能量的 25%~30%,以后逐渐降低,至青春期又增多。

4. **活动所需**　主要为肌肉活动所需,这部分个体差异较大。哭闹、活动的孩子比安静的孩子多 3~4 倍。

5. **排泄损失**　一般不超过 10%,但腹泻时,此项热量丢失大增。

上述 5 个方面能量的总和即为小儿机体每日所需的总热量。1 岁以内到 460kJ (110kcal)/(kg·d),以后每增长 3 岁,减去 42kJ(10kcal)/(kg·d),至 15 岁时为 250kJ (60kcal)/(kg·d)。

考点: 能量需要的 5 个方面、婴儿能量日需量

(二)营养素的需要

1. **蛋白质**　是构成人体细胞和组织的重要成分,也是保证生理功能的物质基础。小儿不宜长期摄食单一谷类食物,以免发生蛋白质营养不良。婴儿需蛋白质 2.0~2.5g/(kg·d),所供能量占总能量的 8%~15%。人乳喂养者每日需要 2g/kg;牛乳喂养者每日需 3.5g/kg。蛋白质含量丰富的食物是乳类、蛋、肉、鱼和豆类等。

2. **脂肪**　为脂肪、胆固醇、磷脂的总称,是机体的第二供能营养素。一般认为植物油富含不饱和脂肪酸及必需脂肪酸,对婴儿生长发育十分重要。婴幼儿脂肪需要量为 4~6g/(kg·d),所产能量占总能量的 30%~35%。

3. **糖类**　主要由谷类、根茎类食物以及食糖供给,为供能的主要来源。糖类主要来源于谷类、根茎类食物和水果等。婴儿需要量 10~12g/(kg·d),所产能量占总能量的 50%~60%。

4. **维生素**　可分为脂溶性(维生素 A、D、E、K)与水溶性(维生素 B 和维生素 C 等)两类。

水溶性和脂溶性维生素大多数在体内不能合成,必须由食物中供给。

5. 矿物质　按其含量多少而分为宏量元素(如钾、钠、氯、钙、磷等)和微量元素(如铁、铜、锌等)。

6. 水　所有的新陈代谢和体温调节活动都必须要有水的参与才能完成,为人体内的重要成分。小儿代谢旺盛,需水量相对较多,且年龄越小需水量愈多。婴儿需水量约为150ml/(kg·d),以后每增长3岁,减去25ml/(kg·d)。

考点:营养素的需要

7. 膳食纤维　能增加粪便体积,促进排泄。人体每日必须摄入定量的纤维素。

二、婴儿喂养

(一)母乳喂养

母乳是婴儿最适宜的天然食品,母乳喂养是6个月内婴儿最合理的喂养方式,因此,应大力提倡母乳喂养。

1. 母乳的成分　随母亲产后不同时期而有所改变,可分为初乳、过渡乳、成熟乳和晚乳。每次哺乳时最初分泌的乳汁及最后分泌的乳汁成分相差较多,先分泌的乳汁蛋白质高于脂肪,以后则脂肪越来越高于蛋白质。

(1)初乳是指产后最初7天内分泌的乳汁,量较少,质略稠,色微黄,含蛋白质多而脂肪较少,又富含微量元素及免疫物质(锌及sIgA等),特别适合新生儿的需要。

(2)过渡乳是指产后7~14天所分泌的乳汁,含脂肪最高而蛋白质和矿物质逐渐减少。

(3)成熟乳为第14天~9个月分泌的乳汁,质较稳定,量随乳儿增长而增加。

(4)晚乳是指10个月以后分泌的乳汁,各种营养成分均有所下降,量也减少。

2. 母乳喂养的优点　详见第4章第2节"产褥期妇女的护理"中母乳喂养指导。

3. 母乳喂养的护理

(1)时间:胎儿娩出结扎脐带后即可把婴儿送至母亲怀中吸吮双侧乳房,最迟不超过半小时。生后4个月内坚持纯母乳喂养。在最初1~2个月,可按需喂哺;待婴儿与母亲相互协调后逐渐固定喂哺模式,每2~3小时喂1次,逐渐延长到3~4小时喂1次,夜间逐渐停1次,一昼夜共6~7次;4~5个月可减至5次。每次哺乳时间15~20分钟。

(2)方法:哺乳前先给婴儿换尿布,清洗双手,用温开水拭净乳头,取坐位哺乳最为适宜,让婴儿的头、肩枕于哺乳侧的肘弯,用另一手的示指、中指轻夹乳晕两旁,手掌托住乳房,使婴儿含住大部分乳晕及乳头且能自由地用鼻呼吸。

(3)注意事项:①孕期应做好母乳喂养的心理和生理准备,孕妇在妊娠后期就应经常用湿毛巾擦洗乳头,使乳头能耐受吸吮,不易裂伤。②哺乳期母亲应保持心情愉快和充足的睡眠,同时要加强营养,多进食富含高脂肪、高蛋白质的汤菜,有利于乳汁的分泌。③哺乳时应做到两侧乳房轮流排空,有利于刺激乳汁分泌。④哺乳时应防止乳房阻塞婴儿口鼻,以免发生窒息。哺乳后为了防止溢乳,应将婴儿竖抱,头部紧靠在母亲的肩上,用手掌轻拍背部(图14-6),以助空气排出,然后应将婴儿保持于右侧卧

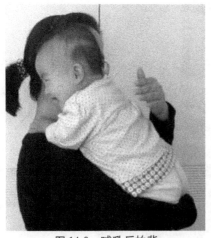

图14-6　哺乳后拍背

位,以防呕吐造成窒息。不要让婴儿养成含着乳头睡觉的不良习惯。⑤乳母患急、慢性传染病、活动性肺结核等消耗性疾病或重症心、肾疾病等均不宜或应暂停母乳喂哺。⑥若乳头裂伤时暂停直接哺乳,用吸乳器将乳汁吸出,消毒后喂与婴儿,并以鱼肝油软膏涂擦乳头,防止感染。若母亲患乳腺炎,应暂停患侧哺乳。

(4)断乳:小儿健康时,一般可自 4～5 个月起,除母乳外添加一些辅助食品,以补充婴儿营养所需,又为断乳做准备。同时逐步减少哺乳次数,一般小儿于 10～12 个月可逐步完全断乳,若遇夏季炎热或婴儿体弱多病而乳母体质好,泌乳量仍处于旺盛状态,也可推迟断乳时间,但最迟不得超过 1 岁半。

促使母乳喂养成功的十点措施

(1)有书面的母乳喂养规定,并常规地传达到全体卫生人员。

(2)对全体卫生人员进行必要的技术培训,使其能实施有关规定。

(3)把有关母乳喂养的好处及处理方法告诉所有的孕妇。

(4)帮助母亲在产后半小时内开奶。

(5)指导母亲如何喂奶以及在需与新生儿分开的情况下如何保持泌乳。

(6)除母乳外,禁止给新生儿吃任何食物或饮料,除非有医学指征。

(7)实行母婴同室,让母亲与婴儿 24 小时在一起。

(8)鼓励按需哺乳。

(9)不要给母乳喂养的新生儿吸人工乳头或使用乳头做安慰物。

(10)加入支持母乳喂养的相关组织,并将出院的母亲转给这些组织。

考点:初乳母乳喂养的优点

(二)混合喂养

因母乳不足或其他原因不能全部以母乳喂养而部分用牛、羊乳或其他代乳品补充者称混合喂养。混合喂养可以分为补授法和代授法。采用代授法的母亲,全日喂哺母乳次数不宜少于 3 次,否则母乳分泌有可能迅速减少。

(三)人工喂养

母亲因各种原因不能亲自哺乳时,可采用其他动物乳(如牛奶、羊奶)或其他代乳品喂养婴儿,称人工喂养。

1. 人工喂养的食品

(1)鲜牛乳:为最常用人工喂养的代乳品,可首先选用。牛乳蛋白质含量较母乳高,以酪蛋白为主,在胃内形成凝块大,不易消化;含不饱和脂肪酸少,不利于消化;含乳糖量少,供能较少;主要为甲型乳糖,有利于大肠埃希菌的生长;钙磷比例不当(1.2:1),不利于钙的吸收;矿物质含量高,加重了肾脏负荷。故喂哺时应先稀释、煮沸、加糖。

(2)其他乳制品及代乳品:①全脂奶粉。按重量 1:8(10g 乳粉加水 80ml)或按容积 1:4(1 匙乳粉加水 4 匙)加开水冲调即成全乳。②配方乳粉(母乳化乳粉)。配方奶粉运用现代化工艺加工,使其营养成尽可能接近母乳。目前已有多种配方乳粉分别适用于不同月龄婴儿。③羊乳。和鲜牛奶成分接近,但比鲜牛奶易消化;由于缺乏叶酸,长期喂哺易引起巨幼红细胞性贫血。④代乳品。豆浆、米粉、代乳粉等。除豆浆外,都不宜长期喂哺,一般作为 3 个月以上婴儿的辅食。

考点:全脂奶粉的调制比例

2. 人工喂养的护理

(1)方法:出生后 1～2 周内的新生儿可用 2:1 乳(鲜牛乳 2 份,加水 1 份),以后逐渐过渡到 3：1 或 4：1 乳,满月后即可用全乳。乳量计算法:即计算牛乳、水及糖的需要量。一般按每日所需热量和液量来计算。

牛乳量计算法:婴儿每日需能量 420～460kJ/kg ,每日需水量 150ml/kg。每 100ml 牛乳加糖 8% 约供能量 420kJ,故按能量需要计算,婴儿每日约需 8% 糖牛乳 100～110ml/kg。例如,3 个月婴儿,体重 5kg,每日需喂 8% 糖牛乳为 110ml/kg×5kg=550ml(鲜牛乳 550ml、糖 44g),每日需水量为 150ml/kg×5kg=750ml,除牛乳外每日尚需供水 200ml。

考点:牛奶量的计算方法

人工喂养的哺喂次数与母乳喂养相同。用乳瓶喂哺,橡皮乳头孔的大小合适(按月龄选择),然后将乳汁试温以不烫手为合适(以手背为准)。抱起婴儿置膝上,使之半卧位姿势喂哺。将乳头接触婴儿口角,当婴儿开口时,再将乳头放在其舌上,使乳瓶角度恰好能使乳汁充满乳头,然后再喂乳。每次喂哺时间持续 15～20 分钟。授乳结束时,参照母乳喂养法。全日乳量可一次调配后分装于数乳瓶,存放于冰箱内冷藏,每次一瓶,食前温热后喂哺,也可分次冲调。

(2) 注意事项:婴儿食品应以乳品或乳制品为主。同时注意调制的浓度和量,不要过稀、过浓或太少、太多,以免引起营养不良或消化功能紊乱而致腹泻。喂乳时要特别重视消毒,配乳及喂乳前均须洗净双手。乳瓶、乳头、匙、盆、碗、杯等食具,每次用后都要刷洗干净,置锅内煮沸消毒,乳头待水开后再放入煮沸 5 分钟以上。也可将每天所需乳瓶、乳头集中一次消毒备用。乳瓶中剩余乳汁不宜下顿再喂,以防变质。调配的乳量以略超出计算量为好,因婴儿每次食量可能时多时少。此外,人工喂养时应由母亲亲自喂哺,可增加母亲与婴儿间的接触与沟通,有利于婴儿心理发展。

(四)婴儿食物转化

婴儿期随着生长发育的逐渐成熟,饮食由出生时的纯乳类向成人的固体食物转换。过渡时期食物常称之换乳食物,亦称辅食或断乳食物。这个时期婴儿要逐渐接受成人固体食物,培养婴儿对各类食物的喜爱和自己进食的能力。

1. 添加辅助食品的原则

(1) 由少到多:使婴儿有一个适应过程。如添加蛋黄,先由 1/4 个开始,5～7 天后如无不良反应可增加到 1/3～1/2,以后逐渐增至 1 个。

(2) 由稀到稠:如从乳类开始到稀粥,再增稠到软饭。

(3) 由细到粗:如蔬菜应从菜汤到菜泥,乳牙萌出后可试食碎菜。

(4) 由一种到多种:习惯一种食物后再添加另一种,不能同时添加几种。

(5) 应在婴儿健康、消化功能正常时逐步添加。

2. 添加辅助食品的顺序(表 14-2) 应根据小儿生长发育所需及消化吸收功能成熟情况,按月龄依次添加各类辅助食品。

表 14-2 添加辅食的顺序

考点:辅食添加原则和顺序

月 龄	食 品
<3 个月	鱼肝油、水果汁、菜汤
4～6 个月	米汤、米糊、蛋黄、菜泥、苹果泥、鱼泥
7～9 个月	粥、烂面、饼干、馍片、土豆、蛋、鱼、肝、肉末、豆腐、碎菜
10～12 个月	粥、软饭、面条、豆制品、碎菜、碎肉、带馅食品

三、幼儿膳食

幼儿期小儿乳牙逐渐出齐,咀嚼功能逐渐增强,饮食由乳类转向混合膳食,并逐步接近成人饮食。应注意供给足够的能量和优质蛋白,所需总能量为 360～400kJ/(kg·d)。每日 3 次正餐加上、下午点心各一次,并给予 1～2 杯牛乳或豆浆,以及鱼、肉、蛋、豆制品、蔬菜、水果等各种食物,食品须多样化,粗、细粮及荤、素菜平衡搭配。在制备和烹调食物时,要注意色、香、味、形,以及碎、细、软、烂,以适应小儿的咀嚼和消化能力。

要创造良好的进食环境,进食前避免剧烈活动,桌椅高低合适,餐具便于使用,食物温度适宜。同时应注意培养小儿的饮食习惯,做到进餐定时、定量、不挑食、不偏食,少吃零食、甜食和黏性食品等。

第 4 节　小儿用药

案例14-4

邱女士 3 个月前在医院顺利分娩一健康男婴,平日里小家伙活泼好动,这几天一反常态变成了"瞌睡虫",连喂乳时也闭着双眼。经过医生检查,确定宝宝的情况是某些镇静类药物在作怪。邱女士不明白:宝宝天天母乳喂养,什么时候吃过药啊? 经医生详细追问,邱女士才想起来,近段时间由于照顾宝宝很辛苦,睡眠不好,便自己到医院开了一些安眠药,可没想药物会通过母乳喂养被宝宝吸收。

问题:各年龄期小儿用药有什么特点?

药物治疗是儿科综合治疗措施的重要组成部分。药物虽有防治疾病的有利方面,但也有产生不良反应的有害方面。因此,合理、正确的用药往往会在治疗中起到关键性作用。使用药物时,必须了解药物的性能、毒副作用等,用药时认真核对药物的剂量,给药途径和配伍禁忌等,并密切关注药物的毒副作用。

一、小儿药量计算法

（一）根据体重计算法

目前临床应用广泛,为最基本的计算方法。患儿体重应以实际测得值为准。年长儿按体重计算如已超过成人剂量则以成人量为限。其计算公式为:

每日(次)剂量=体重(kg)×每千克体重所需药量

（二）根据年龄计算法

每日(次)剂量=年龄(岁)×每岁所需药量

（三）根据体表面积计算法

每日(次)剂量=体表面积(m²)×每日(次)每平方米体表面积所需药量

（四）根据成人量折算法

小儿剂量=成人剂量×小儿体重(kg)÷50

若为注射药物,护士还须准确、熟练地将医嘱的药量换算为抽取注射用液量。

在不断实践中,护士可根据具体情况与自己的经验,灵活运用换算方法。无论采用何种方法,都必须认真地计算与仔细地核对,严防出现差错。

链接

药量的计算

如果患儿需肌内注射地西泮(安定)2mg,其针剂规格为每支 10mg/2ml,该小儿注射该药液量应为 2mg/10mg×2ml=0.4ml。

考点:根据体重计算药量法

二、给药方法

（一）口服法

口服法是最常用的给药方法。婴幼儿通常选用糖浆、水剂及冲剂。如是片剂应研成粉状，服用时加少量糖水或果汁，不要与乳汁或其他食物混合。喂药时最好将患儿抱起或头抬高，垫上手帕，用拇指按压其下颏，使之张口，用小勺喂，或用滴管滴入，一次不能过多，待咽下后再继续喂，以免呛咳将药吐出。年长儿可用片剂或胶囊，训练和鼓励患儿自愿服药，并应在其服药后再离去以免误服或不服。

（二）注射法

注射法比口服法奏效快，但对小儿刺激较大；对较大儿童进行解释、鼓励、减少其恐慌心理，取得合作。年长儿采用"两快一慢"，即进针快、拔针快、注射慢。若婴幼儿不合作，采用"三快法"，即进针、注射、拔针均快，缩短哭闹挣扎时间，以免发生断针等意外。肌内注射部位多选在臀大肌外上方。现在多用静脉滴注，配药前应明确药物配伍禁忌，静脉穿刺后注意局部固定，保持静脉的通畅，防止药物外渗皮下，并根据年龄大小、病种、病情严重程度控制滴速，避免短时间内进液过多。

（三）外用法

外用法以软膏为多，也有采用水剂、混悬剂、粉剂。要避免小儿用手抓摸药物，误入眼、口引起意外。

（四）其他方法

如患儿神志不清、昏迷不能吞咽药物时，可通过鼻饲管将药物注入。

三、小儿液体疗法

（一）小儿液体平衡特点

1. 体液总量与分布　体液的总量分布于血浆、间质和细胞内，前两者合称为细胞外液。年龄愈小，体液总量相对愈多。主要是间质液的比例较高，而血浆和细胞内液量的比例则与成人相近（表14-3）。

表14-3　不同年龄小儿的体液分布（占体重的%）

| 年龄 | 总量 | 细胞外液 | | 细胞内液 |
		血浆	间质液	
新生儿	78	6	37	35
1岁	70	5	25	40
2～14岁	65	5	20	40
成人	55～65	5	10～15	40～45

2. 水代谢的特点　年龄愈小，出入量相对愈多。婴儿体内水的交换率比成人快3～4倍，加上婴儿对缺水的耐受力差，在病理情况下如呕吐、腹泻等，易发生脱水。

3. 体液的电解质成分　小儿体液电解质成分与成人相似。新生儿生后数日血钾、氯和磷偏高，血钠、钙和碳酸氢盐偏低。

4. 体液调节功能不成熟　小儿体液调节功能较成人差，并且小儿的体表面积相对较大，体液代谢又较旺盛,故易发生水和电解质紊乱。

（二）常用溶液及其配制

1. 非电解质溶液　常用 5％和 10％葡萄糖液,前者为等渗溶液,后者为高渗溶液。葡萄糖液只能供给能量,不能起到维持血浆渗透压的作用,可视为无张力的液体。主要用于补充水分和供给热量。

考点:小儿体液代谢的特点

2. 电解质溶液　用于补充损失液体所需的电解质,纠正体液渗透压和酸、碱平衡失调。

（1）0.9％氯化钠溶液（生理盐水）:与血浆离子渗透压近似,为等渗液。此溶液中氯远比血浆浓度（103mmol/L）高,故大量输入 0.9％氯化钠溶液可引起高氯性酸中毒。

（2）高渗氯化钠溶液:常用的有 3％氯化钠溶液和 10％氯化钠溶液,均为高浓度电解质溶液,3％氯化钠溶液用于纠正低钠血症,10％氯化钠溶液用以配制各种混合液。

（3）5％碳酸氢钠溶液:为高渗溶液,可直接增加缓冲碱,纠正酸中毒的作用迅速,但不良反应较大,小婴儿慎用。用 5％或 10％葡萄糖溶液稀释 3.5 倍即为 1.4％碳酸氢钠溶液,系等渗溶液。

（4）10％氯化钾溶液:用于纠正低钾血症。配制成 0.2％～0.3％浓度,静脉缓慢输入。切不可静脉直推,否则有发生心肌抑制、心搏骤停的危险。

3. 混合溶液　将各种溶液按不同比例配成混合溶液,目的是减少或避免各自的缺点,而更适合于液体疗法的需要。几种常用混合溶液的简便配制方法如下。

（1）1∶1 溶液:1 份 0.9％氯化钠溶液和 1 份 5％～10％葡萄糖溶液配制而成,为血浆渗透压的一半即 1/2 张液,常用于轻、中度等渗性脱水。

（2）2∶1 溶液:2 份 0.9％氯化钠溶液和 1 份 1.4％碳酸氢钠溶液组成,Na^+ 与 Cl^- 之比为 3∶2,与血浆相近,为等渗液,常用于重度脱水及低血容量休克的扩容。

（3）2∶3∶1 液:2 份 0.9％氯化钠溶液,3 份 5％～10％葡萄糖溶液和 1 份 1.4％碳酸氢钠溶液组成,为 1/2 张液,用于轻、中度等渗性脱水。

（4）4∶3∶2 液:4 份 0.9％氯化钠溶液,3 份 5％～10％葡萄糖溶液和 2 份 1.4％碳酸氢钠溶液组成,为 2/3 张液,常用于低渗性脱水。

考点:常用溶液及其配制

（5）口服补液盐（简称 ORS 液）:是世界卫生组织推荐用于治疗急性腹泻合并脱水的一种口服液。经大量临床试验证明有明显疗效。其配方为:氯化钠 0.35g,碳酸氢钠 0.25g,氯化钾 0.15g,葡萄糖 2.0g,加温开水 100ml 溶化,分次口服。约为 2/3 张液。

（三）液体疗法

液体疗法的目的是维持或恢复正常的体液容量和成分,以保证正常的生理功能。其基本原则是要正确掌握补液过程中的"三定"（定量、定性、定速）问题,遵循"三先"（先快后慢、先浓后淡、先盐后糖）及"两先"（见尿补钾、防惊补钙或补镁）等原则。

1. 口服补液　适用于预防脱水及轻、中度脱水的患儿。选用口服补液盐（ORS）液口服,轻度脱水 50～80ml/kg,中度脱水 80～100ml/kg,要求少量频服。

2. 静脉补液　适用于中度以上或吐泻严重的患儿。

（1）补液总量:包括 3 部分,即累积损失量、继续损失量及供给每日生理需要量。

（2）补液种类:主要根据脱水性质而定。通常低渗性脱水用 2/3 张含钠液（4∶3∶2 液）;等渗性脱水用 1/2 张含钠液（2∶3∶1 液）;高渗性脱水用 1/3～1/5 张含钠液（1∶2 液或 1∶4 液）。婴儿时期腹泻病脱水性质不明时多按等渗性脱水处理。

（3）补液速度：要根据脱水的程度和性质确定，原则上先快后慢。重度脱水伴有周围循环衰竭时，首先迅速滴入或直接静脉推注等张含钠液（0.9％氯化钠溶液或2∶1液），以迅速扩充血容量，纠正休克，然后再继续输液。低渗性脱水时输液速度应快些，高渗性脱水时速度宜慢些，否则易发生惊厥。一般累积损失量（约为补液总量的1/2）应于8～12小时补足（滴速为每小时8～10ml/kg），继续损失量、生理需要量则在补充累积损失量后的12～16小时内均匀滴入（滴速为每小时约5ml/kg）。在补液过程中还要随时根据患儿病情的变化调节速度。

考点： 液体疗法的原则和方法

（四）静脉输液的护理

1. 输液前

（1）评估患儿病情，明确输液目的，熟悉液体成分及配制方法。

（2）严格按照无菌操作规则做好输液前的准备工作。

（3）严格核对患儿姓名、床号及药物（药名、剂量、浓度、有效期）等。

（4）向患儿家长及较大患儿本人说明输液目的，缓解或消除其紧张情绪，以取得他们的合作。

2. 输液中注意事项

（1）按医嘱要求全面安排24小时的液体总量，并本着急需先补、先快后慢、见尿补钾的原则分期分批输入。

（2）严格掌握输液速度，明确每小时应输入量，计算每分钟输液滴数，并随时检查，防止输液速度过快或过缓。

（3）认真观察病情变化，细心做好护理，注意观察患儿神志、皮肤弹性、及前囟凹陷程度、尿量、呕吐、腹泻等病情演变，若补液合理，一般于补液后3～4小时患儿开始排尿，表明血容量开始恢复，其他脱水体征逐渐消失。

（4）注意观察生命体征：包括体温、脉搏、血压、呼吸、精神状况，若出现烦躁不安、脉率增快、呼吸加快等，应警惕是否有输液量过多或输液速度太快、发生心力衰竭和肺水肿等严重后果，一旦发现异常情况，应及时报告医生。

考点： 静脉补液的护理

（5）计算液体出入量：认真记录并计算24小时液体的入量和出量，可指导及调整输注液量。

3. 不同疾病补液中应注意的问题

（1）新生儿：新生儿液体疗法时应控制补液总量，电解质含量应适当减少，速度应缓慢，除急需扩充血容量者外，一般每小时不应超过10ml/kg。正常新生儿血钾偏高，生后7日内一般不需补钾。若补液快、渗透压高，可致肺水肿、脑水肿、颅内出血及惊厥。

（2）婴幼儿肺炎：特别是重症肺炎患儿，应尽量口服补液。若因脱水、电解质紊乱必须静脉补液时：①补液总量应控制在每日生理需要的最低量，为60～80ml/(kg·d)。②输液速度宜缓慢，一般控制在每小时5ml/kg。③浓度不宜过高，一般1/3～1/4张含钠液。④对伴有酸中毒者，应以改善肺的气体交换为主，尽量少用碱性溶液。

（3）重度营养不良伴腹泻：估算补液量时，一般按现有体重计算后，减少总量的1/3；患儿脱水多为低渗性脱水，血钠、钾、钙、镁等偏低，宜补2/3张含钠液；且补液速度宜慢；肝功能较差，宜用碳酸氢钠，而不用乳酸钠；注意补钾、钙、镁；用10％葡萄糖溶液，防止发生低血糖。

第5节　计 划 免 疫

一、计划免疫实施程序

　　计划免疫是根据儿童的免疫特点和传染病发生的情况制定的免疫程序(表 14-4),通过有计划地使用生物制品进行预防接种,以提高人群的免疫水平,达到控制和消灭传染病的目的。我国明确规定:中华人民共和国境内的任何人均应按照有关规定接受预防接种。婴儿必须在 1 岁内完成卡介苗、脊髓灰质炎三价混合疫苗、百日咳、白喉、破伤风类毒素混合制剂、麻疹减毒疫苗及乙型肝炎病毒疫苗接种的基础免疫。对儿童实施预防接种证制度,使预防接种能够准确、及时地进行,避免发生错种、漏种和重种,确保计划免疫按时完成。

表 14-4　小儿计划免疫实施程序表

免疫源	初种年龄	接种途径	复种
卡介苗	生后 2～3 天到 2 个月内	皮内注射	7 岁、12 岁、PPD 阴性
脊髓灰质炎减毒糖丸活疫苗	2 个月以上: 第一次 2 个月 第二次 3 个月 第三次 4 个月	口服	4 岁
百白破混合制剂	3 个月以上: 第一次 3 个月 第二次 4 个月 第三次 5 个月	皮下注射	1.5～2 岁、7 岁(白破二联类毒素)
麻疹减毒活疫苗	8 个月以上	皮下注射	7 岁
乙型肝炎疫苗	第一次出生 24 小时 第二次 1 个月 第三次 6 个月	肌内注射	

考点:小儿计划免疫实施程序

二、预防接种的注意事项

(一)接种准备工作

　　工作人员首先了解疫苗说明书的全部内容,还要询问小儿有无过敏史,同时做好用具消毒和抢救药品的准备工作。

(二)预防接种的禁忌证

　　1. 患有自身免疫性疾病和先天性免疫缺陷的患儿。

　　2. 接受免疫抑制剂治疗期间(如放疗、化疗、糖皮质激素、抗代谢药物和细胞毒性药物)。

　　3. 急性传染病及恢复期的小儿。

　　4. 有慢性消耗性疾病,或者患有心脏病、肝肾疾病及其他严重疾病者。

　　5. 有癫痫、惊厥者禁用百日咳菌苗;有神经系统疾病的患儿不能接种流行性乙型脑炎、流行性脑脊髓膜炎和含百日咳成分的疫苗;发热、腹泻患儿忌用脊髓灰质炎疫苗;湿疹和皮肤病患儿不宜用卡介苗。

口服糖丸应注意些什么

口服脊髓灰质炎减毒活疫苗（糖丸）是消灭小儿麻痹症的最有力的措施。服用这种疫苗要注意以下几点：乳儿喂服糖丸后，不能立即喂母乳，以免疫苗达不到应有的免疫效果；口服糖丸应用凉开水送服，忌用热水，以免将活性疫苗病毒杀死，影响免疫效果；另外，空腹情况下喂服糖丸，最有利于胃肠黏膜的充分吸收，故服食糖丸前、后半小时不要再饮水或进食。

6. 有明确过敏史小儿慎用动物血清制品，吃鸡蛋过敏的小儿不应接种某些用鸡胚组织制作的疫苗。

7. 各种制品的特殊禁忌应严格按照使用说明执行。掌握疫苗的接种剂量，严格执行操作规程，严格无菌操作，每人用一个注射器，防止交叉感染。

（三）接种后可能引起反应的护理

1. **局部反应** 接种 1～2 天内局部可出现红、肿、热、痛现象，一般不需处理；较重的局部反应可用清洁的毛巾热敷局部，每日数次，每次 10～15 分钟；严重反应可酌情给小剂量的解热镇痛药。卡介苗出现的局部反应严禁热敷。

2. **全身反应** 如接种后 24 小时体温在 37.5～38.5℃，一般不需特殊处理，可自行恢复。个别小儿可高热 39℃ 以上，应进行对症处理，如局部冷敷、多饮水。少数小儿可伴有恶心、呕吐、腹痛、腹泻和全身不适等反应，这时应密切观察情况变化，对症处理，必要时到医院就诊。

3. **过敏性休克** 于注射后数分钟内出现烦躁、面色苍白、口周发绀、四肢湿冷、呼吸困难、脉搏细数、恶心、呕吐、血压下降、惊厥甚至昏迷。此时应立即让小儿平卧，头稍低，并立即皮下或静脉注射 1:1000 的肾上腺素 0.5～1ml，必要时重复注射，同时吸氧，待病情稳定立即转院抢救。

4. **昏厥** 如注射后小儿出现头晕、心悸、面色苍白、出冷汗、手足冰凉、心率快，甚至神志不清等症状，此种情况往往是惧怕打针、精神紧张和恐惧而引起。应立即让小儿平卧、头稍低，喝些糖水，保持安静，短时间即可恢复正常。

5. **过敏性药疹** 少数小儿接种后可出现过敏性药疹，荨麻疹多见，经服用抗组胺药后可痊愈。

1. 小儿根据年龄特点分为 7 个期，即胎儿期、新生儿期、婴儿期、幼儿期、学龄前期、学龄期和青春期。其中婴儿期是生长发育最迅速的时期。

2. 小儿的生长发育是一个动态过程，并且遵循一定的规律，可以通过监测体重、身长、头围、胸围等指标来客观评价小儿的生长发育情况。

3. 小儿时期生长发育迅速，需要营养物质多，婴儿所需热量 100～110kcal/（kg·d），随年龄增长需要量逐渐减少。婴儿期喂养以乳类为主，母乳具有营养丰富，易消化吸收，有增进免疫的功能，且经济方便卫生，是婴儿最理想的天然食品。

4. 小儿体液调节功能差，易出现水、电解质、酸碱平衡紊乱，以至危及生命。液体疗法的目的就是维持或恢复正常的体液容量和成分，以保证正常的生理功能。小儿不同疾病的液体疗法有不同的特点。

5. 指导预防接种和合理用药。

自 测 题

A₁ 型题

1. 小儿年龄分期,正确的是(　　)
   A. 围生期,生后脐带结扎至生后 7 天
   B. 婴儿期,生后至满 2 岁前
   C. 新生儿期,生后脐带结扎至生后 56 天
   D. 幼儿期,生后满 1 岁至满 3 岁之前
   E. 学龄前期,生后 5 岁至满 7 岁之前

2. 正常小儿运动功能发育,不正确的为(　　)
   A. 2 个月时能抬头　　B. 6 个月会独坐
   C. 8 个月能独站　　　D. 12 个月能独走
   E. 18 个月能爬台阶

3. 小儿生长发育的一般规律,不正确的为(　　)
   A. 由上到下　　　　B. 由远到近
   C. 由粗到细　　　　D. 由低级到高级
   E. 由简单到复杂

4. 开始会用勺子吃饭,会说 2～3 个字构成的句子,能双脚跳,年龄应在(　　)
   A. 1 岁半　　　B. 2 岁　　　C. 3 岁
   D. 3 岁半　　　E. 4 岁

5. 婴儿期生长发育最大特点是(　　)
   A. 生长发育最迅速
   B. 自身免疫功能发育成熟
   C. 内分泌调节不稳定
   D. 生殖系统发育,并渐成熟
   E. 体温调节稳定

6. 新生儿期特点,不正确的为(　　)
   A. 生理调节和适应能力较差
   B. 易发生体温不升、体重不增和感染
   C. 易出现与妊娠、分娩有关的问题
   D. 发病率高,病死率也高
   E. 加强体格锻炼,预防各种疾病

7. 青春期最大的特点是(　　)
   A. 体格生长发育最为迅速
   B. 生殖系统迅速发育
   C. 神经内分泌调节已稳定
   D. 易罹患免疫性疾病
   E. 依赖性心理强

8. 正常小儿母乳喂养方法中,不妥的为(　　)
   A. 生后半小时开始喂奶
   B. 坚持按需喂母乳
   C. 每次哺乳时间不超过 10 分钟

D. 每次吸完一侧乳房再吸另一侧
E. 哺乳后抱起婴儿轻拍其背

9. 全脂奶粉加水稀释为全牛乳,正确的为(　　)
   A. 1 容量乳粉加 3 容量水
   B. 1 容量乳粉加 4 容量水
   C. 1 容量乳粉加 2 容量水
   D. 1 容量乳粉加 6 容量水
   E. 1 容量乳粉加 8 容量水

10. 在小儿计划免疫中,以下哪项不属于基础免疫制品?(　　)
    A. 卡介苗　　　　　B. 百白破联合制剂
    C. 脊髓灰质炎疫苗　D. 麻疹疫苗
    E. 乙脑疫苗

11. 脱水患儿,血清钠 140mmol/L,纠正累积损失量应选用(　　)
    A. 1∶4 液　　B. 2∶1 液　　C. 2∶3∶1 液
    D. 4∶3∶2 液　E. 5% 葡萄糖溶液

12. 小儿肺炎补液,不正确的为(　　)
    A. 总量每天控制在 60～80ml/kg
    B. 输液速度一般控制在 5ml/(kg·d)
    C. 浓度一般为 1/4～1/3 张含钠液
    D. 伴有呼吸性酸中毒者先补碱性液体
    E. 不宜补钾

13. 补液原则不正确的为(　　)
    A. 先快后慢　B. 先浓后淡　C. 先糖后盐
    D. 见尿补钾　E. 适时补钙、镁

14. 衡量小儿生长发育重要指标为体重,下列说法错误的是(　　)
    A. 新生儿出生体重平均为 3kg
    B. 生后半年每月增长 0.25kg
    C. 生后前半年每月增长 0.7kg
    D. 2 周岁约为出生体重的 4 倍
    E. 2 岁后每年平均增长 1.5kg

15. 以下添加辅食的原则错误的是(　　)
    A. 根据小儿营养需要及消化功能添加
    B. 由少到多
    C. 由粗到细
    D. 由稀到稠
    E. 由一种到多种

A₂ 型题

16. 一健康小儿,体重 18kg,身长 105cm,其年龄约

为（   ）

A. 3岁　　　　B. 4岁　　　　C. 5岁

D. 6岁　　　　E. 7岁

17. 2岁小儿,体重12kg,经询问法行膳食调查,结果如下:每天摄入总能量1300kcal,其中蛋白质供能占15%,脂肪供能占35%,糖类供能占50%。正确的膳食评价是(   )

A. 总能量摄入符合要求,三大产能营养素供给比例合理

B. 总能量摄入严重不足,三大产能营养素供给比例不合理

C. 总能量摄入严重不足,三大产能营养素供给比例合理

D. 总能量摄入严重超标,三大产能营养素供给比例合理

E. 总能量摄入符合要求,三大产能营养素供给

比例不合理

18. 张小宝,男,1岁,生长发育正常,下列哪项与此小儿不符?（   ）

A. 体重9kg　　B. 身长75cm　C. 乳牙6颗

D. 胸围44cm　E. 前囟闭合

19. 李奶奶的孙子,10个月,按小儿乳牙萌出公式推算,应萌出乳牙（   ）

A. 2～4颗　　B. 4～6颗　　C. 6～8颗

D. 8～10颗　　E. 10～12颗

20. 姚女士来到儿童保健门诊咨询有关小儿前囟的问题,她的描述哪项是错误的（   ）

A. 出生时为1.5～2.0cm(两对边中点连线)

B. 生后数月随头围增大而略增大

C. 至1～1.5岁时闭合

D. 前囟闭合过迟见于小头畸形

E. 前囟饱满、紧张、隆起表示颅内压增高

（段慧琴）

第15章

新生儿与新生儿疾病患儿的护理

十月怀胎，一朝分娩。2周前，伴随着一声响亮的啼哭，华华顺利娩出一个重3400g的男婴，全家人都非常高兴。尽管有婆婆帮忙，可照顾这个新生宝宝，还是让华华两口子手忙脚乱、不知所措，应如何喂养新生儿呢？新生儿的"马牙"要割治吗？男婴怎么会有乳腺肿大呢？学习了本章内容，相信你一定会明白的。

第1节　正常足月新生儿及早产儿的特点及护理

案例15-1

某孕妇怀孕39周顺产娩出一个男婴，体重3900g，身长54cm。娩出后婴儿哭声响亮，四肢呈屈曲状，Apgar评分9分。

问题：1. 该男婴是正常足月新生儿吗？
2. 对该婴儿如何进行护理？

新生儿是胎儿期的延续，又是人类发育的基础阶段，此期小儿刚刚脱离母体开始独立生活，机体内外环境发生了巨大的变化，各系统、器官发育不完善，适应外界环境能力差，其生活能力低下，易患各种疾病，是儿科发病率和病死率最高的时期。新生儿的分类如下。

（一）根据胎龄分类

1. 足月儿　指胎龄≥37周至<42周出生的新生儿。

2. 早产儿　指胎龄≥28周至<37周出生的新生儿。

3. 过期产儿　指胎龄≥42周出生的新生儿。

考点：足月儿、早产儿、过期产儿

（二）根据出生体重分类

1. 正常出生体重儿　指出生体重为2500～4000g的新生儿。

2. 低出生体重儿　指出生1小时内体重不足2500g的新生儿。不论是否足月或过期，其中大多数为早产儿或小于胎龄儿；凡体重不足1500g者称极低出生体重儿，体重不足1000g者称超低出生体重儿或微小儿。

考点：正常出生体重儿

3. 巨大儿　指出生体重>4000g的新生儿，包括正常和有疾病的新生儿。

（三）根据出生体重和胎龄的关系分类

1. 小于胎龄儿　指出生体重在同胎龄平均体重的第10百分位以下的新生儿。胎龄已足月而出生体重<2500g的新生儿称足月小样儿，是小于胎龄儿中最常见的一种。

考点：足月小样儿

2. 适于胎龄儿　指出生体重在同胎龄平均体重的第10～90百分位的新生儿。

3. 大于胎龄儿　指出生体重在同胎龄平均体重的第90百分位以上的新生儿。

（四）高危儿

高危儿指已经发生或可能发生危重情况而需要特殊监护的新生儿。包括：①出生时异常的新生儿,如出生时窒息(Apgar 评分<7 分)、早产儿、极低出生体重儿、小于胎龄儿、大于胎龄儿、脐带绕颈、产伤、各种先天性严重畸形和疾病等。②母亲有异常妊娠史的新生儿,如母亲有糖尿病史,孕期阴道流血史,感染史,孕期吸烟、吸毒、酗酒史,妊娠期高血压疾病过去有死胎、死产史等。③母亲有异常分娩史的新生儿,如羊膜早破、羊水胎粪污染、各种难产、手术产、急产、产程延长、分娩过程中使用镇静剂和止痛药物史等。

正常足月新生儿的特点及护理

正常足月新生儿是指胎龄≥37 周至<42 周,出生体重≥2500g 至≤4000g(平均 3000g),身长在 47cm 以上(平均 50cm),无任何畸形和疾病的活产婴儿。

一、护 理 评 估

(一)健康史

考点:正常足月新生儿的概念

由于新生儿刚刚脱离母体开始独立生活,所处的内、外环境发生了巨大的变化,加之各器官功能发育不完善,适应能力差,若保暖、喂养、护理不当,以及消毒隔离制度不严,均可成为引起新生儿疾病的原因。

(二)身心状况

1. 症状评估　向家长了解新生儿出生时的情况,出生体重、身长及目前哺乳、睡眠、大小便、哭声等情况。

2. 护理体检　根据正常足月新生儿的特点,观察新生儿的发育、营养状况;注意观察新生儿的一般情况,如面色、精神、哭声是否正常;观察新生儿的体温、脉搏、呼吸是否正常;检查皮肤有无黄疸、脓疱、臀部、颈部、腋下等皮肤皱折处有无潮红或糜烂,脐部有无感染和渗液;检查新生儿有无畸形等。

3. 社会心理状态　初生的新生儿已表现出对母亲给予的各种形式的爱做出回应。初做父母的双亲由于缺乏护理新生儿的知识,不知道怎样抱持、安抚新生儿以及给新生儿哺喂、沐浴、穿衣、换尿布,不知道新生儿表示饥饿、尿湿或不适、疼痛的反应,故常在护理新生儿时,感到紧张,甚至胆怯。

(三)辅助检查资料

查阅血常规检查结果等。

二、护 理 问 题

考点:新生儿的护理问题

1. 有体温改变的危险　与体温调节功能不成熟有关。
2. 有感染的危险　与免疫功能不完善、脐部或交叉感染有关。
3. 有窒息的危险　与易溢奶和呕吐有关。

三、预 期 目 标

1. 新生儿体温在正常范围。
2. 新生儿食欲正常,白细胞总数在正常范围。
3. 新生儿呼吸频率、节律正常。

四、护 理 措 施

(一)生活护理

1. 维持新生儿体温正常　新生儿体温调节功能不完善,环境温度过高或过低都对新生儿健康造成损害。婴儿最适宜的环境温度是中性温度。

2. 喂养　提倡母乳喂养,母乳最适合婴儿的消化及吸收能力。正常足月新生儿出生后半小时内就可吸吮母亲乳头,正常的哺乳在第1～2天可每日8～9次,第3天起则宜按需授乳。

3. 体位　一般取右侧卧位,如仰卧位要避免颈部前屈或过度后仰;俯卧位时要有专人看护,防止窒息。检查新生儿鼻孔是否通畅,清除鼻孔内的分泌物。

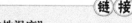

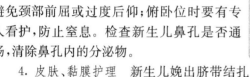

"中性温度"

中性温度指在一种适宜的环境温度下,机体耗氧量最少,代谢率最低,蒸发散热量亦少,又能保持正常的体温。在这个温度下,新生儿不需消耗额外的能量来产热或降温,更多的能量被用于生长发育。正常足月新生儿在穿衣、包裹棉被的情况下,室内温度保持在22～24℃,相对湿度达55%～65%,即可达到中性温度。

4. 皮肤、黏膜护理　新生儿娩出脐带结扎后立即用纱布沾温水将皮肤皱褶处的血渍和胎脂拭去。体温稳定后即可沐浴,每日沐浴1次。要勤换尿布,每次排便后用温开水冲洗臀部、拭干,必要时涂消毒植物油,以防尿布皮炎。口腔黏膜不宜擦洗,喂乳后宜喂温开水,以保持口腔清洁。

5. 衣服宜宽大、质软,不用纽扣,易穿、易脱。应选用柔软、吸水性强的尿布。

(二)预防感染

1. 清理呼吸道　新生儿娩出开始呼吸前,应迅速清除口、鼻部的黏液及羊水,保持呼吸道通畅,以免引起吸入性肺炎。

2. 脐部护理　脐部应保持清洁干燥,若无渗血,不宜任意解开包扎。脐带脱落后,脐窝有渗出物,可涂75%乙醇溶液保持干燥;有脓性分泌物,先用3%过氧化氢溶液清洗,然后涂2%碘酊溶液。

3. 预防接种　一般出生24小时后新生儿接种卡介苗。出生后24小时内、1个月和6个月时各注射乙肝疫苗,以预防乙型肝炎。

4. 消毒隔离及清洁制度　病室定期全面进行清扫和消毒,室内宜采用湿式清扫,每日用紫外线照射30分钟或用空气净化器进行空气消毒;护理每个新生儿前、后必须严格洗手,避免交叉感染。

(三)新生儿特殊生理状态的观察

除观察生命体征体温、脉搏、呼吸外,应密切观察新生儿的精神反应、面色、哺乳情况(有无溢乳、吸吮无力、拒奶等)及哭声(有无高尖、无力、不哭);注意大小便及睡眠情况;注意皮肤颜色、出血点、有无化脓性感染灶。如发现异常情况,应及时报告医生。

考点: 新生儿的护理

新生儿特殊生理状态

1. 生理性黄疸　参见本章第4节"新生儿黄疸患儿的护理"。

2. 上皮珠　俗称"马牙"。新生儿上腭中线部位和牙龈边缘有散在黄白色、米粒大小颗粒状隆起,系上皮细胞堆积成黏液分泌物积留所致,称上皮珠,于生后数周或数月自行消失,不宜挑刮,以免发生感染。

3. 假月经及乳腺肿大　由于在宫内胎儿从母体获得一定量的雌激素,某些女婴出生后5～7天会出现阴道少量出血,持续1～3天自行停止。同样原因,男、女婴皆可在生后3～5天发生乳腺肿胀,2～3周后消退,一般不必处理,切忌挤压,以免发生感染。

4. 生理性体重下降　新生儿初生数日内,因丢失水分较多及胎粪排出,出现体重下降,但一般不超过10%,生后10天左右恢复到出生时体重。

护考链接

女婴,足月顺产,生后第3天出现皮肤轻度黄染,一般情况良好,血清胆红素170μmol/L。该女婴可能是

A. 新生儿败血症　B. 新生儿溶血症　C. 先天性胆道闭锁　D. 新生儿肝炎　E. 生理性黄疸

点评:正确答案为E。生理性黄疸是指足月新生儿常在生后2~3天出现黄疸,第4~5天达高峰,一般在2周内消退,血清胆红素<205.2μmol/L。而早产儿延至3~4周消退,一般无其他临床症状。根据题干,女婴为足月新生儿,生后第3天出现皮肤轻度黄染,一般情况良好,血清胆红素170μmol/L,符合生理性黄疸的特点。

(四)健康教育

1. 宣传育儿保健常识　采用录像和示范的方式,教会家长护理新生儿的各种基本技能,如沐浴、哺喂、穿衣、更换尿布、脐部护理、测量体重及体温等;向家长介绍喂养(包括添加辅食)、保暖、预防感染、预防接种等有关知识,让家长了解新生儿日常观察的内容及方法,以便及时发现和处理异常情况。

2. 宣传新生儿听力和疾病的筛查　向家长解释尽早为新生儿筛查甲状腺功能减低症、苯丙酮尿症和半乳糖血症等疾病的重要性,以取得他们的合作。

链接

新生儿疾病筛查

新生儿疾病筛查是指通过血液检查对某些危害严重的先天性代谢疾病及内分泌病进行群体过筛,使它们在临床症状尚未表现之前或表现轻微而生化、激素等变化已较明显时得以早期诊断、早期治疗,避免患儿不可逆的生长及智能发育的落后。新生儿疾病筛查在我国起始于1981年,重点筛查病为苯丙酮尿症(PKU)和先天性甲状腺功能减低症。目前筛查工作正迅速发展,已逐步向国际接轨,筛查覆盖面正逐步扩大,走上制度化、科学化和规范化的轨道。

早产儿的护理

考点:早产儿的概念

早产儿是指胎龄满26周至不足37周,出生体重<2500g,身长<47cm的活产婴儿。其身体各器官尚未发育成熟,故又称为未成熟儿。

护考链接

一新生儿,胎龄34周,出生体重2600g,身长47cm,皮肤红嫩,胎毛多,头发细软,足底前1/3有足纹。该新生儿应为

A. 足月小样儿　　　　B. 足月儿　　　　C. 过期产儿

D. 早产儿　　　　　　E. 低出生体重儿

点评:正确答案为D。早产儿是指胎龄满26周至不足37周,出生体重<2500g,身长<47cm的活产婴儿,其身体各器官尚未发育成熟。根据题干新生儿,胎龄34周,出生体重2.6kg,身长47cm,皮肤红嫩,胎毛多,头发细软,足底前1/3有足纹。该新生儿符合早产儿的特点。

一、护理评估

由于早产儿各器官功能均不成熟,其生活能力、对外界环境的适应能力以及抗病能力均比足月儿更差。因此胎龄越小,体重越轻,患病率及病死率越高。

1. 致病因素/健康史　早产的原因仍未完全阐明,孕母因素常起重要作用,要询问孕母有无患急性发热性疾病、慢性心肺疾病、妊娠期高血压疾病综合征及不良习惯(如吸烟或被动吸烟、饮酒、吸毒)等易引起早产的疾病。另外,还要注意询问有无脐带、胎盘异常,是否多胎及胎儿畸形。

2. 身心状况

(1) 症状评估:了解早产儿出生时的体重,询问喂养情况如吸吮是否有力,有无呕吐或呛奶,有无呼吸暂停及面色发绀,有无体温降低或因保暖过度造成发热。

(2) 护理体检:评估早产儿发育、营养状况,观察有无反应低下,体温、脉搏是否正常,检查皮肤有无黄疸、水肿、硬肿、糜烂、脓疱及脐带有无感染等。

(3) 社会心理状态:孩子由于早产,需要特殊监护和治疗,被一些器械设备包围起来的情景以及不活跃的外表,会使父母感到恐惧、悲观,甚至对孩子能否存活及将来的健康状况感到焦虑,会影响亲子间的情感联结。此外,高额住院费的支付,将改变家庭对早产儿的反应。

二、护 理 问 题

1. 体温过低　与体温调节中枢功能不成熟,产热少、散热多有关。

2. 营养不足　与吸吮、吞咽能力弱,及消化吸收功能差有关。

3. 有感染的危险　与免疫功能不足有关。

4. 不能维持自主呼吸　与呼吸中枢、呼吸器官发育不成熟有关。

三、预 期 目 标

1. 体温稳定在正常范围。

2. 获得所需的营养,体重逐渐增加。

3. 住院期间脐部干燥、全身皮肤无溃破。

4. 呼吸频率、节律正常、无呼吸暂停及皮肤青紫。

四、护 理 措 施

(一) 治疗配合

1. 维持有效呼吸　早产儿易出现缺氧和呼吸暂停,有缺氧症状者给予氧气吸入,若持续吸氧,最好不超过 3 天。呼吸暂停者给予弹足底、托背,随时备好复苏囊、吸痰器等抢救物品和急救药品,若发生异常情况可及时进行抢救。

2. 预防感染　早产儿免疫功能更为低下,消毒隔离要求更高。应加强口腔、皮肤及脐部的护理,发现微小病灶需及时处理。经常更换体位,以防发生肺炎。制定严密的消毒隔离制度,确保空气及仪器物品洁净,防止交叉感染。

3. 补充维生素和铁剂　早产儿体内各种维生素贮量少,出生后应补充维生素 K_1,预防出血症。除此之外,还应补充维生素 A、C、D、E 和铁剂等物质。

> **链接**
>
> **早产儿视网膜病变**
>
> 早产儿视网膜尚未发育完整,若处于高氧环境下,视网膜血管收缩、阻塞,使局部缺血、缺氧,诱发视网膜血管异常增生。异常增生的视网膜血管,穿过内界膜向视网膜表面发展并伸入玻璃体内,由于渗出玻璃体内血管机化,在晶体后形成结缔组织膜,而牵拉引起视网膜脱离。

(二) 病情观察

因早产儿异常情况多,变化快,护理人员应注意观察早产儿的各种情况,包括体温、呼吸节律的变化,有无呼吸暂停,面色有无发绀,精神反应有无烦躁不安或反应低下,皮肤黄疸的程度、有无水肿及硬肿,有无呕吐、腹胀,大小便排出的情况,有无胎便排出延迟。发现异常及时报告医生给予相应处理。

(三)生活护理

1. 维持体温稳定 早产儿体温中枢发育不完善,体温常升降不定,多为体温低下。室内温度应保持在24～26℃,相对湿度55%～65%。应加强体温监测,2～4次/日。一般体重小于2000g者,应尽早放置婴儿培养箱保暖,体重大于2000g在箱外保暖者,还应给予戴绒帽,以降低耗氧量和散热量。

2. 合理喂养 早产儿各种消化酶不足,消化吸收能力差,但生长发育快,所需营养物质多,因此最好母乳喂养,无法母乳喂养者以早产儿配方乳为宜。根据早产儿的生活能力,选择不同的喂养方式。每天详细记录出入量、准确称体重,以便分析、调整和补充营养。

考点:早产儿的护理

链接

早产儿喂养

早产儿喂奶时间:体重不足1000g者,产后48小时开始喂奶;体重1000～1500g者,产后36小时开始喂奶,以后约2小时喂一次;体重1500g以上的,产后2小时即可喂奶。开始先试喂5%葡萄糖水2ml/kg,1～2次,无呕吐、腹胀再给予母乳喂养;若无母乳者,宜选用稀释配方乳。喂乳量、次数及间隔时间,以不发生胃潴留及呕吐为原则。吸吮能力差者可用滴管、胃管喂养和静脉补充高营养液。

考点:早产儿的健康教育内容

3. 给予合适的体位 常采取侧卧位,便于口内黏液及乳汁的溢出,每2～3小时变换体位1次。

(四)健康教育

1. 向家长讲解早产儿可以出院的标准。即:①体重增至2000g以上。②在不吸氧情况下无呼吸暂停。③能自己吸吮乳汁。④在20℃环境中能保持体温稳定,以消除家长忧虑,增强心理支持。

2. 为早产儿建立健康管理卡和预防接种卡,指导早产儿出院后定期到儿童保健机构随诊,按时预防接种,定期进行健康检查及接受生长发育监测。

第2节 新生儿缺氧缺血性脑病患儿的护理

案例15-2

某孕妇超过预产期10天,脐带绕颈1周,于2011年4月2日剖宫产娩出一男婴。该男婴出生时脸色发青,不哭,经复苏抢救后,仍反应迟钝,吃奶、喝水都吐,哭一会儿嘴唇会哆嗦,前囟略饱满,四肢软,医生诊断为缺氧缺血性脑病。

问题:1. 根据你所掌握的知识,应对患儿进行哪些方面的护理评估?

2. 怎样进行健康指导?

新生儿缺氧缺血性脑病(HIE)指各种围生期窒息引起的部分或完全缺氧、脑血流减少或暂停而导致胎儿和新生儿的脑损伤,以足月儿多见。新生儿缺氧缺血性脑病是引起新生儿急性死亡和慢性神经系统损伤的主要原因之一,后遗症有智力低下、脑瘫、癫痫和学习困难等。

一、护 理 评 估

1. 致病因素/健康史 HIE的发生主要与围生期窒息有关,凡是造成胎儿或新生儿血氧浓度降低的任何因素都可以引起窒息,与胎儿在宫内所处环境和分娩过程密切相关。应询问母亲孕期健康情况如孕母有无糖尿病、心肾疾病、严重贫血等疾病,有无过期妊娠、妊娠期高血压疾病、前置胎盘、胎盘早期剥离及有无羊水污染及胎盘老化等围生期缺氧的病史,询问母亲分娩史是否有产程延长、胎头吸引器及产钳助产等出生时缺氧的病史。

2. 身心状况

(1)症状评估:重点询问最常见的症状,即有围生期窒息史的婴儿生后24小时内有无烦躁、激惹或嗜睡甚至昏迷等意识障碍表现;有无惊厥、尖叫、呕吐等颅内高压症状。

(2)护理体检:主要观察神志、精神反应、面色、呼吸改变,检查肌张力是否增高或降低、原始反射是否减弱或消失、前囟是否饱满、骨缝有无裂开、瞳孔大小及对光反应有无异常。

(3)社会心理状态:由于患儿生命垂危,家长对患儿疾病的严重程度感到茫然,表现出焦虑不安、悲伤,同时又对愈后担忧,担心遗留后遗症。有的家长甚至会做出遗弃孩子的选择,由此会带来某些社会问题。

考点:新生儿缺血缺氧性脑病的护理评估

3. 辅助检查资料　头颅B超及CT检查、血生化检测均可显示本病的严重程度。

二、护 理 问 题

1. 潜在并发症　颅内压增高

2. 有失用综合征的危险　与缺氧缺血后脑损伤导致后遗症有关。

3. 恐惧(家长)　与病情愈后不良有关。

三、预 期 目 标

1. 患儿颅内压维持正常,生命体征平稳。

2. 患儿减少失用综合征发生的机会及程度。

3. 家长获得相关的医疗信息和心理支持,心理压力减轻。

四、护 理 措 施

(一)治疗配合

1. 合理供氧　根据病情选择鼻导管吸氧或面罩吸氧,必要时用人工通气来维持,以纠正低氧血症和高碳酸血症。

2. 保持呼吸道通畅　取侧卧位,及时清除新生儿鼻腔内分泌物,喂奶后注意面色,防止奶液呛入呼吸道再次引起窒息。

3. 遵医嘱应用止血药、镇静药、脱水剂、脑细胞复活药等。

(二)病情监测

监护的主要内容为:①神志。有无烦躁、嗜睡、昏迷,有无惊厥。②瞳孔大小是否对称,对光反应有何改变。③生命体征。体温、呼吸、心率、血压、血氧饱和度的变化。发现异常及时报告医生。

(三)生活护理

1. 保暖　贯穿于整个治疗护理过程中,可将患儿置于远红外保暖床,病情稳定后置暖箱中保暖或热水袋保暖,维持患儿肛温36～37℃。

2. 遵守无菌原则　护理操作技术规范,勤洗手及加强环境管理。

3. 保证热量供给　病重者可适当推迟喂乳时间,根据病情选择乳瓶喂养或鼻饲喂养,或全静脉营养,防止低血糖发生。

(四)心理护理

耐心向家长讲解病情,包括疾病的严重性及预后,宣传早期、合理治疗的重要性,同时给予家长心理上的安慰,减轻他们的不安、焦虑。取得家长信任,树立其对治疗的信心,争取得到家长最佳的配合。

考点: 新生儿缺血缺氧性脑病的护理措施

（五）健康教育

1.向家长介绍本病康复的基本知识,定期门诊复查,进行新生儿行为神经测定及随访,及时发现脑损伤引起的异常,尽早采取护理干预对策。

2.强调出院后应继续服用促进脑细胞代谢的药物,以恢复脑功能。指导家长早期进行智力干预及肢体运动功能的康复训练,以防止发生后遗症或改善后遗症的症状。

> **链接**
>
> ### 新生儿干预
>
> 影响儿童智能发育的后天因素有环境高危因素和生物学高危因素。围生高危儿(如早产儿和低体重儿、围生期窒息、持续低氧、颅内出血等)属于后者。早期干预是指一种有组织、有目的的丰富环境的教育活动,使发育偏离正常或有可能偏离正常的5～6岁以前,特别是3岁以前小儿的智能有所提高,或赶上正常儿童的发育。新生儿期可在母婴同室由专业人员或指导家长进行干预。干预方式有听觉、视觉、触觉刺激和前庭运动刺激等。

五、护 理 评 价

实施护理措施过程中不断评估预期目标是否达到。

第3节　新生儿颅内出血患儿的护理

> **案例15-3**
>
> 小张的宝贝儿子毛毛是足月臀位产,生后第2天突然开始"抽风",出现阵发性青紫及呼吸暂停,有时尖叫,不好好吃奶。医生检查发现孩子前囟饱满,肌张力下降,经过一系列化验检查,最后医生诊断:颅内出血。小张急坏了,非常想知道这个疾病对毛毛的智力会不会有影响。
>
> **问题:**1.提出毛毛现存的护理问题。
>
> 　　　2.怎样对小张进行健康指导?

新生儿颅内出血是由产伤或缺氧等原因引起的脑血管损伤,临床主要表现为神经系统的兴奋或抑制症状。早产儿发病率较高,重者可在新生儿期死亡,存活者部分遗留有神经系统后遗症。

一、护 理 评 估

考点: 新生儿颅内出血的概念

1.致病因素/健康史

(1)询问患儿是否早产,其母亲在孕期是否患心力衰竭、严重贫血和妊娠期高血压疾病,有无前置胎盘、胎盘早剥、脐带绕颈和脱垂,出生时有无产程延长以及分娩过程中产妇使用吗啡类药物等引起胎儿或新生儿缺氧、缺血的因素。

(2)询问是否有胎头过大、头盆不称、急产、臀位产、高位产钳或负压吸引产等使胎儿头部受挤压和牵拉而引起产伤性颅内出血的因素。

(3)询问有无给患儿快速输入高渗溶液或机械通气不当等而致使血压波动过大,或频繁进行头皮静脉穿刺、搬动、吸痰、气管插管等操作而造成头部过分受压的医源性因素。

2.身心状况

(1)症状评估:询问患儿有无激惹、烦躁、尖叫、震颤等兴奋症状或表情淡漠、嗜睡、昏迷、木僵、肌肉松弛、呼吸抑制等抑制表现,有无呕吐、尖叫、惊厥等颅内压增高的表现。

(2) 护理体检:观察患儿有无呼吸暂停、双目凝视、斜视、眼球上转困难或眼震颤,有无前囟紧张隆起、颅缝裂开、肌张力改变,检查瞳孔两侧是否对称、对光反应有无迟钝或消失,观察患儿皮肤有无苍白或黄疸等。

(3) 社会心理状态:由于本病容易引起智力低下、癫痫、脑瘫等后遗症。家长普遍存在焦虑、内疚、失望和悲伤的心理反应。

3. 辅助检查资料　脑 CT、B 超、脑脊液检查(如发现呈均匀血性或有皱缩红细胞)有助于确诊。

二、护 理 问 题

考点:新生儿颅内出血的护理评估

1. 颅内压增高　与颅腔内出血有关。
2. 低效性呼吸型态　与呼吸中枢受抑制有关。
3. 营养失调(低于机体需要量)　与吸吮反射减弱及呕吐有关。
4. 潜在并发症　脑积水、癫痫、脑性瘫痪、智力低下等。

护 考 链 接

早产儿,生后 16 小时,第二产程延长,吸引器助产,出生时窒息 2 分钟,复苏后嗜睡、尖叫。查体:体温 36℃,口周略青,前囟饱满,心肺(一)。

1. 该患儿的临床诊断为
A. 新生儿化脓性脑膜炎　　B. 新生儿破伤风　　C. 新生儿脐炎
D. 新生儿颅内出血　　E. 新生儿败血症
2. 该患儿首优的护理问题为
A. 有窒息的危险　B. 有受伤的危险　C. 有感染的危险　D. 营养不良　E. 潜在并发症:脑疝

点评:根据题干该早产儿,有窒息史,尖叫,体温正常,前囟饱满。该患儿最可能的诊断为新生儿颅内出血,故第 1 题的正确答案为 D。由于患儿有颅内出血,颅内压增高,所以该患儿首优的护理问题为潜在并发症脑疝的发生。故第 2 题的正确答案为 E。

三、预 期 目 标

1. 患儿颅内出血逐渐停止,颅内压恢复正常,生命体征平稳。
2. 患儿维持正常呼吸型态,无呼吸暂停现象出现。
3. 患儿能够获得所需的热量和水分。
4. 患儿无并发症发生或降低后遗症的发生和程度。

四、护 理 措 施

(一)治疗配合

1. 遵医嘱选用地塞米松降颅内压(慎用甘露醇降颅压)。
2. 按医嘱给予止血剂。
3. 遵医嘱给予地西泮或苯巴比妥钠控制惊厥。地西泮静脉注射要缓慢,以免抑制呼吸中枢。
4. 遵医嘱给予胞磷胆碱、脑活素等脑代谢激活剂。

(二)病情观察

注意患儿生命体征、意识、呼吸、瞳孔、肌张力改变,观察前囟门有无隆起,有无惊厥发生。

发现问题及时报告医生,并做好抢救准备。

(三) 生活护理

1. 保持安静　为防止出血加重和减轻脑水肿,应将患儿头肩部抬高 15～30°,取侧卧位;尽量静卧减少搬动,喂乳时不能抱喂;除臀部护理外,免去其他清洁护理,各项护理操作集中进行,避免引起小儿烦躁而加重缺氧和出血;在进行头皮静脉穿刺、面罩加压吸氧、气管插管等操作时,动作要轻、稳、准,静脉穿刺最好用留置针,减少反复穿刺。

2. 维持体温稳定　置患儿于中性温度的环境中,维持体温正常。

3. 保证热量和水分供给　病情重者喂养时间可延至生后 72 小时,根据病情选择乳瓶或鼻饲喂养,或遵医嘱静脉补液和全静脉营养。

(四) 心理护理

要耐心解释家长所提出的问题,并安慰家长,以减轻心理压力和焦虑程度。并尽早指导功能训练。

(五) 健康教育

1. 建议家长尽早带孩子到有条件的医院进行新生儿行为神经测定,及早发现脑损伤的异常,尽早采取护理干预对策。

2. 若有后遗症出现,应尽早指导功能训练。指导家长对有智能低下的患儿及早进行智能开发,配合理疗,体疗进行肢体运动功能的康复训练,以改善后遗症症状。继续服用脑代谢激活药物。

考点: 新生儿颅内出血的护理措施

五、护 理 评 价

评价患儿颅内出血是否停止,颅内压是否恢复正常;呼吸节律是否恢复正常;有无后遗症发生;家长对患儿预后是否有所了解,能否配合医生进行智能开发和运动功能的训练。

第4节　新生儿黄疸患儿的护理

案例15-4

小军军出生第 2 天即发现皮肤轻度黄染,呈进行性加重,吃奶好,胎粪排出正常,无呕吐、惊厥。其母血型为 O 型 Rh(+),小军军血型为 A 型 Rh(+),血清胆红素 303μmol/L。经进一步检查,诊断为新生儿溶血病,家长非常着急。

问题:1. 应对患儿进行哪些方面的护理评估?
　　　2. 提出现存的护理问题并对患儿家长进行健康指导。

新生儿黄疸指新生儿时期发生的血清胆红素浓度过高而引起的皮肤、黏膜、巩膜和组织被黄染的症状。本症是新生儿期最常见的症状之一,分为生理性黄疸和病理性黄疸,严重者可发展为胆红素脑病(核黄疸),引起严重后遗症。

考点: 新生儿黄疸概念、核黄疸

一、护 理 评 估

1. 致病因素/健康史　应询问母亲孕产史,既往有无死胎、流产或上一胎新生儿重度黄疸史,有无呼吸道、消化道、脐部和皮肤感染史,有无胎粪延迟排出、头颅血肿史,是系母乳喂养。

2. 身心状况

(1) 症状评估

1) 生理性黄疸:询问黄疸出现的时间,足月新生儿常在生后 2～3 天出现黄疸,第4～5 天达高峰,一般在 2 周内消退,而早产儿延至 3～4 周消退,一般无其他临床症状。

新生儿易出现生理性黄疸的原因

胎儿为了适应胎内缺氧的环境,红细胞体积大、数量多,以便携带更多的氧气和营养,供给胎儿需要。出生后新生儿开始用肺呼吸,多余的红细胞被破坏产生过多的胆红素,而新生儿的肝脏本身发育不够完善,肝酶活力差,肝脏转化排泄胆红素的能力差,使胆红素在血中堆积,出现黄疸。另外,刚出生的新生儿,肠道内细菌少,不能将肝脏所转化的全部胆红素处理掉,也是造成生理性黄疸的另一个原因。

2) 病理性黄疸:应询问黄疸开始出现的时间、进展速度,有无发热、咳嗽、呕吐、腹泻、皮肤脓疱等感染的表现;有无嗜睡、拒奶、尖叫或抽搐;大便颜色是否变浅、尿色是否加深。

(2) 护理体检:观察患儿皮肤黄疸的程度,检查有无皮肤水肿、贫血、感染灶,有无肝脾大,有无头颅血肿,有无肌张力增高或降低。

(3) 社会心理状态:病理性黄疸的患儿黄疸较重,家长担忧有后遗症,产生悲观失望、情绪低落等表现。

3. 辅助检查资料　查阅血红细胞计数、血红蛋白量、网织红细胞计数、血清胆红素、血型测定等结果。

链接　**考点:** 新生儿黄疸的分类

病理性黄疸的特点与疾病

1. 特点　黄疸出现早(出生后 24 小时内出现),黄疸程度重,进展过快,消退过晚或退而复现,血清结合胆红素 $> 26\mu mol/L$。

2. 常见病　新生儿溶血病、新生儿败血症及其他感染、新生儿肝炎综合征、先天性胆道闭锁、母乳性黄疸、胎粪延迟排出、头颅血肿、红细胞葡萄糖-6-磷酸脱氢酶缺乏症等。

二、护 理 问 题

1. 潜在并发症　胆红素脑病。
2. 有体液不足的危险　与光照疗法有关。
3. 焦虑　与家长担心黄疸患儿预后有关。

三、预 期 目 标

护 考 链 接

足月新生儿,生后 6 天,生后第 3 天出现皮肤黄染,无发热,精神状态好,心肺(一),脐(一),血清胆红素 154μmol/L 。正确的处理为

A. 光照疗法　B. 给予苯巴比妥

C. 输白蛋白　D. 应用抗生素

E. 暂不需要治疗

点评: 根据题干,足月新生儿,出生 6 天,生后第 3 天出现皮肤黄染,无发热,精神状态好,心肺(一),脐(一),血清胆红素 154μmol/L ,由此可见该新生儿为生理性黄疸。生理性黄疸不需要特殊治疗,故正确答案为 E。

1. 皮肤、巩膜黄染减轻至消退。
2. 皮肤弹性良好,大便次数基本正常。
3. 家长情绪稳定配合医护工作。

四、护 理 措 施

(一)治疗配合

1. 光照疗法　按医嘱进行蓝光疗法,促使胆红素从胆汁、尿液排出,从而降低血清胆红素浓度。

2. 药物治疗　遵医嘱输入血浆或白蛋白防止胆红素脑病的发生。

3. 处理感染灶　包括脐炎、皮肤脓疱、皮

肤破损,如有异常及时处理。

(二)观察病情

1. 生命体征 观察体温、脉搏、呼吸及有无出血倾向,尤其在蓝光照射时,加强监测次数,确保体温稳定,及时发现呼吸变化并积极处理。

2. 神经系统 主要观察患儿哭声、吸吮力和肌张力,从而判断有无核黄疸发生。

3. 大小便 观察大小便次数、量及性质,如存在胎粪延迟排出,应予灌肠处理,促进大便及胆红素排出。

胆红素脑病

血清胆红素可因未结合胆红素过多或血-脑屏障开放而透过血-脑屏障,使脑细胞受损而变性坏死,称核黄疸(又称胆红素脑病)。核黄疸在早产儿多见,其临床表现为反应差或嗜睡、拒乳,以后可出现尖叫、凝视、角弓反张甚至抽搐,并可发生呼吸衰竭、肺出血,病死率较高。存活者后遗症的主要表现为智力低下、手足徐动、听觉和眼球运动障碍、流涎、抽搐等。

(三)生活护理

1. 注意保暖 将患儿置于适中温度(室温 22~24℃)环境中,维持体温稳定(因低体温可使黄疸加重)。

2. 合理喂养 患儿黄疸期间常表现为吸吮无力、食欲减低,护理人员应按需调整喂养方式如少量多次、间歇喂养等,保证奶量摄入。

3. 做好光疗的护理 光照时会增加患儿不显性失水,以及出现光疗不良反应,即腹泻及出现皮疹,注意补充水分、维生素 B_2 及维生素 E。

蓝光疗法简介

(1)光疗的作用机制:未结合胆红素经光照后形成结构异构体(又称光红素),它能迅速从胆汁和尿液中排泄而不通过肝脏代谢,从而可降低血清胆红素。

(2)方法:波长 427~475nm 的蓝光照射效果最好,双面光优于单面光。光照时,婴儿两眼应用黑色眼罩保护,除会阴、肛门部用尿布外,其余均裸露。

(3)时间:分连续和间歇照射。前者为 24 小时连续照射;后者是照 10~12 小时,间歇 14~12 小时。

(4)光疗的不良反应:光疗时皮肤不显性失水增加,并可出现水样腹泻;胆红素有光敏感作用,光疗时某些患儿可出现红色斑丘疹;光对视网膜有损害。结合胆红素增高时,光疗时可使皮肤呈青铜色(青铜症),因此光疗应当慎重。

(四)心理护理

耐心向家属讲解病情、治疗方案。保持父母与婴儿接触,允许他们探视、哺喂、拥抱婴儿及为婴儿换尿布,增强父母与患儿的情感联结,有利于患儿早日康复。

(五)健康教育

1. 对于新生儿溶血病,做好产前咨询及孕妇预防性服药。

2. 发生胆红素脑病者,注意后遗症的出现,给予康复治疗和护理。

考点: 新生儿黄疸的护理措施

3. 若为母乳性黄疸,嘱可继续母乳喂养,若黄疸严重,可暂停母乳喂养,待黄疸消退后再恢复母乳喂养。若为 G-6-PD 缺陷者,需忌食蚕豆及其制品。

五、护理评价

通过实施护理措施,观察患儿皮肤、巩膜黄染是否消退。

第5节　新生儿败血症患儿的护理

> **案例15-5**
>
> 　　患儿,男,13天,2日来发现精神不振、嗜睡,而后发展为不吃不哭不动,黄疸加重。查体发现脐周围红,脐窝有脓性分泌物,肝肋下2cm。经进一步检查,诊断为新生儿败血症。
> 　　问题:1. 该患儿现存有哪些护理问题?
> 　　　　2. 对该患儿采取哪些护理措施?

　　新生儿败血症指细菌侵入新生儿血液循环,并在其中生长繁殖、产生毒素,而造成的全身性反应。我国以葡萄球菌最多见,其次为大肠埃希菌,厌氧菌和耐药菌株感染有增多趋势。

一、护　理　评　估

考点: 新生儿败血症概念、病原体

　　1. 致病因素/健康史　应询问母亲产前有无发热、生殖器感染,有无胎膜早破及难产史,有无与呼吸道感染患者密切接触史,居室是否过度拥挤、通风不良,有无口腔黏膜、皮肤黏膜擦伤史,有无脐带流脓史。

　　新生儿败血症感染可以发生在产前、产时或产后。感染途径为:①产前感染。孕母患感染性疾病,细菌可通过胎盘经血行感染胎儿,多见于大肠埃希菌等革兰阴性杆菌。②产时感染。产程延长、难产、羊膜早破,细菌由产道上行导致胎膜、脐带和胎盘炎,胎儿吸入或吞下污染的羊水感染,多见于大肠埃希菌等革兰阴性杆菌。③产后感染。最常见。细菌从脐部、破损皮肤黏膜入侵,多见于葡萄球菌。

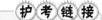

> **护考链接**
>
> 新生儿败血症最常见的感染途径是
> A. 宫内　　B. 产道　　C. 脐部
> D. 呼吸道　　E. 消化道
> **点评:** 正确答案为C。新生儿败血症以产后经脐带感染者最常见。细菌从脐部、破损皮肤黏膜入侵,多见于葡萄球菌。

> **链接**
>
> **脐带是胎儿的生命线**
> 　　脐带是胎儿与妈妈之间的通道,她将胎儿排泄的代谢废物和二氧化碳等送到胎盘,由妈妈帮助处理,这是由脐动脉完成的。也就是说,脐动脉中流的是胎儿的静脉血。她从妈妈那里获取氧气和营养物质供给胎儿,这是由脐静脉完成输送的。也就是说,脐静脉中流的是胎儿的动脉血。脐带是胎儿的生命线,如果脐带受压,致使血流受阻,胎儿的生命就受到了威胁。生后脐带消毒不严格,细菌就会乘虚而入,引起败血症。

　　2. 身心状况

　　(1) 症状评估:询问家长,了解患儿有无精神委靡、嗜睡、哭声减弱、食欲减退,有无腹胀、呕吐及腹泻,有无发热或体温不升,皮肤黄疸有无较前加重或退而复升,体重是否增长缓慢或不增甚至体重下降。

　　(2) 护理体检:观察患儿有无反应低下、体温不升或发热,呼吸节律有无改变,检查皮肤、黏膜有无黄疸、出血点、脓疱,腋窝、颈部、腹股沟皮肤有无糜烂,脐部有无红肿、脓性分泌物,有无腹胀及肝脾肿大。

　　(3) 社会心理状态:由于患儿病情较重,有些家长担忧产生后遗症而感到焦虑、失望和退

缩等心理反应。

考点: 新生儿败血症的护理评估

3.辅助检查资料

查阅血白细胞及中性粒细胞计数、血沉、血病原菌检查等结果。

二、护理问题

1.有体温改变的危险 与细菌感染有关。

2.营养失调(低于机体需要量) 与吸吮无力、摄入不足、消化吸收障碍和代谢消耗过多有关。

3.皮肤完整性受损 与脐炎、皮肤脓疱疮有关。

三、预期目标

1.体温、白细胞维持在正常范围。

2.反应好,哭声响亮;奶量增加,无呕吐及腹胀;黄疸消退,体重显示正常。

3.脐部无红肿及脓性分泌物,皮肤、皮下组织完整无损伤。

四、护理措施

(一)治疗配合

1.抗生素的应用 保证抗生素有效进入体内,按医嘱静脉输入抗生素。使用时应注意按时给药,同时注意药物配伍禁忌,观察药物疗效和毒副作用。

2.处理局部病灶 每日给局部病灶换药,如脐炎、脓疱疮、皮肤破损等,促进皮肤病灶早日痊愈,防止感染继续蔓延扩散。

(二)观察病情

密切注意观察体温、呼吸、面色及精神状态的变化,观察黄疸进展程度,注意观察有无呕吐、腹胀,有无肝大脾大。

(三)生活护理

1.保温和降温措施得当 当体温偏低或不升时,及时予保暖措施;当体温过高时给予松解包被降温及多喂水或给予温水浴;新生儿不宜采用退热药、乙醇擦浴、冷盐水灌肠等刺激性强的降温方法,否则易出现体温过低。

2.保证营养供给 除经口喂养外,遵医嘱给予静脉内营养。

(四)心理护理

耐心解答家长的询问,主动介绍患儿病情进展情况,以减轻或消除家长的疑虑和不安,争取他们的合作。

(五)健康教育

1.向家长讲解预防新生儿感染的方法。应避免孩子与感染性疾病患者接触;脐部要保持干燥,勤洗臀部,勤换尿布,以防脐炎和尿布皮炎的发生。

考点: 新生儿败血症的护理措施

2.指导家长学会观察新生儿的哭声、面色、精神、吮乳、体温、体重、脐部和皮肤等情况,及早发现感染性疾病的征象,尽早送医院诊治。

五、护理评价

患儿病情是否得到控制。

第6节　新生儿寒冷损伤综合征患儿的护理

> 男婴,出生3天,早产儿,急产于家中,出生时体重2kg,生后12小时发现体温不升,反应迟钝,吮乳差,哭声弱,两下肢及臀部皮肤硬肿。医生诊断为新生儿寒冷损伤综合征。
>
> 问题:1. 应对患儿进行哪些护理评估?
>
> 　　　2. 提出该患儿现存的3个主要的护理问题。

新生儿寒冷损伤综合征又称新生儿硬肿症,是指新生儿期因受寒、早产、感染、缺氧等多种原因引起的皮肤和皮下脂肪变硬和水肿的一种疾病。临床特征为低体温、皮肤硬肿及多器官功能低下,严重者出现多器官功能衰竭。冬、春寒冷季节多见。

一、护理评估

1. 致病因素/健康史　应询问患儿发病前有无受寒、保暖不当、早产、缺氧、感染和摄入不足等病史。

链接

新生儿寒冷损伤综合征的易患因素

(1) 体温调节中枢发育不成熟,调节功能差。

(2) 体表面积相对较大,皮下脂肪薄,易散热。

(3) 皮下脂肪多为饱和脂肪酸,熔点高,体温低时易凝固。

(4) 棕色脂肪含量少(新生儿寒冷时靠棕色脂肪产热),寒冷时消耗过多,不能保持体温。早产儿棕色脂肪含量更少,更易发病。在感染、缺氧时,不但增加热量消耗,还可使棕色脂肪产热受抑制导致硬肿。

---

2. 身心状况

(1) 症状评估:询问患儿有无反应差、哭声低、吸吮困难或拒乳、少动等症状。

(2) 护理体检:主要观察患儿有无低体温、皮肤硬肿和多器官功能损害。①低体温:体温常<35℃,严重者<30℃;夏季因感染所致可无低体温。②皮肤硬肿:皮肤发凉、颜色暗红、硬肿,紧贴皮下组织,不易捏起,水肿时压之凹陷。皮肤硬肿的顺序为:小腿→大腿外侧→整个下肢→臀部→面颊→躯干→全身。③多器官功能损害:观察有无心音低钝、心率减慢、微循环障碍等表现。重症应观察有无休克、DIC、急性肾衰竭及肺出血等多器官功能衰竭。

(3) 社会心理状况:评估家长对疾病的了解情况,有无知识缺乏未能正确保暖、喂养等情况,特别是面对重症患儿家长有无出现担忧、焦虑和恐惧等心理反应。

考点:新生儿寒冷损伤综合征的护理评估

二、护理问题

1. 体温过低　与受寒、早产、感染、窒息有关。

2. 营养失调(低于机体需要量)　与吸吮困难、热量摄入不足有关。

3. 有感染的危险　持续低体温使机体免疫功能降低。

4. 潜在并发症　多器官功能衰竭。

三、预期目标

1. 患儿体温在12～24小时内恢复正常,硬肿逐渐消退。
2. 患儿能维持良好的营养状况。
3. 患儿住院期间未发生交叉感染或发生时能及时发现并处理。
4. 患儿未发生并发症或发生时能及时发现并处理。

四、护理措施

(一)治疗配合

1. **复温** 是护理低体温患儿的关键。

体温＞30℃,腋-肛温差为正值的患儿,可放入30℃的暖箱内,根据患儿体温恢复情况,将箱温调至30～34℃范围内,使患儿于6～12小时恢复正常体温。

体温＜30℃,腋-肛温差为负值重度患儿,将患儿置入高于患儿体温1～2℃暖箱内,每小时升高1℃箱温,于12～24小时内恢复正常体温。

有条件可采用恒温水浴、辐射保暖床等方法复温。家庭可采用温水浴后包裹温暖小棉被,外置热水袋,并提高室温至24～26℃;或采用电热毯、热炕、母怀取暖等措施。

考点: 新生儿寒冷损伤综合征的复温方法

> **护 考 链 接**
>
> 患儿,出生4天,诊断为新生儿硬肿症,下列处理措施哪项不妥?
> A. 供给足够液体和热量　　B. 尽量减少肌内注射　　C. 应快速复温
> D. 积极治疗原发病及并发症　E. 注意有无出血倾向
> **点评:** 正确答案为C。根据题干患儿为新生儿硬肿症,此症患儿最重要的护理措施为逐渐复温,供给足够液体和热量,尽量减少肌内注射,积极治疗原发病及并发症,注意有无出血倾向。选项C快速复温是不妥的,故正确答案为C。

2. **保证热量和水分的供给** 开始可口服葡萄糖,无力吸吮者用滴管、鼻饲,病重者按医嘱静脉补充营养和液体,也可用静脉高营养液、血浆、鲜血等。有明显心、肾功能损害者,应严格控制速输液度和液量,静脉滴入的液体应加温到35℃左右。当消化功能正常后再喂乳,首选母乳,哺喂时要耐心,少量多次。

3. **预防感染** 应做好消毒隔离,硬肿症的患儿应与感染者分开,防止交叉感染,并密切观察有无感染的征象,并遵医嘱使用抗生素。

(二)观察病情

密切观察患儿体温、呼吸、心率、哭声、反应、吸吮、尿量等情况。观察DIC的早期表现,如皮肤黏膜出血、消化道出血等。如患儿出现呼吸急促、面色发灰、口鼻流血、肺部湿啰音提示肺出血,应及时报告医生,做好抢救准备。

(三)生活护理

室温应保持在24～26℃,相对湿度55%～65%,病室内要空气新鲜,定期消毒,严格探视制度,防止交叉感染。

(四)心理护理

耐心解答家长的询问,介绍本病的防治知识,指导家长保暖、复温的方法。护理工作中关爱患儿,缓解和消除家长的焦虑和恐惧心理,争取家长配合治疗和护理工作。

（五）健康教育

1.宣传新生儿寒冷损伤综合征的预防知识,讲解新生儿出生后保暖、预防感染、缺氧、窒息等护理工作的重要性和方法。

2.宣传孕期保健的重要性,尽早干预早产和宫内缺氧的发生。

五、护 理 评 价

患儿体温是否恢复正常,营养与热量摄入能否满足患儿需要,患儿有无感染或并发症发生,发生时是否及时发现并处理。

第 7 节　新生儿脐炎患儿的护理

新生儿脐炎是指新生儿脐带残端被细菌入侵、繁殖所引起的急性炎症。

一、护 理 评 估

1.致病因素/健康史　应重点询问新生儿出生时脐带结扎的情况、脐带护理情况、脐带脱落的时间等。

2.身心状况

（1）症状评估:应重点询问患儿脐带周围有无红肿、渗出、脓性分泌物等情况及出现的时间,患儿有无体温、哭声、吸吮、活动的改变。

（2）护理体检:观察患儿有无反应差、体温增高或不升等症状,检查脐带有无渗出、有无脓性分泌物等。

（3）社会心理状态:评估家长对疾病的了解情况,有无知识缺乏未能正确保暖、喂养等。患儿家长有无出现担忧、焦虑和恐惧心理反应。

3.辅助检查资料　血常规检查,取脐带脓性分泌物进行细菌培养。

二、护 理 问 题

1.皮肤完整性受损　与脐炎有关。

2.有体温发生改变的危险　与细菌感染有关。

三、预 期 目 标

1.皮肤完整性恢复正常。

2.体温恢复正常。

四、护 理 措 施

（一）治疗配合

1.脐带根部发红或脐带脱落后伤口不愈合,脐周皮肤轻度红肿,伴有少量浆液,应遵医嘱进行局部处理,用2%碘酒及75%乙醇溶液消毒,每日2~3次。

2.脐部炎症明显,有脓性分泌物应遵医嘱使用抗生素。

3.有脓肿形成遵医嘱行切开引流。

考点:新生儿脐炎的治疗配合

（二）病情观察

重点观察患儿脐带红肿、渗出及化脓的变化,注意监测患儿体温。

（三）生活护理

1. 注意保暖　将患儿置于中性温度（室温 22～24℃）环境中，维持体温稳定。

2. 合理喂养　按需调整喂养方式，如少量多次、间歇喂养等，保证奶量摄入。

（四）心理护理

对于精神高度紧张、恐惧的家长给予安慰，介绍病情的发展、治疗效果及预后，消除顾虑，配合治疗。

（五）健康教育

1. 做好脐部护理，保持局部清洁卫生。

2. 在脐带未脱落前，洗澡后要将脐带周围的水吸干，可用 75％的酒精消毒残端，再换上干净的纱布包裹好。

3. 勤换尿布，防止尿液污染脐带。

五、护 理 评 价

评估患儿脐带皮肤是否恢复正常。

第8节　新生儿低血糖患儿的护理

考点：新生儿低血糖的概念

新生儿低血糖是指足月儿出生 3 天内全血血糖＜1.67mmol/L，3 天后＜2.2mmol/L；低体重儿出生 3 天内＜1.1mmol/L，1 周后＜2.2mmol/L。目前认为，凡全血血糖＜2.2mmol/L 都可诊断为新生儿低血糖症。

一、护 理 评 估

1. 致病因素/健康史　询问患儿是否为早产儿、过期产儿，是否有低氧、酸中毒等围生期应激情况。

2. 身心状况

（1）症状评估：应重点询问患儿反应情况，有无震颤、多汗、呼吸暂停等症状，是否补充葡萄糖后症状消失、血糖恢复正常。

（2）护理体检：观察有无反应差或烦躁、喂养困难、哭声异常、肌张力低下、易激惹、惊厥、呼吸暂停等症状。

（3）社会心理状态：评估家长对疾病的了解情况，有无知识缺乏未能正确保暖、喂养等。患儿家长有无出现担忧、焦虑和恐惧心理反应。

考点：新生儿低血糖的护理评估

3. 辅助检查资料　测量血糖有助诊断。

二、护 理 问 题

1. 营养失调（低于机体需要量）　与摄入量不足有关。

2. 活动无耐力　与供需失调有关。

三、预 期 目 标

1. 保证患儿营养满足患儿生长发育的需要。

2. 保证患儿正常生命活动。

四、护理措施

（一）治疗配合

1. 生后能进食者提倡尽早喂养,根据病情给予 10% 葡萄糖溶液或母乳喂养。早产儿或窒息儿尽快建立静脉通路,保证葡萄糖输入。

2. 定期监测血糖,及时调整葡萄糖的输注量和速度。

（二）病情观察

应加强巡视,及时发现病情变化。除生命体征外,随时观察患儿反应,注意有无震颤、多汗、呼吸暂停等,并与滴注葡萄糖以后的状况做比较。对呼吸暂停者立即进行刺激皮肤、托背、吸氧等处理,并及时报告医生。

（三）生活护理

1. 注意保暖　将患儿置于中性温度(室温 22～24℃)环境中,维持体温稳定。

2. 合理喂养　按需调整喂养方式,如少量多次,保证奶量摄入。

（四）心理护理

对于精神高度紧张、恐惧的家长给予安慰,介绍病情的发展、治疗效果及预后,使其消除顾虑,积极配合医护治疗。

（五）健康教育

1. 避免可预防的高危因素(如寒冷损伤),高危儿定期监测血糖。

2. 生后能进食者宜早期喂养。

3. 不能经胃肠道喂养者可给 10% 葡萄糖静脉滴注。

五、护理评价

评估患儿血糖是否在正常范围。

考点: 新生儿低血糖的护理措施

第 9 节　新生儿低钙血症患儿的护理

当血液中总钙低于 1.8～2.0mmol/L(7～8mg/dl)或游离钙低于 0.75mmol/L(3mg/dl)时称低钙血症。治疗原则为静脉或口服补钙,晚期低血钙患儿应给用母乳或配方乳,甲状旁腺功能不全者除补钙外,加服维生素 D。

一、护 理 评 估

1. 致病因素/健康史　低钙血症按起病时间分为早期和晚期。

(1)早期低血钙:发生在生后 48 小时内,多见于早产儿,缺氧、窒息、颅内出血儿和糖尿病母亲的婴儿。由于胎儿钙储存不足、甲状旁腺功能抑制或降钙素增多引起。

(2)晚期低血钙:发生在出生 48 小时后,多见于牛乳喂养的足月儿。因牛乳含磷比人乳高,使血总钙降低。

(3)其他低血钙:甲状旁腺功能低下、低血镁、呼吸机使用不当,换血等也可使血钙降低。

2. 身心状况

(1)症状评估:早期低血钙的临床表现差异很大,与血钙浓度不一定平行。主要询问患儿有无神经肌肉兴奋性增高,如惊跳、手足搐搦,局部、半身或全身惊厥;有无呼吸改变、心率加快、发绀和呕吐、便血等胃肠道症状;有无呼吸暂停、喉痉挛而引起的窒息。惊厥发作间歇患儿神志是否清楚、一般情况是否良好。

(2)护理体检:主要检查患儿肌张力是否增高、腱反射是否增强,踝阵挛是否呈阳性。

(3)社会心理状态:评估家长对疾病的了解情况,有无知识缺乏未能正确保暖、喂养等。患儿家长有无出现担忧、焦虑和恐惧心理反应。

3.辅助检查资料　脑电图检查部分病例有异常波。血钙和尿钙检查有助诊断。

二、护 理 问 题

1.有窒息的危险　与低血钙造成喉痉挛有关。

2.知识缺乏(家长)　与缺乏育儿知识有关。

三、预 期 目 标

1.患儿不发生窒息。

2.家长掌握科学育儿的知识。

四、护 理 措 施

(一)治疗配合

1.遵医嘱用10％葡萄糖酸钙注射液静注,静脉滴注时均要用5％～10％葡萄糖液稀释至少一倍,推注要缓慢,经稀释后药液推注速度<1ml/min,并专人监护心率以免注入过快引起呕吐和心脏停止导致死亡等毒性反应,如心率<80次/分,应停用。

2.静脉用药整个过程应确保输液通畅,以免药物外溢而造成局部组织坏死。一旦发现药液外溢,应立即拔针停止注射,局部用25％～50％硫酸镁溶液湿敷。

3.口服补钙时,应在两次喂奶间给药,禁忌与牛奶搅拌入一起,影响钙吸收。

4.备好吸引器、氧气、气管插管、气管切开等急救物品,一旦发生喉痉挛等紧急情况,便于争分夺秒组织抢救。

(二)病情观察

应加强巡视,及时发现病情变化。备好吸痰器、人工呼吸器、气管插管及配套物品,以备急用。

(三)生活护理

1.注意保暖　将患儿置于适中温度(室温22～24℃)环境中,维持体温稳定。

2.合理喂养　应按需调整喂养方式。

(四)心理护理

对于精神高度紧张、恐惧的家长给予安慰,介绍病情的发展、治疗效果及预后,使其消除顾虑,配合治疗。

考点:新生儿的低钙血症的护理措施

(五)健康教育

介绍育儿知识,鼓励母乳喂养,多晒太阳。在不允许母乳喂养的情况下,应给予母乳化配方奶喂养,保证钙的摄入。牛奶喂养期间,加服钙剂和维生素D。

五、护 理 评 价

患儿惊跳、手足抽搐是否得到控制,血清钙是否恢复正常,有无呼吸改变、心率加快、发绀等症状,家长是否了解本病的有关防治和护理知识。

小结

　　新生儿是小儿时期发病率和病死率最高的阶段。本章学习了足月新生儿和早产儿的护理、新生儿缺氧缺血性脑病的护理、新生儿颅内出血的护理、新生儿黄疸的护理、新生儿败血症的护理、新生儿寒冷损伤综合征的护理、新生儿脐炎的护理、新生儿低血糖的护理、新生儿低血钙的护理等内容。通过了解其母体在孕期、分娩期的情况外,还应根据新生儿的特点,仔细观察新生儿的表现,如精神状态、呼吸状况、皮肤黄疸出现的时间、哭声、睡眠状况、吃奶量、大小便情况等,检查新生儿的生命体征、瞳孔的大小、原始反射、肌张力、皮肤黄疸的程度及有无感染灶、脐部情况等,提出主要护理问题:①有体温变化的危险;②有感染的危险,潜在并发症。相应的护理措施:①做好治疗配合。遵医嘱进行药物治疗,预防或控制感染。②加强病情观察。及时发现病情变化及并发症,向医生报告。③做好生活护理。注意观察体温的情况,做到基本维持体温稳定;注意通过各种喂养方法,保证营养的供给。

自测题

A₁ 型题

1. 新生儿出现生理性黄疸主要是因为( )
   A. 新生儿胆道狭窄
   B. 新生儿胆汁黏稠
   C. 新生儿胆囊较小
   D. 出生后过多的红细胞破坏
   E. 肝脏形成胆红素能力强

2. 新生儿硬肿症复温的要求是( )
   A. 迅速复温
   B. 4～8 小时内体温恢复正常
   C. 6～12 小时内体温恢复正常
   D. 12～24 小时内体温恢复正常
   E. 24～48 小时内体温恢复正常

3. 早产儿有呼吸窘迫或发绀表现时,给氧应注意
   ( )
   A. 间歇低浓度给氧　B. 持续低浓度给氧
   C. 间歇高浓度给氧　D. 持续高浓度给氧
   E. 持续吸纯氧

4. 以下关于正常新生儿叙述错误的是 ( )
   A. 出生时胎龄满 37～42 周
   B. 体重在 2500g 以上
   C. 头围在 36cm 以上
   D. 身长在 47cm 以上
   E. 无畸形和疾病的活产新生儿

5. 下列哪项不属新生儿特殊生理状态?( )
   A. 生理性体重下降　　　B. 生理性黄疸

C. 生理性乳腺肿大　　　　D. 生理性贫血
E. 假月经

6. 正常足月新生儿( )
   A. 出生体重 2000～2499g
   B. 出生体重 2500～4000g
   C. 出生体重 2500～3000g
   D. 出生体重 3000～3999g
   E. 出生体重 >4000g

7. 黄疸在出生后 24 小时内出现者应首先考虑( )
   A. 新生儿生理性黄疸　　B. 新生儿溶血症
   C. 新生儿肝炎　　　　　D. 新生儿败血症
   E. 胆道闭锁

8. 新生儿败血症早期最主要的特点是( )
   A. 高热　　　　　B. 血白细胞总数增高
   C. 皮肤有感染灶　D. 硬肿
   E. 缺乏特异症状

9. 新生儿硬肿症患儿恢复体温的护理措施,下列错误的是( )
   A. 入院后先用体温计正确测量肛温,做好记录
   B. 监测体温变化,每 2 小时测体温 1 次
   C. 轻、中度力争 6～12 小时内复温
   D. 重度低体温应让患儿在比其体温高 2～4℃的暖箱内复温
   E. 重度低体温患儿在 12～24 小时内恢复正常体温

10. 新生儿颅内出血的护理,下列哪项是错误的

（　　）

A. 保持安静,避免各种惊扰

B. 头肩部抬高 15°～30°,以减轻脑水肿

C. 注意保暖,必要时给氧

D. 经常翻身,防止肺部淤血

E. 喂乳时不要抱起患儿

A₂ 型题

11. 早产儿,出生体重为 2200g,皮肤红嫩,体温 35℃,以下措施除哪项外均应进行?（　　）

A. 置温箱中保温

B。及早使用抗生素预防感染

C. 7 天～10 天后加维生素 D

D. 母乳缺乏时可先用 1∶1 牛奶喂哺

E. 实行保护性隔离

12. 足月臀位产儿,生后即不安,前囟饱满,唇微发绀,双肺呼吸音清,心率 128 次/分,最可能的诊断是（　　）

A. 维生素 D 缺乏性手足搐搦症

B. 化脓性脑膜炎

C. 新生儿败血症

D. 新生儿颅内出血

E. 感染性肺炎

13. 男婴,出生 6 天,足月顺产,体重 3kg,排尿、排便正常,一般情况好,生后第 4 天出现双乳腺肿大,检查如蚕豆大小,局部不红。应考虑（　　）

A. 乳腺炎,肌内注射青霉素

B. 乳腺脓肿,切开引流

C. 乳汁滞留,立即挤压排除乳汁

D. 乳腺肿大,观察一周不消失则静脉滴注抗生素

E. 乳腺肿大,不必处理,2～3 周后自然消退

A₃ 型题

(14～16 题共用题干)

足月新生儿,男,日龄 3 天,为第 1 胎,母乳喂养,生后 24 小时出现黄疸,皮肤黄染逐渐加重。化验:Hb:110g/L,母亲血型 O 型,孩子血型 B 型。

14. 该患儿最有可能的诊断为（　　）

A. 胆道闭锁

B. 新生儿生理性黄疸

C. 新生儿 ABO 血型不合溶血症

D. 母乳性黄疸

E. 新生儿败血症

15. 该患儿护理措施不包括（　　）

A. 给予光照疗法　B. 输血浆　C. 保暖

D. 停止母乳喂养　E. 给予苯巴比妥

16. 若患儿出现嗜睡,尖声哭叫,肌张力下降,胆红素上升至 386μmol/L,可能发生了（　　）

A. 颅内出血　　　B. 胆红素脑病

C. 呼吸衰竭　　　D. 新生儿化脓性脑膜炎

E. 低血糖

(17～20 题共用题干)

女婴,胎龄 38 周,出生体重 3400g,身长 52cm,皮肤红嫩,胎毛少,头发分条清楚,足底纹理多。该新生儿于生后第 3 天出现皮肤轻度黄染,一般情况良好,血清胆红素 170μmol/L (10mg/dl)。

17. 该新生儿分类属于（　　）

A. 足月小样儿　　B. 足月儿　　C. 高危儿

D. 早产儿　　　　E. 低出生体重儿

18. 该女婴发生黄疸的原因最可能是（　　）

A. 新生儿败血症　　B. 新生儿溶血症

C. 先天性胆道闭锁　D. 新生儿肝炎

E. 生理性黄疸

19. 该女婴的黄疸如何处理（　　）

A. 尽快母乳喂养　　B. 遵医嘱光疗

C. 换血疗法　　　　D. 遵医嘱用白蛋白

E. 遵医嘱入保暖箱

20. 以下哪项不是该新生儿的特点?（　　）

A. 口腔内出现上皮珠

B. 常以腹式呼吸为主

C. 呼吸节律不规则

D. 拥抱反射可引出

E. 心率 120～140 次/分

(段慧琴)

第16章

营养性疾病患儿的护理

齐女士的宝宝最近被诊断为佝偻病,非常着急:"我们的孩子天天补钙,天天在阳台上晒太阳,怎么还能患上佝偻病呢?"张奶奶则抱怨:"春暖花开,我们赶紧抱孩子晒太阳,结果反而出现了低钙惊厥。"面对铺天盖地的补钙广告,你知道怎样给宝宝补钙吗? 面对这种种疑问,你是否非常想知道答案呢? 学习了本章内容,相信你一定会明白的。

第1节 营养不良患儿的护理

案例16-1

李阿姨的小孙子,2岁,平素体弱,反复呼吸道感染,体重8kg,消瘦,面色苍白,皮肤弹性差,四肢、面部皮下脂肪减少,腹部皮褶的厚度为0.3cm,肌肉松弛,精神食欲差。临床诊断为营养不良。

问题:1. 该患儿现存的护理问题是什么?

2. 对该患儿进行健康教育的内容有哪些?

营养不良是由于能量和(或)蛋白质不足所致的慢性营养缺乏症,多见于3岁以下的婴幼儿。临床特征为体重减轻、皮下脂肪减少或皮下水肿,并伴有各系统器官的功能障碍。

一、护理评估

1. 致病因素/健康史 询问患儿是否有长期摄入不足(喂养不当是导致婴儿营养不良的主要原因),是否有消化道疾病或功能异常,是否有生长发育过快、双胎早产、急慢性传染病恢复期等需要量增多的情况,是否患消耗性疾病。

2. 身心状况

(1) 症状评估:重点询问患儿有无食欲低下、消瘦、精神委靡、面色苍白、皮肤干燥、生长发育落后等情况。

考点:营养不良的致病因素

(2) 护理体检:重点检查患儿体重和皮下脂肪厚度(体重不增是营养不良的早期表现),注意皮下脂肪减少的顺序(腹部→躯干→臀部→四肢→面部)。检查有无肌张力下降、肌肉松弛萎缩、皮肤弹性下降、皮肤干燥、苍白和水肿等情况。

考点:营养不良的身心状况

(3) 社会心理状态:营养不良多见于3岁以下的小儿,家长因不了解病程和病情而产生焦虑。因喂养不当或强迫小儿进食造成的畏食性营养不良者,父母感到无能为力。经济条件差的地区或家庭,因无力购买小儿需要的食品如奶粉等,家长容易产生愧疚感。

考点:营养不良辅助检查特征性改变

3. 辅助检查资料

血清总蛋白、白蛋白浓度降低为特征性改变。血糖、血清胆固醇降低,多种维生素和矿物质降低对本病有诊断意义。

二、护理问题

1. 营养失调(低于机体需要量)　与蛋白质、能量等缺乏、丢失和消耗过多有关。
2. 生长发育迟缓　与营养物质缺乏,不能满足生长发育的需要有关。
3. 潜在并发症　感染、自发性低血糖、营养性贫血和多种维生素缺乏。
4. 知识缺乏　患儿家长缺乏科学喂养的知识。

三、预期目标

1. 患儿营养改善,生长发育逐步恢复正常。
2. 患儿的体格发育指标逐步达到正常水平。
3. 患儿不发生并发症或发生时能及时发现并处理。
4. 家长能说出小儿营养和喂养知识。

四、护理措施

(一)治疗配合

1. 调整饮食　制订饮食计划,按计划耐心喂养;对中、重度患儿饮食调整要遵循由少到多、由稀到稠、循序渐进逐渐增加的原则,以免加重胃肠负担引起功能紊乱;不能经口进食者可采用鼻胃管喂养或经静脉补充营养。

2. 遵医嘱给予支持疗法　给予胃蛋白酶、胰酶或多酶片以帮助消化。

(二)病情观察

密切观察病情,重度营养不良患儿出现体温不升、面色苍白、冷汗,严重者神志不清、呼吸暂停,甚至死亡等自发性低血糖表现。应立即报告医生,并做好抢救准备。每日记录进食情况及对食物的耐受情况,定期测量体重、身高及皮下脂肪的厚度,以判断治疗效果。

护考链接

患儿,男,1岁,腹泻3个月余。患儿发病以来食欲较差。体检:精神差,消瘦,肌肉松弛,体重7kg,诊断为中度营养不良。

1. 该患儿辅助检查的特征性改变是

A. 血清总蛋白、白蛋白浓度降低　　　B. 血清胆固醇降低　　　C. 血中维生素A降低

D. 血中矿物质常降低　　　E. 血糖常降低

2. 该患儿首优的护理问题是

A. 营养不足　B. 腹泻　C. 有皮肤受损的危险　D. 有感染的危险　E. 潜在并发症:低血糖

3. 对该患儿每日供应的热量应

A. 由少量迅速增至正常需要量　　　B. 由少量逐渐增至正常需要量

C. 由少量逐渐增至超过正常需要量　　　D. 由少量迅速增至超过正常需要量

E. 由少量逐渐增至低于正常需要量

点评:根据题干患儿为中度营养不良,该病特征性改变是血清总蛋白、白蛋白浓度降低,故第1题的正确答案为A。患儿腹泻3个月,消瘦,体重只有7000g,与能量和蛋白质缺乏有关,故该患儿目前首优的护理问题是营养不足,即第2题正确答案为A。该营养不良患儿的消化能力弱,对食物的耐受性较差,食欲低下需用较长的时间调整饮食,故应从少量开始,逐渐增至超过正常需要量才能补充营养的失调,故第3题的正确答案为C。

（三）生活护理

环境整洁、舒适,保证休息和睡眠,注意保护性隔离。做好皮肤护理,要勤洗头、勤换尿布、内衣、被褥和枕套,保持皮肤清洁。

（四）心理护理

对于贫困和知识缺乏的家长,要耐心做好病情解释工作,消除其焦虑心理并尽最大努力帮助他们排忧解难。对患儿要充满爱心,多与患儿交流沟通,缓解其紧张心情,帮助选择合适的食物,鼓励患儿进食,促进病情恢复。

（五）健康教育

向家长介绍科学喂养、合理搭配饮食、合理安排生活制度及有关护理的知识,培养小儿不挑食、不偏食、少吃零食的良好的饮食习惯。

五、护 理 评 价

患儿食欲、营养、体重是否改善,有无并发感染。低血糖等并发症,家长是否已掌握科学的喂养方法和患儿出院后家庭护理方法。

第2节　维生素D缺乏性佝偻病患儿的护理

案例16-2

男婴,5个月,多汗、夜间哭闹20天。系冬季出生,人工喂养,未添加辅食,未晒过太阳。查体:发育正常,营养良好,前囟3cm×3cm,颅骨软化呈乒乓球感,枕秃,心、肺、腹无异常,血清碱性磷酸酶增高。医生诊断:佝偻病激期。

问题:作为儿科护士,你如何给该患儿制订护理计划?

维生素D缺乏性佝偻病是由于儿童体内维生素D不足,引起全身钙、磷代谢失常、骨骼发育障碍为特征的全身慢性营养性疾病。临床以神经精神症状、骨样组织堆积和骨钙化不良为特征。本病多见于2岁以下婴幼儿,在我国北方发病率高于南方,是我国儿童保健重点防治的四种疾病之一。

链接　　**考点:**佝偻病特征

经常晒太阳　预防佝偻病

预防小儿佝偻病,最好的"药物"是晒太阳。日光中的紫外线照射皮肤后,可使皮肤中的7-脱氢胆固醇转变成维生素D_3,是人体维生素D的主要来源。由于紫外线不能透过玻璃,晒太阳应打开窗户或到院子里去。据研究,即使将婴儿全身紧裹衣服,只要暴露面部,每天晒太阳1小时,即可产生400IU维生素D(即预防剂量的维生素D)。此外,母亲怀孕期及哺乳期多晒太阳,对保障婴幼儿维生素D的供给和防治佝偻病也大有好处。

一、护 理 评 估

考点:引起佝偻病的主要原因

1. **致病因素/健康史**　重点询问患儿是否有户外活动少、日光照射不足的情况(为引起佝偻病的主要原因),是否系单纯乳类喂养、未添加含维生素D的辅食,是否早产或多胎、生后生长过速,有无胃肠道或肝肾慢性疾病史。

2.身心状况

(1)症状评估

1)活动早期:对3个月左右的婴儿主要询问夜间睡眠情况,有无多汗、夜间啼哭、易惊、烦躁、睡眠不安等神经精神症状。

2)活动期:主要询问有无以上神经精神症状,生长速度最快的部位骨骼是否发生改变及运动功能发育迟缓,应询问患儿是否出牙延迟,以及会抬头、坐、站立、行走的时间是否较正常儿晚。

(2)护理体检:活动早期注意观察有无枕秃,活动期观察有无颅骨软化(3~6个月)、方颅(8~9个月以上,图16-1)、前囟过大或迟闭、出牙延迟、肋骨串珠、肋膈沟(图16-2)、鸡胸或漏斗胸。此外还应观察有无手镯(图16-3)、脚镯样改变等,独立行走后下肢有无O形腿及X形腿(1岁左右出现,图16-4),有无脊柱后突、侧弯,有无扁平骨盆、蛙形腹、肝脾肿大、骨骼畸形等体征。

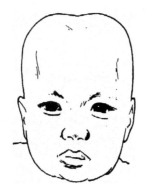

图16-1 佝偻病方颅

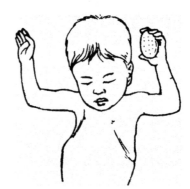

图16-2 肋膈沟

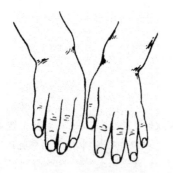

图16-3 佝偻病手镯

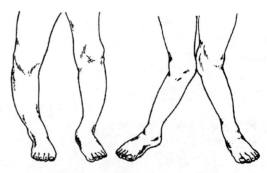

图16-4 佝偻病O形腿与X形腿

(3)社会心理状态:由于重症患儿可留有后遗症如骨骼畸形,随着年龄的增长,患儿对自身形象的感知、运动能力的认识不断增强,可能会产生不良的心理活动如自卑等,影响其心理健康及社会交往。家长则因孩子发生骨骼改变及可能遗留的骨骼畸形感到焦虑或歉疚,希望能够得到有效的治疗。此外,城市建筑密集、空气污染严重,导致采光不足使小儿接受阳光照射减少,已成为不容忽视的社会问题。

考点:佝偻病的症状

3. 辅助检查资料　血钙、血磷及钙磷乘积降低,碱性磷酸酶升高,长骨 X 线摄片显示干骺端增宽,临时钙化带模糊,呈毛刷样或杯口样改变,骨干密度减低等改变有助于诊断本病。**考点:**佝偻病的辅助检查

二、护 理 问 题

1. 营养失调(低于机体需要量)　与日光照射不足、维生素 D 摄入量不足有关。
2. 生长发育改变　与骨骼及肌肉韧带发育障碍有关。
3. 潜在并发症　维生素 D 中毒、感染。
4. 知识缺乏　家长缺乏佝偻病的预防和护理知识。

三、预 期 目 标

1. 患儿及时获得维生素 D,症状逐步改善。
2. 生长发育逐步达到正常同龄儿标准。
3. 治疗期间不发生维生素 D 中毒与感染。
4. 家长能说出该病的防治知识和护理方法。

四、护 理 措 施

(一)治疗配合

1. 遵医嘱应用鱼肝油或维生素 D 制剂。

链接

应用维生素 D 的注意事项

(1) 用维生素 AD 混合制剂(浓缩鱼肝油)剂量大时有发生维生素 A 中毒的可能,应使用单纯维生素 D 制剂。

(2) 因维生素 D 是油剂,较黏稠,应选择稍粗针头作深部肌内注射,以利吸收。

(3) 用大剂量维生素 D 突击治疗时,易使血钙降低而发生手足抽搐,可在治疗前给钙剂预防。

(4) 维生素 D 治疗时若患儿出现厌食、烦躁、呕吐、腹泻等维生素 D 中毒症状时,应及时通知医生,并配合治疗。

2. 指导家长采取不同方式使患儿接受日光照射。如满月后可到户外活动,活动时间由短到长,从数分钟增加至 2 小时以上。夏季可在阴凉处获得反射光,其他季节可开窗或在背风处进行,在不影响保暖的情况下,尽量多暴露皮肤。

3. 提倡母乳喂养,指导家长按时添加含维生素 D 的辅食,如蛋黄、肝、瘦肉、植物油等。

(二)病情观察

注意观察有无维生素 D 中毒的表现。如患儿出现拒食、恶心、倦怠、烦躁不安、低热等,应及时与医生联系,考虑停药。

(三)生活护理

1. 保持居室清洁卫生,室内应空气清新、冷暖适宜、阳光充足,避免交叉感染。
2. 做好皮肤护理,对多汗的患儿要勤洗头,勤换内衣、被褥和枕套,保持皮肤清洁。
3. 衣着应宽松,不应束缚过紧;床铺应松软适宜,以免影响骨骼发育。
4. 患病期间应避免久坐、久站及过早走路,防止出现脊柱弯曲或下肢畸形。对已发生骨骼畸形的患儿,可采取以下方法加以矫正:胸部畸形可让小儿作俯卧位抬头展胸运动,下肢畸

形可作肌肉按摩（O形腿按摩外侧肌群，X形腿按摩内侧肌群），增强肌张力，促使畸形的矫正。

护考链接

　　10个月患儿，平时少晒太阳，近2个月来烦躁、易哭、多汗。查体：见方颅，前囟3cm×3cm，肋骨串珠，碱性磷酸酶升高。针对病情，下列护理措施是错误的是

　　A. 合理添加辅食　　　　B. 多晒太阳　　　　C. 使用维生素D

　　D. 进行站立、行走等锻炼　　　E. 加强皮肤护理

　　点评： 正确答案为D。根据题干，患儿2个月，有烦躁、易哭、多汗神经精神症状，有方颅、前囟增大、肋骨串珠的骨骼改变，化验检查碱性磷酸酶升高，结合有少晒太阳的病史，诊断该患儿为佝偻病活动期。选项中合理添加辅食可以增加维生素D的摄入，多晒太阳可通过日光中紫外线照射皮肤而获得维生素D。佝偻病活动期要使用维生素D如鱼肝油进行治疗，对多汗患儿要加强皮肤护理，为防止出现脊柱弯曲或下肢畸形，应避免久坐、久站及过早走路。故D选项进行站立、行走等锻炼是错误的。

（四）心理护理

　　保持环境安静，尽量减少刺激，医务人员要有爱心、有耐心，对入睡困难、哭闹的小儿要耐心护理，态度和蔼，对有骨骼畸形的小儿，要做好心理疏导，减轻顾虑，鼓励其配合治疗。

（五）健康教育

　　由于佝偻病患儿多不住院，指导家长做好家庭护理是健康教育的重要内容。

　　1. 向家长讲解佝偻病的致病因素，做好饮食指导，强调日光照射的重要性，尽早开始户外活动，指导对患儿的护理方法。

> **考点：** 佝偻病的护理措施

　　2. 示教日光浴、户外活动、服用维生素D及按摩肌肉纠正畸形的方法。平时可做胸廓被动操，以增加肺活量等。

链接

佝偻病巧补钙

　　时下，补钙广告铺天盖地，品种繁多。那么宝宝究竟怎样补钙才科学呢？这个问题是年轻的爸爸妈妈最关心的事情。

　　根据研究，全世界包括先进国家的儿童钙的摄取量也只能达到需求量的30%～60%，因此，大多数孩子都存在缺钙。那么，是不是补钙越多就越好呢？有资料表明，佝偻病治疗与钙剂用量大小并没有直接关系，而与维生素D有关，即补钙的同时必须补充维生素D，才能取得满意效果。一般讲人体所需的钙大部分都可以从食物中获得，应注意食补，如多食用鱼虾、木耳、蘑菇、胡萝卜、苹果、花生、牛奶、豆浆等。

　　目前市场上的钙制剂主要有碳酸钙、柠檬钙和葡萄糖酸钙等，其中碳酸钙吸收好，而葡萄糖酸钙口感好、服用方便。实际运用时可分别选用。

　　3. 定期到医院复查，了解病情恢复的情况。

五、护理评价

　　患儿夜惊、多汗、烦躁等症状是否消失，体格发育指标是否逐渐恢复，治疗期间有无发生维生素D中毒及感染，家长是否已了解本病的预防及护理知识。

第 3 节　维生素 D 缺乏性手足抽搐症患儿的护理

案例16-3

患儿,男,6 个月,因惊厥 3 次来医院就诊。患儿昨日突然发生四肢抽搐,双眼上翻,面肌抽搐,意识不清,约持续 1 分钟左右缓解,抽搐停止后一切活动如常。查体:体温 37℃,可见枕秃,其余无特殊发现。临床诊断:维生素 D 缺乏性手足抽搐症。

问题: 1. 该患儿护理评估还需要收集哪些资料?
　　　2. 该患儿现存的护理问题是什么?

维生素 D 缺乏性手足抽搐症又称佝偻病性手足抽搐症、佝偻病性低钙惊厥。是由于维生素 D 缺乏引起血中钙离子下降,导致神经肌肉兴奋性增高,出现全身或局部肌群不自主的收缩或痉挛。多见于 6 个月以下婴儿,冬春季多见。

链接

考点: 手足抽搐症的概念

维生素 D 缺乏性手足抽搐症

当维生素 D 缺乏,血钙下降至 <1.75~1.88mmol/L,或离子钙 <1.0mmol/L 时即可导致手足抽搐(图 16-5,图 16-6)。

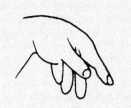

图 16-5　低钙性手抽搐

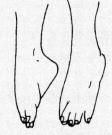

图 16-6　低钙性足痉挛

一、护理评估

1. **致病因素/健康史**　应询问患儿喂养史,是否人工喂养又未及时补充维生素 D 制剂;是否为早产或多胎;是否冬天户外活动少,近日日照突然增多,或近日刚补充大量维生素 D。

链接

为什么晒太阳反而出现惊厥?

冬去春来,春暖花开。久居高楼内的小宝宝,纷纷下楼晒太阳,谁知有的孩子晒了几天太阳后,突然出现了手足抽搐症。晒太阳是为了预防佝偻病,怎么晒太阳反而抽起来了呢? 家长们百思不得其解。其真正的原因是:孩子晒太阳后,皮肤内的 7-脱氢胆固醇就大量形成内源性的维生素 D_3,而维生素 D_3 可促使血中的钙、磷向骨质生长部位沉着,致使血钙降低,而孩子钙又未及时补充,故而出现手足抽搐。预防的方法是:如患儿血钙低或者有低钙的隐性体征,在晒太阳前后应及时补充钙剂。

2. 身心状况

(1) 症状评估:应重点询问最主要的症状,即惊厥发作的情况。如发作时是否表现为神志不清、全身抽搐,每次发作持续时间短暂、而每天发作次数较多,是否间歇期精神、食欲如常,是否不伴有发热。对于婴儿还应询问有无突然喉鸣、吸气困难、发绀等喉痉挛的表现。

考点:手足抽搐症的症状和体征

(2) 护理体检:检查患儿有无惊厥、手足抽搐和喉痉挛等表现,检查有无面神经征、陶瑟征、腓反射等隐形体征,检查患儿有无枕秃、前囟增大、颅骨软化、方颅、肋缘外翻等骨骼畸形。

(3) 社会心理状态:由于家长知识缺乏,低钙惊厥和喉痉挛时担心抽搐对孩子智力造成损害或害怕再次发作而异常紧张、恐惧、焦虑和担心。

考点:手足抽搐症的血钙值

3. 辅助检查资料

血清总钙低于 1.75~1.88mmol/L 或血清钙离子低于 1.0mmol/L 时,可发生惊厥、手足抽搐和喉痉挛。

二、护理问题

1. 营养失调(低于机体需要量) 与维生素 D 缺乏、血钙下降有关。

2. 有窒息的危险 与喉肌及呼吸肌痉挛有关。

3. 有受伤的危险 与惊厥、手足抽搐有关。

4. 知识缺乏 家长缺乏有关防治与护理知识。

三、预期目标

1. 患儿血钙恢复正常。

2. 患儿不发生窒息。

3. 患儿不发生外伤。

4. 家长能了解本病的有关防治和护理知识。

四、护理措施

(一)治疗配合

1. 控制惊厥、喉痉挛,遵医嘱立即使用镇静剂和钙剂。

> **护考链接**
>
> 患儿,6个月,人工喂养,平时多汗,睡眠不安,突然出现惊厥。查血钙 1.3mmol/L,在静脉补钙前应采取的紧急处理是
>
> A. 做人工呼吸 B. 口服钙剂 C. 肌内注射苯巴比妥 D. 肌内注射维生素 D_3 E. 使用脱水剂
>
> **点评**:正确答案为 C。根据题干,患儿平时有多汗、睡眠不安这些神经精神症状(提示有维生素 D 缺乏),突然出现惊厥,化验检查血钙 1.3mmol/L(低于 1.75~1.88mmol/L);结合病史,患儿 6 个月,人工喂养。该患儿为维生素 D 缺乏性手足抽搐症。发生惊厥紧急处理是要控制惊厥,选项 C 中的苯巴比妥为镇静止惊药物,也就是本题的正确答案。

2. 惊厥发作时立即将患儿头偏向一侧,清除口鼻分泌物,保持呼吸道通畅,避免窒息。在上下磨牙之间置一用纱布包裹的压舌板防止舌头咬伤,同时吸氧。

3. 喉痉挛时除上述急救外,要同时做好气管插管或气管切开的术前准备。

4. 静脉输注钙剂浓度过高或速度过快有发生心搏骤停的危险,输注钙剂时需用 10%~

25％葡萄糖溶液稀释1～3倍,缓慢(10分钟以上)推注或滴注,同时应监测心率。避免药液外渗引起组织坏死。不能肌内注射,一旦渗出,局部可热敷或用0.25％普鲁卡因溶液局部封闭。

（二）病情观察

应加强巡视,及时发现病情变化。平时应备好吸痰器、人工呼吸器、气管插管及配套物品,以备急用。

考点:手足抽搐症惊厥发作时的护理

（三）生活护理

同维生素D缺乏性佝偻病。

（四）心理护理

做好安慰解释工作,充分理解家长的心情,缓解家长的焦虑和恐惧心理。耐心解释本病的原因和预后,消除家长的顾虑,使其树立信心,积极配合治疗,促进患儿早日康复。

（五）健康教育

1. 向家长讲解本病的致病因素,教会家长抽搐发作时正确的处置方法。如使患儿平卧、松开衣领、颈伸直、头后仰,以保持呼吸道通畅,同时立即向医务人员求助。

2. 做好出院指导,指导家长合理喂养,合理安排小儿的日常生活,坚持每天有一定时间的户外活动,遵医嘱补充维生素D及适量补充钙剂,以预防维生素D缺乏性手足抽搐症复发。

五、护理评价

患儿惊厥、手足抽搐和喉痉挛是否得到控制;血清钙是否恢复正常,有无造成窒息和受伤;家长是否了解本病的有关防治和护理知识。

考点:手足抽搐症的健康教育

小结

营养不良的临床特征主要是体重减轻、皮下脂肪减少,而体重不增是最先出现的症状;患儿皮下脂肪减少的顺序为腹部→躯干→臀部→四肢→面部;患儿易出现各种并发症,如并发自发性低血糖可致死亡;治疗与护理主要是祛除病因、调整饮食、补充营养、促进消化和预防并发症。维生素D缺乏性佝偻病和维生素D缺乏性手足抽搐症是婴幼儿时期常见病,在对两种疾病患儿的护理评估中发现其共性为:两者都是由于维生素D缺乏引起神经精神兴奋性增高;不同点在于:佝偻病主要表现在骨骼改变,而手足抽搐症则主要表现为手足抽搐、惊厥、喉痉挛。提出可能的护理问题是:佝偻病为营养失调、生长发育改变;手足抽搐症为神经肌肉兴奋性增高、有窒息及外伤的危险。在护理过程中应注意:①做好治疗配合,执行医嘱,补充维生素D、钙剂,惊厥发作时应立即应用止惊剂、吸氧。②注意观察维生素D过量的表现,补钙时应注意浓度和速度,同时要监测心率。③提供心理护理,争取其配合治疗。④营造舒适的环境,指导患儿饮食、活动、日光照射及防治骨骼畸形的方法。

自测题

A_1型题

1. 维生素D缺乏性佝偻病致病因素中最主要的是
（　　）
　A. 食物中维生素D含量不足
　B. 日光照射不足
　C. 婴儿生长发育快,需要量多

　D. 食物中钙磷含量少
　E. 疾病或药物影响
2. 营养不良患儿最先出现的表现是（　　）
　A. 皮下脂肪减少　B. 体重不增　C. 消瘦
　D. 肌肉松弛　E. 运动和智能发育落后
3. 佝偻病活动期骨骼受影响最明显的部位是（　　）

A. 脊柱　B. 骨盆　C. 生长速度最慢的部位

D. 胸廓　E. 生长速度最快的部位

4. 佝偻病活动期主要表现是(　　)

　　A. 睡眠不安,夜惊　B. 烦躁多哭,多汗

　　C. 骨骼系统改变　　D. 突然抽搐,重者可窒息

　　E. 动作与语言发育迟缓

5. 婴儿维生素 D 缺乏性手足抽搐症最常见的表现是(　　)

　　A. 手足抽搐　　B. 惊厥　　C. 喉痉挛

　　D. 面神经征阳性　E. 腓反射阳性

6. 关于维生素 D 缺乏性手足抽搐症,不正确的为(　　)

　　A. 缺乏维生素 D

　　B. 血中钙离子降低

　　C. 出现全身惊厥,手足抽搐及喉痉挛等

　　D. 多见于 6 个月以下的婴儿

　　E. 神经肌肉兴奋性降低

A₂ 型题

7. 3 个月婴儿,冬季出生,人工喂养,近日来夜啼,睡眠不安,头部多汗。查体可见枕秃,未见骨骼畸形,X 线无异常。该患儿应考虑为(　　)

　　A. 佝偻病早期　　B. 佝偻病活动期

C. 佝偻病恢复期　　D. 佝偻病后遗症期

　　E. 佝偻病极期

A₃ 型题

(8~10 题共用题干)

　　患儿,男,3 个月,人工喂养,睡眠差、夜哭。查体:体温 37.4℃,有枕秃、颅骨软化。初步诊断:佝偻病。给予维生素 D₃ 30 万 U 肌内注射后,患儿突然发生全身抽搐,两眼上翻、神志不清。化验:血清钙 1.68mmol/L。

8. 该患儿抽搐最可能的原因是(　　)

　　A. 维生素 D 缺乏　B. 血清钙减少

　　C. 高热惊厥　　　D. 癫痫发作

　　E. 碱中毒

9. 该患儿的主要护理问题为(　　)

　　A. 皮肤完整性受损　　B. 清理呼吸道无效

　　C. 有窒息的危险　　　D. 气体交换受损

　　E. 潜在并发症:低血糖

10. 该患儿首选的护理措施应为(　　)

　　A. 继续补充维生素 D　B. 降低患儿体温

　　C. 尽快给予葡萄糖酸钙　D. 迅速止惊

　　E. 及时纠正酸中毒

(段慧琴)

第17章

消化系统疾病患儿的护理

小儿生长发育快,各种营养需要多,但由于小儿消化系统发育不完善,容易出现消化功能紊乱。你知道宝宝患鹅口疮是怎么回事吗? 小儿发生腹泻需要禁饮食吗? 是否需要马上使用止泻剂呢? 面对以上种种疑问,通过本章的学习,你一定能找到答案。

第1节　口腔炎患儿的护理

案例17-1

　　1岁患儿,因拒食、流涎、哭闹1天就诊。查体:体温38.5℃,口腔唇内、颊黏膜上可见成簇水疱破裂后形成的小溃疡,表面覆盖黄白色纤维素样渗出物,颌下淋巴结肿大。临床诊断:疱疹性口炎。

问题:1. 该患儿现存的护理问题有哪些?

　　　2. 应当给该患儿制订哪些护理措施?

口腔炎指口腔黏膜的炎症,多由病毒、细菌、真菌引起,在小儿时期较为多见,尤其是婴幼儿。若病变局限于舌、牙龈、口角亦称舌炎、牙龈炎或口角炎。

一、护理评估

1. **致病因素/健康史**　病毒、细菌、真菌均可引起。应询问患儿健康史及用药史,尤其是有无长期应用广谱抗生素或糖皮质激素的病史,有无食具消毒不严、口腔不卫生的情况,有无急性感染、腹泻、营养不良、久病体弱或维生素 B、维生素 C 缺乏等导致机体抵抗力下降的病史。

链接

白色念珠菌

白色念珠菌是真菌中的一种致病菌,往往寄居于正常人口腔、肠道、上呼吸道及阴道黏膜表面。有些病儿长期或大量使用广谱抗生素,抑制了口腔内正常存在的一些细菌,但不能抑制口腔内的白色念珠菌,因而白色念珠菌借机繁殖。另外有些拮抗念珠菌的细菌也被抗生素抑制了,口腔内的白色念珠菌就更容易繁殖而引起疾病。此外,长期大量使用激素还会抑制人体的免疫功能,使机体抗感染能力减低,导致白色念珠菌感染而致病。

2. **身心状况**

(1) 症状评估:①鹅口疮:应询问口腔黏膜表面覆盖白色乳凝块样物出现的时间,是否疼痛,有无流涎及发热。②疱疹性口炎:应询问口腔内疱疹、溃疡出现的时间、部位,有无发热、疼痛、流涎、拒食。③溃疡性口炎:应询问口腔内溃疡出现的时间、部位,有无发热、疼痛、流涎、拒食。对于拒食时间较长的患儿,还应询问尿量,了解有无脱水的表现。

（2）护理体检：测量体温，检查颌下淋巴结有无肿大。观察口腔黏膜如颊黏膜、舌、齿龈、上腭等处是否有白凝色乳块样物，有无溃疡、溃疡的部位、溃疡表面的假膜颜色，有无流涎。

考点：三种口腔炎的特点

（3）社会心理状态：患儿由于发热、进食疼痛而烦躁不安、哭闹。家长因对疾病不了解而焦虑不安。

3. 辅助检查资料　查真菌的菌丝和孢子。血常规检查白细胞总数和中性粒细胞增多。

二、护理问题

1. 口腔黏膜改变　与感染有关。
2. 疼痛　与口腔黏膜炎症和破损有关。
3. 体温过高　与感染有关。

护考链接

患儿6个月，患鹅口疮5天，其首优的护理问题

A. 疼痛：与口腔黏膜炎症有关　　B. 营养失调：与拒食有关　　C. 体温过高：与感染有关

D. 口腔黏膜改变：与感染有关　　E. 皮肤完整性受损：与感染有关

点评：选项中出现的五个护理问题口腔炎都可以出现。从本题题干来看，该患儿患有鹅口疮，首优的护理问题就是与感染（真菌）有关的口腔黏膜的改变。故正确答案为D。

三、预期目标

1. 患儿口腔黏膜恢复完整。
2. 患儿口腔疼痛逐渐缓解和消失。
3. 患儿体温维持正常。

四、护理措施

（一）治疗配合

1. 清洗口腔　用3‰过氧化氢溶液清洗溃疡面，可减少继发感染，利于溃疡愈合，适用于各种口腔炎。

考点：口腔炎的治疗配合

2. 局部涂药　①疱疹性口腔炎及急性球菌性口腔炎。患处涂1‰甲紫溶液或2.5‰～5‰金霉素鱼肝油，每天2～3次；疱疹性口腔炎也可用疱疹净（碘苷）或西瓜霜喷剂涂患处，疼痛明显，影响进食者可在进食前局部涂2‰利多卡因溶液止痛。②鹅口疮。局部涂制霉菌素溶液10万～20万 U/ml。

3. 不能进食者遵医嘱静脉补充足够的液体和能量。

（二）病情观察

注意监测体温，体温过高时，给予多饮水、松解衣服、冰袋等物理降温，必要时给予药物降温。

（三）生活护理

1. 接触患儿的奶具、食具、毛巾要及时消毒，食具专用。
2. 饮食应以高热量、高蛋白、富含维生素的温凉流质或半流质为宜，避免摄入刺激性食物。
3. 鼓励患儿多饮水，保证机体代谢，冲淡毒素，减少口腔细菌繁殖。

4. 对流涎者,及时清除流出物,保持皮肤干燥、清洁,避免引起皮肤湿疹及糜烂。

（四）心理护理

对烦躁不安的患儿应给予安慰、体贴和关怀,向家长说明本病的病程及口腔护理的必要性,争取其配合治疗。

（五）健康教育

1. 向家长讲解口腔炎发生的原因是由于口腔不洁或疾病等抵抗力降低所引起。做好奶瓶、奶头、玩具等用品的清洁消毒。

2. 教育小儿养成良好的卫生习惯,纠正小儿吮指、不刷牙等不良习惯,保持口腔卫生;宣传均衡营养对提高机体抵抗力的重要性,避免偏食、挑食,培养良好的饮食习惯。

五、护 理 评 价

患儿口腔黏膜是否恢复正常,疼痛是否消失,每日摄入的热量能否满足需要。

第 2 节　腹泻患儿的护理

> **案例17-2**
>
> 患儿,男,10 个月,人工喂养。3 天来腹泻,排便15～20 次/日,蛋花汤样大便,伴发热,偶有呕吐,1 天来明显少尿。查体:体温38℃,精神委靡,口干,眼窝及前囟明显凹陷,皮肤弹性差,四肢凉,血压64/40mmHg,血钠132mmol/L。
>
> **问题**:1. 该患儿是轻型腹泻还是重型腹泻?
>
> 　　　2. 首批应补什么液体?
>
> 　　　3. 第一个 24 小时补液总量多少毫升?

婴儿腹泻又称腹泻病,是一组由多病原、多因素引起的以大便次数增多和大便性状改变为特点的儿科常见病。多见于 6 个月至 2 岁的婴幼儿,是造成营养不良、生长发育障碍的重要原因,为我国儿童保健重点防治的四种疾病之一。以病毒和细菌感染多见,其中病毒感染以轮状病毒引起的最常见,细菌感染以致病性大肠埃希菌为主。

考点:腹泻的多发年龄、引起腹泻的病原

> **链接**
>
> **婴幼儿时期易患腹泻病的因素**
>
> (1) 小儿消化系统发育不完善,胃酸和消化酶分泌较少,对食物耐受性差。
>
> (2) 小儿生长发育快,需要营养物质较多,使消化道负担加重,易发生消化功能紊乱。
>
> (3) 小儿胃肠道防御功能差:胃肠道 sIgA 及胃内酸度均较低,对感染的防御能力差。
>
> (4) 人工喂养者:由于人工喂养婴儿不能从母乳中得到 sIgA,乳铁蛋白等,食物、食具也易被污染,使其发病率明显高于母乳喂养儿。

一、护 理 评 估

（一）致病因素/健康史

询问有无与感染性腹泻患儿密切接触史,有无不洁食物或食具被污染史,有无呼吸道、泌尿道、皮肤感染史,询问有无喂养不当的因素(如食物量过多或食物成分不适宜),有无腹部受凉史。

考点: 秋季腹泻

链接

婴幼儿"秋季腹泻"

婴幼儿"秋季腹泻"主要是由轮状病毒引起的一种急性腹泻病。此病在秋冬季节流行,好发于6个月至2岁以内的小儿,尤其是哺乳期的婴儿,大于4岁时就比较少见。婴幼儿"秋季腹泻"主要由病毒经粪-口途径传播;另外,可通过医源性传播,是一种全世界的疾病。本病为自限性疾病,病程较短,1周左右可痊愈。对于"秋季腹泻"的治疗目前尚无有效方法,主要是预防脱水。

(二)身心状况

1. 症状评估 重点询问最主要的症状,即腹泻、呕吐的情况。如腹泻的次数、量、性质,呕吐的次数及性质,是否伴有发热,腹痛、里急后重、食欲低下;对于吐泻较重、时间长的患儿,还应询问有无尿量减少、烦躁不安或精神委靡、嗜睡及口渴等脱水酸中毒的表现。

2. 护理体检 观察有无脱水及脱水程度。检查有无烦躁不安或精神委靡,有无皮肤干燥、弹性差,口唇黏膜干燥,前囟及眼窝凹陷,四肢凉,有无腹胀、肠鸣音减弱、肌肉无力、腱反射减弱等低血钾的表现。

链接

小儿脱水的分度

脱水可分为三度,即轻、中、重度。轻度脱水:检查见患儿一般情况好,两眼窝稍凹陷,捏起腹部或大腿内侧皮肤后回缩尚快。中度脱水:患儿烦躁、易激惹;哭时泪少,尿量及次数减少,检查见患儿两眼窝下陷,口舌干燥,捏起腹壁及大腿内侧皮肤后回缩慢。重度脱水:患儿表现为精神极度委靡、昏睡,甚至昏迷;口渴严重,啼哭时无泪,尿量及尿次数明显数少;检查见患儿两眼窝明显下陷,口舌非常干燥;捏起腹壁及大腿内侧皮肤后回缩很慢。

考点: 腹泻的主要症状并发症

3. 社会心理状况 患儿由于腹泻、腹痛、呕吐等身体不适而出现烦躁不安或精神委靡。因病情严重,家长常紧张、恐惧。

(三)辅助检查资料

1. 大便常规检查 可见大量脂肪球、白细胞及有不同数量的红细胞。有条件应做大便细菌培养病原学检查。

2. 血生化检查 血清钾及血清钙下降,二氧化碳结合力降低,血钠浓度随脱水性质不同而异。

二、护 理 问 题

1. 体液不足 与呕吐、腹泻致体液丢失及摄入不足有关。

2. 腹泻 与饮食不当、病原体感染等有关。

考点: 腹泻的护理问题

3. 有肛周皮肤完整性受损的危险 与频繁腹泻粪便刺激肛周皮肤有关。

护 考 链 接

9个月患儿,腹泻2天,每日10余次,伴发热,无黏液及脓血。近1天来高热39.8℃,呕吐4~5次,1天无尿,哭无泪。入院查体:精神委靡,面色灰白,眼窝明显凹陷,皮肤弹性差,四肢凉,心率150次/分,脉细弱。血钠138mmol/L。该患儿的脱水程度及性质是

A. 轻度低渗性脱水　B. 中度低渗性脱水　C. 中度等渗性脱水

D. 重度等渗性脱水　E. 轻度等渗性脱水

点评: 题干中的患儿9个月,已腹泻2天,每天10余次,呕吐4~5次,1天无尿,哭无泪,面色灰白,眼窝明显凹陷,皮肤弹性差,四肢凉,心率快,脉细弱。由此可见患儿有明显的休克症状,所以诊断为婴儿腹泻伴重度脱水。血钠138mmol/L,在130~150mmol/L之间,为等渗性脱水。故该患儿的脱水程度及性质是重度等渗性脱水,即D为正确答案。

三、预 期 目 标

1. 24 小时内体液恢复正常、电解质紊乱得到基本纠正。

2. 3～5 天腹泻次数减少至正常,粪便性状恢复正常。

3. 肛周皮肤完好,无臀红表现。

四、护 理 措 施

（一）治疗配合

1. 纠正脱水、电解质及酸碱平衡紊乱

（1）口服补液:适用于轻、中度脱水及呕吐不剧烈的患儿,鼓励患儿少量多次口服。在口服补液过程中,如患儿呕吐频繁或腹泻、脱水加重者,应及时报告医生改为静脉补液。

（2）静脉补液:用于中度以上脱水或吐、泻严重的患儿。应按医嘱给予补液,具体方法(补液总量、补液种类、补液速度)详见第 14 章第 4 节小儿用药(液体疗法)。护理时须注意:①24 小时的液体总量。应本着"先快后慢、先浓后淡、先盐后糖、见尿补钾"的原则合理安排,分批输入。②严格掌握输液速度。避免过快或过慢,及时记录第 1 次排尿时间及 24 小时出入液量,根据患儿情况调整液体入量及速度。定时检查滴速是否正常,顺畅,注射局部有无渗漏。③严格掌握补钾的浓度和速度。要注意氯化钾的浓度应小于 0.3%,且滴速要慢,绝不可作静脉推注,以免发生心搏骤停;补钙时应按照"见惊补钙"的原则,注意静脉注射钙剂的速度一定要缓慢,时间不得少于 10 分钟。

考点:腹泻的治疗配合

2. 遵医嘱应用抗生素、助消化与收敛药物。

（二）病情监测

1. 观察记录呕吐、腹泻的次数、量及性质并及时送检。

2. 观察患儿的精神状态、皮肤弹性、口腔黏膜干燥程度,前囟及眼窝凹陷的程度,尿量及四肢末梢循环的情况。

（三）生活护理

1. 防止臀部及肛周皮肤糜烂　选用质地柔软、吸水性强的尿布,勤更换,每次便后用温水清洗臀部并拭干,扑上滑石粉或涂 3%～5% 的鞣酸软膏,防止尿布皮炎的发生。如已发生臀红,局部涂紫草油或鞣酸软膏,重者可局部涂鱼肝油软膏或氧化锌软膏等。

2. 隔离　对感染性腹泻患儿应施行床边隔离,食具、衣物、尿布应专用。护理患儿前、后要洗净双手,防止交互感染。

考点:腹泻时防止发生臀红

3. 调整饮食　根据个体消化吸收功能和平时的饮食习惯进行合理调整。母乳喂养暂停辅食,人工喂养儿及混合喂养儿可喂以流质或半流质饮食,如米汤、稀粥、面条、稀牛奶等,随着病情好转,逐步过渡到正常饮食。严重呕吐者暂禁食 4～6 小时,但不禁饮。

链接

腹泻婴儿的饮食

腹泻婴儿不主张禁食,应继续饮食。继续饮食对预防营养不良、促进疾病恢复非常重要。一般说,应继续母乳喂养。小于 6 个月的人工喂养儿,可用等量米汤或水稀释牛奶及其他代乳品,喂养 2～3 天后逐渐恢复正常饮食。大于 6 个月的人工喂养儿,可给平日习惯又易消化的饮食,还可加些果汁或水果以补充钾。在腹泻痊愈后,每日加餐一次,连续 2 个月,以防止营养不良的发生。若婴儿频繁呕吐,先禁食 4 小时,然后喂以米汤、脱脂奶,再过渡到正常饮食。腹泻儿要及时补充足量的液体及电解质,以防脱水发生。

考点：腹泻
的饮食管理

（四）心理护理

满足患儿情绪和心理上的需要，经常搂抱、抚摸患儿，并与患儿交谈；对较大儿童可提供一些娱乐方法，如玩具、讲故事等，使其安心养病。对家长要及时向其说明患儿病情，介绍腹泻的有关知识，使家长能正确对待患儿的疾病和医疗护理措施，减轻焦虑、紧张的心理，更好地与医护人员配合。

（五）健康教育

1. 宣传母乳喂养的优点，避免在夏季断奶。按时添加辅食，切忌几种辅食同时添加，防止过食、偏食及饮食结构突然变动。

考点：腹泻
的健康教育

2. 注意饮食卫生，培养良好的卫生习惯。

3. 注意气候变化，防止受凉或过热。冬天要注意保暖，夏季要多喝水。

五、护 理 评 价

患儿排便次数是否恢复正常，腹痛是否缓解，体液及酸碱平衡紊乱是否纠正，并发症有无发生，发生时是否及时得到治疗与护理。

小结

口腔炎和腹泻是小儿时期最常见的消化系统疾病。在护理评估中发现口腔炎主要表现为口腔局部黏膜破损及发热、流涎、拒食等全身症状。小儿腹泻主要表现为发热、呕吐、腹泻及不同程度的脱水症状。护理问题口腔炎主要是疼痛，腹泻主要是体液不足和腹泻，二者都存在营养失调的可能。护理过程应注意：①做好治疗配合，执行医嘱给予补液、做好口腔及肛周皮肤的护理。②加强病情监测，观察脱水情况及生命体征。③提供心理护理，增强患者及家长的信心。④做好卫生宣传教育，指导患儿饮食。

自测题

A₁型题

1. 秋季腹泻的病原是（ ）
   A. 柯萨奇病毒 B. 轮状病毒
   C. 白色念珠菌 D. 致病性大肠埃希菌
   E. 金黄色葡萄球菌

2. 口腔炎的护理措施，正确的为（ ）
   A. 保持口腔清洁 B. 局部涂药
   C. 不能进食者静脉补充液体 D. 监测体温
   E. 以上都对

3. 在小儿液体疗法中，不正确的为（ ）
   A. 中度以下脱水可用口服补液
   B. 重度脱水或呕吐严重者需静脉补液
   C. 原则上先盐后糖、先浓后淡、先快后慢、见尿补钾
   D. 补钾浓度应小于0.3%，严禁静脉推注
   E. 补充累积损失阶段一般速度要慢，为5ml/(kg·h)

4. 轻型腹泻与重型腹泻的区别是（ ）

   A. 呕吐、腹泻较重
   B. 重型有明显脱水、电解质紊乱及全身中毒症状
   C. 大便呈多样化
   D. 大便镜检有大量脂肪滴
   E. 大便腥臭

5. 鹅口疮的临床表现是（ ）
   A. 口腔黏膜弥漫性充血
   B. 溃疡表面有黄白色渗出物
   C. 有发热等全身中毒症状
   D. 因疼痛出现拒乳和流涎
   E. 口腔黏膜有乳凝块样物

6. 护理婴儿腹泻患儿时，哪项措施不正确？（ ）
   A. 详细记录出入量
   B. 加强臀部护理
   C. 腹胀时应注意有无低钾血症
   D. 急性腹泻早期应使用止泻剂
   E. 呕吐频繁者应禁食补液

7. 腹泻患儿，有肛周皮肤完整性受损的危险，下列

护理哪项不妥?( )

 A. 会阴皱褶处不能经常清洗

 B. 便后用温水清洗臀部

 C. 选用柔软、清洁的尿布

 D. 更换尿布时动作轻柔

 E. 避免使用塑料布包裹

A_2 型题

8. 6个月婴儿,患腹泻,中度脱水,经补液12小时后失水纠正。尿量增多,出现精神委靡,呼吸浅表,心率140次/分,心音低钝,腹胀,肠鸣音减弱,肌张力下降。最可能的原因是( )

 A. 低钾血症 B. 低钠血症 C. 酸中毒

 D. 中毒性肠麻痹 E. 输液速度过快

9. 男孩,10个月,因腹泻蛋花汤样大便2天入院。在补液过程中,忽然出现抽搐,最可能的原因是( )

 A. 低钠血症 B. 低钾血症 C. 低钙血症

 D. 癫痫发作 E. 低磷血症

10. 患儿,女,6个月,因流涎就诊。体检见齿龈处有白色乳凝块样物,不易擦去。可能的诊断是( )

 A. 生理性流涎 B. 出牙的刺激 C. 齿龈炎

 D. 鹅口疮 E. 溃疡性口腔炎

11. 患儿,8个月,主因呕吐、腹泻2天伴发热就诊。排便10次/日,水样便,呕吐4~6次/日。查体:皮肤干燥,弹性差,口唇樱红,粪便镜检示少量白细胞。下列处理措施不恰当的是( )

 A. 暂停乳类食品,代之以豆类代乳品

 B. 加强臀部皮肤护理

 C. 根据脱水程度进行补液

 D. 补液的同时纠正酸中毒

 E. 有尿后,静脉补钾浓度为0.2%

12. 患儿,10个月,因腹泻就诊。查体:体温37.8℃,皮肤弹性好,臀部皮肤潮红,有表皮脱落。其首优的护理问题是( )

 A. 体温过高 B. 体液不足

 C. 有感染的危险 D. 皮肤完整性受损

 E. 有营养不良的危险

A_3 型题

(13~15题共用题干)

 患儿,男,6个月,11月中旬来诊。1天前突然发热、咳嗽,随后呕吐3次,粪便稀,每天10余次,呈黄色水样,黏液少,无腥臭味。查体:体温39℃,

精神委靡,皮肤弹性略差,前囟及眼窝稍凹陷,哭泪少,咽稍充血,心肺检查无异常。粪便有少量脂肪球。

13. 引起腹泻的病原体最可能是( )

 A. 轮状病毒 B. 铜绿假单胞菌

 C. 白色念珠菌 D. 金黄色葡萄球菌

 E. 致病性大肠埃希菌

14. 估计其脱水程度为( )

 A. 无脱水 B. 轻度脱水 C. 中度脱水

 D. 重度脱水 E. 中毒脱水伴休克

15. 对该患儿的饮食护理,正确的是( )

 A. 禁食12小时 B. 继续母乳喂养

 C. 继续添加辅助食品 D. 静脉补充营养、水分

 E. 如呕吐明显可鼻饲牛奶

(16~20题共用题干)

 患儿,8个月,呕吐、腹泻3天来院。初步诊断为婴儿腹泻伴重度等渗性脱水。

16. 该患儿累积损失量的补充应选择下列哪种液体( )

 A. 等张含钠液 B. 1/2张含钠液

 C. 1/5张含钠液 D. 1/3张含钠液

 E. 1/4张含钠液

17. 该患儿第一个24小时补液总量应为( )

 A. 60~80ml/kg B. 81~90ml/kg

 C. 90~120ml/kg D. 120~l50ml/kg

 E. 150~180ml/kg

18. 若补液5小时后尿量增多,精神好转,说明( )

 A. 不能补含钾液体

 B. 血容量也恢复

 C. 输入液体中电解质液过少

 D. 输入液体中电解质液过多

 E. 脱水已纠正

19. 患儿补液7小时后,脱水情况好转,开始排尿,但精神委靡,心音低钝,腹胀,肠鸣音减弱,肌张力下降,此时首先考虑( )

 A. 低镁血症 B. 低钠血症 C. 低钾血症

 D. 中毒性肠麻痹 E. 酸中毒未纠正

20. 给患儿补钾时,应把氯化钾稀释至哪种浓度后缓慢静脉滴注?( )

 A. 0.3%~0.4% B. 0.2%~0.3%

 C. 0.4%~0.5% D. 0.5%~0.6%

 E. 0.8%~0.9%

(段慧琴)

第18章

呼吸系统疾病患儿的护理

小儿感冒了到底能不能吃消炎药呢？注射丙种球蛋白能预防经常感冒吗？扁桃体可以随便摘除吗？面对以上种种疑问，学习了本章内容，相信你一定会明白的。

> **链接**
>
> **婴幼儿呼吸道感染的概况**
>
> 据WHO统计，全球<5岁儿童死于呼吸道感染者每年约1500万，其中400万死于急性下呼吸道感染，绝大多数为肺炎，有2/3是婴儿。我国每年约有30万5岁以下儿童死于肺炎。因此，降低婴幼儿呼吸道感染的病死率仍是当今世界儿童生存、保护和发展纲要中规定的重要任务。

第1节　急性上呼吸道感染患儿的护理

> **案例18-1**
>
> 小儿1岁，主因发热、鼻塞、流涕、全身不适2天，腹痛1天就诊。查体：体温38℃，咽部充血，心律齐，双肺呼吸音清。初步诊断：上呼吸道感染。
>
> **问题**：该患儿发生上呼吸道感染最常见的病原体是什么？

急性上呼吸道感染简称上感，俗称"感冒"，是婴幼儿最常见的疾病。90%以上为病毒感染所致，主要侵犯鼻、鼻咽和咽部，表现为呼吸道局部及全身的感染症状，占儿科门诊患者的首位。该病全年均可发生，以冬、春为多，年长儿以局部症状为主，婴幼儿以全身症状为主。

一、护理评估

考点： 上呼吸道感染的病原体

1. **致病因素/健康史**　询问家长，患儿近1～3天内有无受凉史，有无佝偻病、营养不良等慢性疾病史，家庭居住环境有无过度拥挤、通风不良等容易致病因素，有无穿衣过多或过少等护理不当因素。

2. **身心状况**

（1）症状评估：询问家长，患儿有无鼻塞、喷嚏、流涕、干咳、发热，体温增高的程度、热型，是否伴有呕吐、腹泻，是否伴有腹部疼痛，是否伴有惊厥。

考点： 上感的护理评估

（2）护理体检：检查有无咽部充血，有无扁桃体红肿，有无颌下淋巴结增大及压痛。

（3）社会心理状态：患儿常因鼻塞或发热等不适引起烦躁、哭闹，而家长多产生焦虑、抱怨等情绪。

3. **辅助检查资料**　血白细胞在病毒感染时偏少或正常，细菌感染时增多。

扁桃体可以随便摘除吗?

从 3~4 岁起到 10 岁左右,扁桃体肥大的孩子比较多,这是由于扁桃体及淋巴结等淋巴系统在这个年龄发育最为显著的缘故。扁桃体是咽部把守的两个卫兵,有消灭病菌的作用。若摘除扁桃体,则犹如撤销咽部哨所,感染可直入消化道和呼吸道,所以只有在弊多利少时才考虑摘除。如经常发生扁桃体炎,而扁桃体已失去保护作用,并成了细菌窝藏之地;又如扁桃体明显肿大,阻挡在咽部,影响呼吸,以及已有肾炎或风湿感染情况时。

二、护 理 问 题

1. 体温升高　与感染有关。
2. 潜在并发症　惊厥。

三、预 期 目 标

1. 患儿体温下降至正常范围。
2. 患儿惊厥发生时能被及时发现及处理。

四、护 理 措 施

(一)治疗配合

1. 按医嘱给予抗感染药及解热药,并记录用药效果。

2. 当高热患儿出现兴奋、烦躁等惊厥先兆时,应立即报告医生,按医嘱给予镇静药,并同时采取降温措施。已发生惊厥的,协助医生按惊厥处理。

3. 通气不畅时应及时清除鼻腔分泌物,必要时可用 0.5% 氯麻液点鼻,3~4 次/日,保持鼻腔通畅。

护 考 链 接

一患儿生后 3 天,发热、鼻塞。体检:体温 39.8℃,咽部充血,诊断为上呼吸道感染。对该患儿的护理措施应首选

　　A. 解开过厚衣被散热　　　B. 口服退热药物　　　C. 用退热栓降温
　　D. 用 0.5% 麻黄碱溶液滴鼻　　E. 用 50% 乙醇溶液擦浴

点评:根据题干,患儿有发热、鼻塞、体温高、咽部充血,诊断为上感,那么首选的护理措施应该是降温。A、B、C、E 都是降温的措施,但是对于一个生后只有 3 天的患儿,最常用的降温方法是物理降温,本题中即解开过厚衣被散热。故 A 是正确答案。

(二)病情观察

1. 注意体温变化,测体温每 4 小时 1 次,若体温超过 38.5℃,应采取有效降温措施,控制患儿体温,预防惊厥发作。

2. 在护理患儿时应经常检查口腔黏膜及皮肤有无皮疹,以便能早期发现麻疹、猩红热等急性传染病;注意患儿精神、面色、脉搏、呼吸等,如果患儿出现精神委靡、拒食、头痛、呕吐等提示出现并发症,应及时汇报医生。

(三)生活护理

1. 做好病房消毒隔离工作,防止交叉感染,保持室内空气新鲜,衣被应冷暖、松紧适度,

以利于散热。

2. 保持室内安静,减少刺激,让患儿充分休息以利于康复。

3. 保证充足的营养和水分。鼓励患儿多喝水,以加快毒素排泄和降低体温,给予易消化高营养饮食,必要时静脉补充水分。

(四)护理心理

对烦躁的患儿给予安慰、体贴,向家长解释本病的特点、病程及治疗方法,争取家长配合治疗。

(五)健康教育

1. 居室应定时开窗通风,保持空气新鲜。

2. 鼓励婴幼儿要加强体格锻炼,增加营养,提高免疫功能。

3. 向家长介绍本病的家庭护理要点,让患儿多饮水,注意休息,预防并发症的发生。

考点: 上感的护理措施

> **链接**
>
> **注射丙种球蛋白能预防经常感冒吗?**
>
> 　　张女士的女儿,3岁,一到冬天就经常感冒、发热,家长非常着急。听人说注射人血清丙种球蛋白(简称"丙球")能预防,于是就到医院要求注射,那么,"丙球"真的能预防感冒吗?
>
> 　　"丙球"临床上主要用于丙种球蛋白缺乏症和密切接触甲型肝炎、麻疹等传染病时的被动免疫。其主要成分是IgG和少量IgA与IgM。其注射后在体内维持时间很短,分别是23天、4天和9天,因此,预防感冒靠注射"丙球"是不可取的,经常注射还会干扰孩子自身抗体的形成。由于丙球是血制品,还有感染乙肝或丙肝的危险。
>
> 　　因此,预防感冒第一要讲究卫生,科学合理地摄入营养,坚持母乳喂养;适当补充维生素A、维生素D、维生素C、维生素B和葡萄糖酸锌。第二要坚持锻炼,如日光浴、空气浴、水浴等。此外,也可适当应用如左旋咪唑、转移因子、胸腺素等免疫调节剂,提高免疫力。

五、护理评价

患儿体温是否恢复正常,有无并发症发生。

第2节 肺炎患儿的护理

> **案例18-2**
>
> 　　患者,女,10个月,因发热、咳嗽、气促3天入院。查体:精神差,呼吸急促,鼻翼扇动,口鼻周发绀,吸气三四征阳性,双肺呼吸音粗糙,两肺底闻及密集的中小水泡音,心率140次/分,律齐,肝肋下2cm。胸部X线片示:两肺散在斑点状阴影。初步诊断:支气管肺炎。
>
> **问题:** 1. 该患儿的护理问题有哪些?
>
> 　　　　2. 应给该患儿制订哪些护理措施?

考点: 肺炎的临床表现

肺炎是由不同病原体或其他因素所致的肺部炎症。以发热、咳嗽、气促、呼吸困难及肺部固定湿啰音为共同临床表现,是我国儿童保健重点防治的四种疾病之一。按病理类型、病原体种类、病程长短等可以分为不同类型。

小儿肺炎

　　肺炎是小儿的一种主要常见病,尤多见于婴幼儿,占儿科住院患者的首位。也是婴儿时期主要死亡原因,严重威胁小儿健康,被卫生部列为我国儿童保健重点防治的四种疾病之一。据联合国儿童基金会的统计,全世界每年约有 350 万 5 岁以下儿童死于肺炎,占 5 岁以下小儿死亡总数的 1/4～1/3。故加强本病的防治十分重要。

一、护 理 评 估

　　1. 致病因素/健康史　询问家长(患儿)既往有无反复呼吸道感染现象,发病前有无麻疹、百日咳等原发疾病史,家庭成员是否有呼吸道疾病史,有无营养不良、佝偻病、先天性心脏病及其他慢性疾病史,有无居室拥挤、通风不良、气候骤变等容易致病因素。

　　2. 身心状况

　　(1) 症状评估:重点向家长(患儿)询问最常见的症状,即咳嗽、气促、发热的情况。如咳嗽的性质、是否有痰,痰的性质及量;是否伴有气促及呼吸困难,体温增高的程度、热型;是否伴有呕吐、腹泻,是否伴有烦躁不安,嗜睡甚至惊厥等意识改变。

　　(2) 护理体检:重点检查患儿精神状态、有无鼻翼扇动、唇周发绀、三凹征阳性等缺氧表现,肺部听诊呼吸音是否增强、是否闻及固定的湿啰音,有无心率增快、心音低钝、肝脏增大、腹胀、下肢水肿。

　　(3) 社会心理状态:患儿由于病情重、住院时间长,常出现焦虑、恐惧,而家长可有不安、忧虑、抱怨等心理反应。

　　6 个月患儿,因肺炎入院,突然烦躁不安,呼吸 60 次/分,心率 180 次/分,心音低钝,两肺布满细湿啰音,肝肋下 3.5cm,最可能发生

　　A. 脓气胸　B. 肺不张　C. 心肌炎　D. 心力衰竭　E. 中毒性脑病

　　点评:肺炎最常见的潜在并发症是心力衰竭。心力衰竭的表现为:呼吸突然加快超过 60 次/分;心率突然加快,婴儿>160 次/分,幼儿>160 次/分;骤发极度烦躁不安,明显发绀,面色发灰;心音低钝,奔马律;肝脏增大在肋下 3cm 或短时间内增大 1.5cm;颈静脉怒张,尿少或无尿,颜面或下肢水肿等。根据题干,患儿因肺炎入院,临床表现完全符合心力衰竭的表现。故正确答案为 D。

　　3. 辅助检查资料

　　(1) 血白细胞计数:白细胞总数在病毒感染时多正常或减少,细菌感染时增多。

　　(2) X 线检查:两肺可见斑片状阴影,可伴气肿或肺不张改变。

二、护 理 问 题

　　1. 清理呼吸道低效　与呼吸道分泌物增多及呼吸道排痰功能较差有关。

　　2. 气体交换受损　与肺部炎症造成通气换气功能障碍有关。

　　3. 体温升高　与肺部感染有关。

　　4. 潜在并发症　心力衰竭、脓胸、脓气胸、肺大疱、肺脓肿。

考点: 肺炎的护理问题

三、预 期 目 标

1. 患儿能有效地咳出痰液,保持呼吸道通畅。
2. 呼吸平稳,气促、发绀症状消失。
3. 体温恢复正常。
4. 住院期间如发生并发症能被及时发现与处理。

四、护 理 措 施

(一)治疗配合

1. 按照医嘱给予抗生素、止咳化痰药,控制感染是减少痰液的关键措施,并给予超声雾化以稀释痰液,利于咳出。
2. 必要时给氧,缓解呼吸困难,及时处理腹胀现象。

(二)病情监测

1. 密切观察体温、呼吸、心率的变化,注意面色、精神状态。如出现以下情况,应立即报告医生:①心率、呼吸增快,面色发绀,烦躁不安,提示可能发生心力衰竭。②胸痛、剧烈咳嗽、呼吸困难等提示可能并发脓胸。须做好相应的急救准备。
2. 严格控制输液速度,避免加重心脏负荷,滴速应控制在 5ml/(kg·h)。

(三)生活护理

1. 保持室内适当的温度和湿度,鼓励患儿多饮水。
2. 帮助患儿取半卧位或高枕卧位,以利于肺扩张,并经常翻身。
3. 给予易消化、营养丰富的食物,应少量多餐,避免一次吃的过饱影响呼吸。

(四)心理护理

对于恐惧不安的患儿应多给予关心、体贴,对年长儿鼓励其诉说自己的感受,并给予安慰和关怀,鼓励其配合治疗。向患儿家长解释疾病的基本知识、治疗方法及预后,使其树立信心,积极配合治疗。

考点:肺炎的护理措施

(五)健康教育

向家长讲解肺炎的护理要点,如保持正确的体位,少食多餐,协助拍背等;嘱咐其出院后应增加营养,加强体质,预防肺炎的发生。

五、护 理 评 价

患儿呼吸、体温恢复至正常范围,出现心力衰竭是否及时处理。

小 结

呼吸系统疾病包括急性上呼吸道感染和肺炎。在两种呼吸系统疾病患儿的评估中,发现其共性为:①发热、咳嗽。②存在不同程度的焦虑、抱怨情绪。不同点在于:上呼吸道感染主要由病毒引起,表现干咳;而肺炎可由细菌、病毒、支原体引起,表现为呼吸急促,肺部闻及固定的湿啰音。根据首优原则,提出的护理问题主要为:①高热。②清理呼吸道无效。③潜在并发症,高热惊厥、心力衰竭。在护理过程中,应注意:①做好治疗配合,执行医嘱。②加强病情观察,监测患儿体温、呼吸、心率、面色及精神状态,发现异常及时向医生汇报。③提供心理护理,配合治疗。④营造舒适的环境,指导患儿的饮食、体位,注意拍背吸痰以保持呼吸道通畅。

自测题

A₁ 型题

1. 急性上呼吸道感染病原体绝大多数为(　　)
   A. 病毒　　B. 细菌　　C. 支原体
   D. 真菌　　E. 衣原体

2. 预防上呼吸道感染小儿热惊厥发作的根本措施
   为(　　)
   A. 迅速送往医院　　B. 控制体温
   C. 充足的营养　　　D. 保证睡眠
   E. 衣服要松紧适宜

3. 关于小儿肺炎的护理,以下哪项不正确(　　)
   A. 体位采用头高位或半卧位
   B. 经常翻身更换体位以减轻肺部淤血
   C. 及时注意吸痰以保持呼吸道畅通
   D. 尽量少喂奶、少喂食,以防呛咳及引起窒息
   E. 输液时严格控制液量和速度,以防肺水肿

4. 按病理分类,婴幼儿最常见的肺炎是(　　)
   A. 大叶性肺炎　　　B. 支气管肺炎
   C. 间质性肺炎　　　D. 干酪性肺炎
   E. 毛细支气管炎

5. 关于小儿肺炎的说法,以下错误的是(　　)
   A. 病原体主要是细菌和病毒
   B. 是自限性疾病,不需治疗
   C. 气候骤变易诱发本病
   D. 体质低下患儿易患本病
   E. 小儿肺炎常累及全身其他系统

A₂ 型题

6. 患儿,7 岁,发热、咳嗽 6 天。痰液黏稠,不易咳
   出。体温 38℃,呼吸 24 次/分,肺部有少量细湿
   啰音。该患儿的主要护理措施是

A. 立即物理降温
B. 给予适量止咳药
C. 室内湿度应保持 40%
D. 嘱患儿勿进食过饱
E. 定时雾化吸入、排痰

7. 患儿 5 个月,发热、咳嗽 2 天。体温 39.5℃,心
   率 150 次/分,呼吸 35 次/分,该患儿首优的护
   理问题是(　　)
   A. 营养缺乏　　　　B. 体温过高
   C. 体液不足　　　　D. 气体交换受损
   E. 清理呼吸道低效

A₃ 型题

(8～10 题共用题干)

患儿,3 岁,3 天前因流鼻涕、轻微咳嗽诊断为
上呼吸道感染。近 3 天咳嗽加重,发热,体温
39.8℃,呼吸急促、发绀,两肺布满湿啰音,诊断为
小儿肺炎。

8. 对该患儿立即采取的护理措施是(　　)
   A. 保温,多饮水　　B. 适当休息
   C. 保持呼吸道通常　D. 进易消化食物
   E. 进行物理降温

9. 该患儿入院后护士应重点观察(　　)
   A. 睡眠状况　　　　B. 进食多少
   C. 大小便次数　　　D. 咳嗽频率及轻重
   E. 脉搏、呼吸的改变

10. 患儿应取何种体位(　　)
    A. 端坐位　　B. 平卧位　　C. 半卧位
    D. 侧卧位　　E. 仰卧位

(段慧琴)

第19章

先天性心脏病患儿的护理

你知道先天性心脏病的宝宝为什么发绀吗？你听说过不开刀也能治疗先天性心脏病吗？先天性心脏病是胎儿时期心脏血管发育异常而致的先天畸形，是婴幼儿最常见的心脏病。根据血流动力学改变及临床有无青紫，将其分为三类：①左向右分流型（潜伏青紫型），如室间隔缺损、房间隔缺损、动脉导管未闭（图 19-1～3）；②右向左分流型（青紫型），如法洛四联症（图 19-4）；③无分流型（无青紫型），如肺动脉狭窄（图 19-5）。严重和复杂畸形的患儿常在生后数周或数月夭折，给不少的家庭带来了巨大的痛苦。近半个世纪以来，由于心导管检查、心血管造影和超声心动图等的应用及在低温麻醉和体外循环下心脏直视下手术的发展，临床上对先天性心脏病的诊断、治疗和预后有了显著的进步。

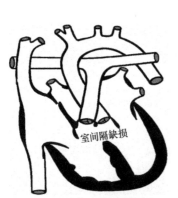

图 19-1 室间隔缺损模式图

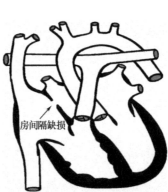

图 19-2 房间隔缺损模式图

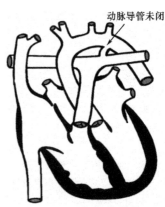

图 19-3 动脉导管未闭模式图

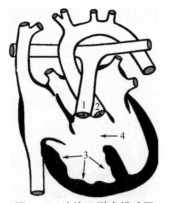

图 19-4 法洛四联症模式图

1.右室漏斗部及肺动脉瓣狭窄；2.主动脉骑跨；
3.右室肥厚；4.室间隔缺损

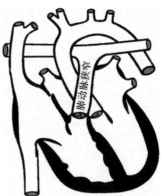

图 19-5 肺动脉狭窄模式图

案例19-1

　　患儿,男,1岁半,体重9kg,面色苍白,易烦躁,活动后易气促,哭闹时出现口唇发绀。心脏听诊胸骨左缘3～4肋间可闻及3/6～4/6级响亮粗糙的收缩期杂音,传导范围广泛,医生考虑其患先天性心脏病,收入院做进一步检查。

　　问题:1. 患儿入院后,应怎样对其进行护理评估?

　　　　　2. 通过分析收集的资料,给该患儿制定护理措施。

链接

先天性心脏病(简称先心病)是何时形成的?

　　胎儿期只有体循环而几乎无肺循环,胎儿的营养与气体交换是通过胎盘与脐血管完成的,因此形成了静脉导管、卵圆孔和动脉导管的特殊通路。若这些通路在出生后该闭合时未闭合,称之为先天性心血管畸形。原始心脏是一个纵直的管道,由外表的收缩环把它后向前分为心房、心室和心球。由于遗传基因的作用,心管逐渐扭曲生长,伴随心室扩展和伸张,最后形成胎儿心脏。心脏于胚胎妊娠第2周开始形成,至第8周房室中隔完全长成,即为四腔心。因而心脏胚胎发育的关键时期在第2～8周,先天性心血管畸形的形成主要就在这一时期。

一、护理评估

考点:先天性心脏病分类

　　1. 致病因素/健康史　评估母亲妊娠史,特别是在妊娠前3个月内有无病毒感染(如风疹、腮腺炎、流行性感冒等)、接触放射线及用药史,母亲是否患有引起宫内缺氧的慢性疾病,家族中有无心脏畸形患者。

考点:先天性心脏病健康史

　　2. 身心状况

　　(1) 症状评估:通过询问患儿家长,了解患儿出生时情况及出生后生长发育情况,生长发育是否落后于同龄小儿,有无喂养困难,吸奶时有无间歇、气促、易呕吐和大量出汗等症状,有无潜在青紫或持续青紫及蹲踞现象,是否经常易患感冒、肺炎等。

　　(2) 护理体检:检查患儿生长发育状况,观察有无呼吸急促和青紫程度,听诊心前区有无病理性杂音,听诊肺部情况。

考点:先心病身心状况

　　(3) 社会心理状况:了解家长及患儿对疾病的了解程度。先天性心脏病患儿常伴随喂养困难、发育迟缓、体弱多病、昂贵的手术费用、手术成功率的不确定等情况,家长往往表现出紧张、焦虑、悲观心理反应,而年长患儿常因活动受限,会出现抑郁、自卑、恐惧等心理。

护考链接

　　5岁患儿,自幼口唇发绀,生长发育落后,活动后喜蹲踞。今晨突然发生意识障碍、惊厥,可能发生了

　　A. 颅内出血　B. 化脓性脑膜炎　C. 高血压脑病　D. 法洛四联症脑缺氧发作　E. 低血糖

　　点评:患儿5岁,自幼口唇发绀,生长发育落后,活动后喜蹲踞。从这个病史可以考虑此为一法洛四联症患儿。法洛四联症主要的临床表现有青紫、突然晕厥、抽搐、喜蹲踞。故患儿突然发生意识障碍、惊厥可能是法洛四联症患儿发生了晕厥,这是由于在肺动脉漏斗部狭窄的基础上,突然发生该处肌部痉挛,引起一时性肺动脉梗阻,使脑缺氧所致。故正确答案为D。

考点:先心病诊断手段

　　3. 辅助检查资料　根据患儿临床资料,可选择胸部X线、心电图、超声心动图、心导管检查、心血管造影、磁共振成像等检查。超声心动图是一种无痛、非侵入性的先天性心脏病的主要诊断手段。

二、护理问题

1. 活动无耐力　与心排血量减少,氧供给不足有关。
2. 营养失调(低于机体需要量)　与喂养困难及体循环血量减少、组织缺氧有关。
3. 有感染的危险　与机体抵抗力低下及肺循环充血有关。
4. 潜在并发症　充血性心力衰竭、脑血栓、感染性心内膜炎。

三、预期目标

1. 患儿及家属学会掌握适宜的活动量,使患儿能进行适当的活动,活动后无心悸、气促等表现。
2. 能保证营养供给,使患儿获得足够的营养和热量。
3. 能了解感染的危险因素和掌握预防感染的方法。
4. 减少并发症发生的机会,患儿出现了充血性心力衰竭等并发症时能及时被发现及处理。

四、护理措施

(一)治疗配合

1. 积极预防感染。尽力避免呼吸道感染,避免接触传染病患者,按时进行预防接种。在需要施行小手术时,在手术前、后给予足量抗生素。
2. 注意防止法洛四联症患儿因活动、哭闹、便秘引起缺氧发作。如发生应立即将患儿置于膝胸卧位,给予吸氧,通知医生并备好吗啡、普萘洛尔等急救物品。
3. 对法洛四联症患儿,要注意供给充足液体,防止因血液浓缩、血液黏稠度增加导致血栓栓塞。发热、多汗、吐泻时应鼓励多饮水,必要时可静脉补充液体。
4. 做好相应并发症的护理。
5. 做好外科手术前、后的护理。

(二)病情观察

控制输液量及输液速度,预防并发症。发现患儿有极度烦躁、脸色发绀、呼吸困难、心率增快等心力衰竭先兆时,立即给患儿吸氧,保持安静,立即通知医生,按照心力衰竭进行护理。及时发现脑缺氧发作。

> **链接**
>
> **法洛四联症和缺氧发作**
>
> 法洛四联症是一组先天性心血管的复合畸形。包括四种畸形:肺动脉狭窄、室间隔缺损、主动脉骑跨、右心室肥厚。本病是存活婴儿中最常见的青紫型先天性心脏病,缺氧发作是由于在肺动脉漏斗部狭窄的基础上,突然发生该处肌部痉挛,引起一次性肺动脉梗阻,使脑缺氧加重所致。表现为突然昏厥、抽搐。

(三)生活护理

1. 建立合理的生活制度　协助家长制定适合患儿活动量的生活制度,安排好患儿的作息时间,保证睡眠、休息,减少心脏负担。轻症无症状者可与正常小儿一样活动,有症状者根据病情适当安排活动量,避免情绪激动和大哭大闹。法洛四联症患儿在游戏或走路时,应让其自然蹲踞起立,不要强行拉起。严重患儿应卧床休息。

2. 给予合理饮食及喂养　供给充足能量、蛋白质和维生素,保证营养需要。对喂养困难的小儿要有耐心,应少量多餐用小匙或选择合适奶嘴喂哺,避免呛咳和呼吸困难;住院患儿可在喂奶前后间歇给氧,减少呛咳、呼吸困难和缺氧,必要时可从静脉补给热量和水分。有水肿者根据病情采用无盐或低盐饮食,多食蔬菜、水果等粗纤维食物,保证大便通畅。

（四）心理护理

对患儿关心爱护,建立良好的护患关系。耐心向家长和患儿解释病情和检查治疗经过,消除患儿和家长的紧张、焦虑和恐惧等情绪,鼓励患儿树立信心,取得他们的理解和配合。

（五）健康教育

指导家长合理安排患儿的饮食、生活,建立合适的生活制度,做到劳逸结合;按时进行预防接种,预防各种感染;指导家长评估患儿活动耐受力的方法和限制活动的指征;教会家长观察心力衰竭、脑缺氧的表现,定期复查,使患儿安全达到手术年龄。

五、护 理 评 价

及时评价患儿活动耐力、营养状况有无得到改善;有无出现并发症,并发症出现后能否被及时发现并被正确处理;家长及年长儿是否对疾病有了较深的认识。

小结

　　小儿时期循环系统常见病为先天性心脏病,轻者可无明显表现,重者出现生长发育迟缓,活动后气促、心悸、青紫等,易并发心力衰竭、感染性心内膜炎、脑血栓等。护理本病患儿的要点是安排好患儿的活动量,减少心脏负担;要耐心喂养,保证充足的营养;在护理过程中要积极预防感染和其他并发症的发生,使患儿安全到达手术年龄,提高其生存质量。

目 测 题

A$_1$ 型题

1. 护理活动无耐力患儿时不正确的是（　　）
   A. 减少刺激　　　　　B. 限制活动
   C. 发生蹲踞时立即拉起　D. 保持环境安静
   E. 必要时卧床休息

2. 护理法洛四联症患儿时,为了防止血液黏稠导致血栓栓塞,应强调（　　）
   A. 多饮水　　B. 少活动　　　C. 加强营养
   D. 卧床休息　E. 多食粗纤维食物

3. 与先天性心脏病患儿不相符的饮食护理是（　　）
   A. 供给适量的蔬菜、水果
   B. 适当限制食盐的摄入
   C. 经常调换品种增进食欲
   D. 给蛋白质、维生素丰富的易消化食物
   E. 鼓励小儿每餐多进食以纠正营养失调

4. 法洛四联症患儿突然脑缺氧发作就立即给予（　　）
   A. 地西泮　　B. 甘露醇　　　C. 高渗葡萄糖
   D. 葡萄糖酸钙　E. 置于膝胸卧位

5. 目前认为先天性心脏病的病因主要是（　　）
   A. 宫内细菌感染　　　B. 胎盘早剥
   C. 宫内支原体感染　　D. 母亲妊娠毒血症

E. 宫内病毒感染

6. 下列属于左向右分流型先天性心脏病的是（　　）
   A. 大血管错位　　　　B. 室间隔缺损
   C. 肺动脉狭窄　　　　D. 法洛四联症
   E. 右位心

7. 左向右分流型先心病最常见的并发症是（　　）
   A. 支气管肺炎　　　　B. 感染性心内膜炎
   C. 脑栓塞　　　　　　D. 脑脓肿
   E. 脑膜炎

8. 法洛四联症常见合并症为（　　）
   A. 心力衰竭　　B. 肺炎　　　C. 肺水肿
   D. 脑血栓　　　E. 脑膜炎

9. 下列先天性心脏病属右向左分流型的是（　　）
   A. 室间隔缺损　　　　B. 右位心
   C. 动脉导管未闭　　　D. 法洛四联症
   E. 房间隔缺损

10. 下列不属于法洛四联症畸形表现的是?（　　）
    A. 室间隔缺损　　　　B. 肺动脉狭窄
    C. 房间隔缺损　　　　D. 右心室肥厚
    E. 主动脉骑跨

（段慧琴）

第20章

造血系统疾病患儿的护理

李奶奶的小孙子,1岁2个月,最近一段时间不但食欲差,而且白里透红的脸色也不见了。放在地上玩耍,时常抓起泥土来吃,儿媳妇抱怨婆婆不讲卫生,没看好孩子。婆婆则有苦难言:这么大的孩子总不能老抱着吧!

邻居黎阿姨的外孙女,1岁。孩子在3~4个月时就聪明伶俐,是个人见人爱的小姑娘。可是,最近一段时间来,孩子变得表情呆滞,反应迟钝,很少有笑脸,连和奶奶"拜拜"都不说了。

你知道这两个孩子是怎么回事吗?学习了本章的内容,相信你一定会明白的。

第1节　营养性缺铁性贫血患儿的护理

> **案例20-1**
>
> 患儿,男,10个月,牛乳喂养,6个月后辅以米糊、稀饭等。近2个月以来,面色逐渐苍白,精神食欲差。体检:营养中等,皮肤、睑结膜、口唇、甲床苍白,肝肋下3cm,脾肋下1cm。血象检查:红细胞3.0×10^{12}/L,血红蛋白70g/L,白细胞8.0×10^{9}/L。血涂片:红细胞大小不均,以小者为多,中央淡染。医生考虑为营养性缺铁性贫血。
>
> **问题:**1. 从哪些方面对该患儿进行护理评估?
>
> 2. 对其制订哪些护理措施?

考点:缺铁性贫血概念、发病年龄

营养性缺铁性贫血是由于体内铁缺乏使血红蛋白合成减少引起的一种小细胞低色素性贫血,是小儿贫血中最常见者。任何年龄都可以发病,以6个月~2岁发病率最高,对小儿健康危害较大,是我国儿童保健重点防治的四种疾病之一。

一、护　理　评　估

1. 致病因素/健康史　询问母亲孕期有无早产、多胎、胎儿失血或母亲患严重贫血等引起先天储铁不足的因素;评估患儿的喂养史及饮食习惯,有无导致铁摄入量不足的因素;评估患儿的生长发育情况,了解有无因生长发育过快造成铁相对不足的因素;了解患儿有无慢性疾病,如慢性腹泻、肠道寄生虫、反复感染使铁丢失过多或吸收减少等现象。

考点:缺铁性贫血健康史

2. 身心状况

(1)症状评估:询问患儿或家长,有无面色及皮肤进行性苍白、易疲乏无力、烦躁,年长儿有无头晕、耳鸣、记忆力减退、注意力不集中等表现,了解患儿有无精神改变、异食癖等。

(2)护理体检:观察患儿有无皮肤黏膜苍白、头发枯黄的表现,检查患儿有无肝、脾、淋巴结大。贫血较重者要注意有无心率增快、心脏扩大、心力衰竭等表现。

(3) 社会心理状态:病情重、病程长的年长患儿,由于体格、智能发育受到影响,家长过多指责异食癖的患儿,甚至态度粗暴,会产生焦虑、抑郁、自卑、厌学等情绪。

3. 辅助检查资料

(1) 血象检查:红细胞和血红蛋白均减少,以血红蛋白减少为主。血涂片可见红细胞大小不等,以小细胞居多,中央淡染区扩大。

考点:缺铁性贫血身心状况

(2) 骨髓象检查:血红细胞增生活跃,以中、晚血红细胞增生为主。血清铁减少,总铁结合力增高,血清铁蛋白减少。

二、护理问题

1. 活动无耐力　与血液携氧能力下降,组织缺氧有关。

考点:缺铁性贫血辅助检查

2. 营养失调(低于机体需要量)　与先天储铁不足、铁摄入不足、生长发育过快、铁吸收利用障碍、铁丢失过多有关。

3. 有感染的危险　与长期缺氧导致机体抵抗力下降有关。

4. 知识缺乏　与家长缺乏喂养知识,家长及年长儿缺乏人体需要铁营养的常识有关。

三、预期目标

1. 患儿活动耐力逐渐增加,活动时无心悸、气促等不适感。

考点:缺铁性贫血护理问题

2. 患儿食欲恢复正常,偏食得到纠正,血清铁达到正常值。

3. 患儿体温正常,无皮肤黏膜溃破等感染病灶的出现。

4. 家长及年长儿能叙述致病原因,能正确选择含铁较多的食物,纠正不良饮食习惯。

四、预期措施

(一) 治疗配合

1. 遵医嘱供给铁剂,多选用易吸收的二价铁盐口服,不能口服者,可注射补铁。应用铁剂时,应向家长说明几点注意事项:①由于铁剂对胃肠道的刺激,可引起胃肠不适、恶心、呕吐、便秘或腹泻,故服铁剂时从小剂量开始,在两餐之间服用。②铁剂最好与稀盐酸、维生素C或果汁同服,有利于铁的吸收;不能与牛奶、咖啡、茶、钙片等食物同服,以免抑制铁剂的吸收。③服铁剂后可出现牙齿黑染,可使用吸管服药。大便变成黑色,是铁剂造成的,停药后恢复正常。向家长及年长儿说明其原因,使其消除顾虑。

2. 严重贫血患儿进行输血治疗时宜少量慢速。

3. 协助医生查找贫血原因并祛除,如驱除钩虫、控制感染等。

(二) 病情观察

严密观察病情变化,有神经系统症状者限制其活动,以免因外伤发生出血。

(三) 生活护理

1. 注意休息,适当活动　对患儿的活动耐力进行评估,对轻、中度贫血的患儿,不必严格限制日常活动,安排患儿喜爱且力所能及的活动,活动中和活动后多安排适当的休息。对重度贫血患儿应卧床休息,减轻心脏负担。

> **链接**
>
> **铁剂治疗疗效的观察**
>
> 　　用铁剂治疗有效者,于用药 3～4 日后患儿网织红细胞升高,7～10 日达高峰,2～3 周后降至正常,血红蛋白相应增加,临床症状随之好转。铁剂应连续服用至血红蛋白达正常水平后 2 个月左右再停药,以补充铁的储存量。

考点:缺铁性贫血应用铁剂的注意事项

2. **饮食护理** 在营养师的指导下制订饮食计划,补充含铁丰富的食物;让家长了解动物血、黄豆、肉类等含铁较丰富,是防治缺铁的理想食品;为患儿提供良好的进食环境,纠正不良饮食习惯。

3. 养成良好的卫生习惯,注意保持皮肤清洁,勤换内衣、内裤;做好口腔护理,鼓励患儿多饮水。

（四）心理护理

针对家长及患儿存在的心理问题,耐心讲解本病的有关知识,告诉家长本病的预后良好,消除家长及患儿的担忧和焦虑心理。护理工作中要关心体贴患儿,增强其战胜疾病的信心。

（五）健康教育

1. 向家长及患儿讲解疾病的有关知识和护理要点。

2. 指导合理喂养,提倡母乳喂养,及时添加辅食,坚持正确用药。

3. 强调贫血纠正后,仍要坚持合理安排小儿饮食,培养良好饮食习惯,这是防止复发及保证正常生长发育的关键。

4. 因缺铁性贫血致智力减低、成绩下降者,应加强教育与训练,减轻其自卑心理。

考点:缺铁性贫血健康教育

五、护 理 评 价

患儿贫血的病因是否得到纠正,活动耐力是否恢复正常,活动后不发生心悸、气促。不良饮食习惯是否得到纠正,家长是否能正确选择含铁丰富的食品,是否能配合医师正确应用铁剂治疗,患儿有否发生感染,发生时能否被正确处理。

第2节　营养性巨幼红细胞贫血患儿的护理

案例20-2

患儿,女,9个月,生后一直人工喂养。近来面色发黄,不哭、不笑,反应迟钝,手、足、头不自主震颤。查血常规:红细胞$3.0×10^{12}$/L,血红蛋白90g/L,医生考虑为营养性巨幼红细胞性贫血。

问题:1. 从哪些方面对该患儿进行护理评估?

2. 对其制订哪些护理措施?

营养性巨幼红细胞性贫血是由于缺乏维生素B_{12}和(或)叶酸所引起的一种大细胞性贫

血。主要临床特点为贫血,红细胞的减少比血红蛋白的减少更为明显,红细胞的胞体变大,用维生素 B_{12} 或叶酸治疗有效。此病在部分农村地区多见,多见于婴幼儿,小儿 2 岁者占 96%以上。

一、护 理 评 估

1. 致病因素/健康史　询问孕母或乳母有无因严格素食而致维生素 B_{12} 缺乏,询问喂养情况,是否为羊乳喂养儿,患儿有无胃肠道疾病,是否长期服用某些药物。

2. 身心状况

(1) 症状评估:询问家长患儿有无面色苍黄、食欲缺乏、呕吐、腹泻、烦躁不安和全身震颤等症状。询问小儿智力发育情况,有无表情呆滞、反应迟钝、少哭不笑等神经系统症状。

(2) 护理体检:观察患儿有无虚胖、水肿、面色苍黄、毛发稀疏发黄等症状,观察患儿面部表情及对外界的反应情况,检查有无肝脾大,进行体格检查及智力测试,了解患儿的智力情况及体格发育情况。

(3) 社会心理状况:评估家长对疾病的病因、防治和预后知识的了解情况。对于持续时间较长、贫血较严重患儿,由于其体格发育受影响及智能发育落后甚至倒退,家长可能出现焦虑、内疚、担忧等情绪反应。年长儿则容易产生自卑心理。

3. 辅助检查资料

(1) 血液检查:血红细胞数的减少比血红蛋白的减小更为明显,血涂片可见红细胞大小不等,以大细胞多见,体积大,中央染色区不明显。白细胞总数减少,以中性粒细胞数减少明显,粒细胞变大并有分叶过多现象(核右移);血小板一般均减少。

(2) 骨髓检查:骨髓增生明显活跃,以红细胞系统增生为主,各期幼红细胞均出现巨幼变。

(3) 血清维生素 B_{12} 和(或)血清叶酸减少。

二、护 理 问 题

1. 营养不足　与膳食不合理,摄入少导致维生素 B_{12}、叶酸缺乏有关。
2. 有受伤危险　与维生素 B_{12} 缺乏引起的震颤有关。

三、预 期 目 标

1. 患儿食欲渐佳,精神转好,血清维生素 B_{12} 和叶酸达到正常值。
2. 患儿躯体活动正常,不发生外伤;一旦发生外伤能及时被发现并得到及时而正确的处理。

四、护 理 措 施

(一)治疗配合

1. 按医嘱给予维生素 B_{12} 和叶酸。维生素 B_{12} 一般采用肌内注射,叶酸一般采用口服。连用数周至临床症状明显好转,血象恢复正常为止;同时口服维生素 C 能促进叶酸利用,可提高疗效。单纯维生素 B_{12} 缺乏时,不宜加用叶酸治疗,以免加剧神经、精神症状。

2. 患儿常有呕吐、腹泻等胃肠道症状,易患口腔炎,因此应经常观察口腔黏膜情况,做好口腔护理。

3. 长期严重缺乏维生素 B_{12} 出现全身震颤者,上下齿间须垫缠有纱布的压舌板,以防舌咬伤,并密切观察病情;适当限制患儿活动,以免发生外伤,必要时按医嘱给予镇静剂。

(二) 病情观察

监测生长发育,评估患儿的体格、智力、运动发育情况,对发育落后者加强训练和教育。

(三) 生活护理

1. 指导家长培养患儿良好的饮食习惯,纠正偏食、畏食,及时添加富含叶酸(如新鲜绿叶蔬菜、谷类及肝、肾等动物内脏)及维生素 B_{12}(如瘦肉、肝、肾、海产品、蛋类等)的食物。

2. 根据患儿的活动耐受情况安排其休息与活动。一般不需卧床休息,严重贫血者适当限制活动,协助满足其日常生活需要。

12个月小儿,因面色苍黄来诊。一直羊奶喂养,未添加辅食,诊断为营养性巨幼细胞性贫血。下述处理最重要的是

  A. 增加辅助食品 B. 使用维生素 B_{12} 和叶酸 C. 口服铁剂 D. 口服维生素C E. 输血

点评:根据题干,患儿为营养性巨幼红细胞性贫血,此贫血是由于缺乏维生素 B_{12} 或(和)叶酸所引起的一种大细胞性贫血。主要临床特点为贫血、神经精神症状、红细胞数较血红蛋白减少更明显,红细胞胞体变大,骨髓中出现巨幼红细胞,用维生素 B_{12} 或(和)叶酸治疗有效。故本题的正确答案为B。

(四) 心理护理

针对家长存在的心理问题,耐心讲解本病的病因、防治、护理及预后等有关知识,缓解和消除家长的担忧、焦虑和内疚心理。护理工作中,要关心体贴患儿,增强其战胜疾病的信心。

(五) 健康教育

向家长介绍本病的致病原因、表现特点、治疗要点和预后,宣传均衡膳食的知识,告诉家长哪些食物富含维生素 B_{12} 和叶酸,充分认识培养良好饮食习惯的重要性。

五、护 理 评 价

患儿贫血是否得到及时纠正,精神状态是否恢复正常,震颤有否得到控制。家长是否懂得正确喂养的方法。

小结

缺铁性贫血是小儿最常见的贫血,6个月到2岁的小儿最常见。主要原因是喂养不当导致铁的摄入不足;表现为面色苍白,消瘦乏力及骨髓外造血;护理措施主要是增加活动耐力,恢复食欲,纠正不良饮食习惯,教会家长选择含铁丰富的食物,正确应用铁剂。

营养性巨幼红细胞性贫血是由于缺乏维生素 B_{12} 和(或)叶酸所引起的一种大细胞性贫血,主要躯体表现为面色苍黄、疲乏无力、虚胖及神经精神症状等。护理措施主要是增加患儿营养,及时添加辅食,补充维生素 B_{12} 和(或)叶酸使贫血及时得到纠正。护理过程中注意观察病情,防止患儿受伤。

自 测 题

A₁ 型题

1. 评估缺铁性贫血患儿症状特征不包括(　　)

  A. 面色苍白 B. 消瘦 C. 易激惹

  D. 虚胖   E. 异食癖

2. 关于铁剂的应用下列说法正确的是(　　)

  A. 一般选用注射铁剂

  B. 可与钙片同服以促进铁的吸收

C. 口服铁剂一般选用二价铁

D. 口服铁剂一般选用三价铁

E. 饭后服效果更佳

3. 不能与铁剂同服的是（　　）

　　A. 牛奶　　　B. 钙片　　　C. 茶

　　D. 咖啡　　　E. 以上都是

4. 为了促进铁的吸收，服铁剂时同时服用（　　）

　　A. 牛奶　　　B. 钙片　　　C. 维生素 C

　　D. 茶　　　　E. 咖啡

5. 服用铁剂最好的时间是（　　）

　　A. 饭前　　　B. 饭后　　　C. 饭前 1 小时

　　D. 饭后 1 小时　　E. 两餐之间

6. 营养性巨幼红细胞性贫血临床特点不包括（　　）

　　A. 面色苍黄　　B. 外观虚胖　　C. 异食癖

　　D. 智能发育落后 E. 肢体震颤

7. 关于营养性巨幼红细胞贫血以下说法错误的是

　　（　　）

　　A. 由于缺乏维生素 B_{12} 导致

　　B. 由于缺乏叶酸导致

　　C. 震颤严重时按医嘱予镇静剂

　　D. 单纯维生素 B_{12} 缺乏者加用叶酸提高疗效

　　E. 口服叶酸及维生素 C 可提高疗效

8. 婴幼儿缺铁性贫血最主要的病因是（　　）

　　A. 铁摄入不足　　　B. 生长发育过快

　　C. 铁吸收、利用障碍　D. 铁丢失过多

　　E. 铁储存不足

A_2 型题

9. 9 个月小儿，牛乳喂养，未加辅食，现面色苍白，肝、脾大。经检查后诊断为营养性缺铁性贫血。

对该患儿的护理最重要的是（　　）

　　A. 适当限制活动　　B. 添加含铁丰富的辅食

　　C. 按医嘱服用叶酸　D. 预防感染

　　E. 加服维生素 B_{12}

10. 6 个月小儿，牛乳喂养，未添加辅食，近 1 个月来面色发黄，表情呆滞，嗜睡，全身可见不自主震颤。最主要的护理问题是（　　）

　　A. 营养不足(维生素 B_{12}、叶酸缺乏)

　　B. 活动无耐力

　　C. 有感染的危险

　　D. 有受伤的危险

　　E. 知识缺乏

A_3 型题

(11、12 题共用题干)

　　10 个月小儿，牛乳喂养，未添加辅食，近 1 个月来常腹泻，食欲减退，喜吃纸屑，皮肤黏膜苍白，肝肋下 2cm，脾肋下 0.5cm，血红蛋白 70g/L。血涂片：红细胞大小不等，以小细胞为主。

11. 考虑该患儿为下列哪种疾病？（　　）

　　A. 生理性贫血　　　B. 再生障碍性贫血

　　C. 营养性缺铁性贫血 D. 营养性混合性贫血

　　E. 营养性巨幼红细胞性贫血

12. 对该患儿的护理，以下哪项措施不妥？（　　）

　　A. 及时添加含铁辅食

　　B. 按医嘱给予胃蛋白酶、胰酶等助消化药物

　　C. 用稀牛奶送服铁剂

　　D. 贫血纠正后继续服用铁剂 6～8 周

　　E. 注意保护性隔离，以免交叉感染

（段慧琴）

第21章

泌尿系统疾病患儿的护理

4岁的王登今年不幸患上小儿急性肾炎,医院检查不但有水肿、高血压、血尿,而且尿里还有尿蛋白。这下可把王登妈妈心疼坏了,宝贝儿子天天尿里有蛋白怎么得了,于是每天不是给吃荷包蛋就是鸡鸭鱼肉,心想一定要把儿子丢掉的蛋白补上。王登妈妈的这种做法正确吗?通过本节课的学习,相信你一定会明白的。

第1节　急性肾小球肾炎患儿的护理

案例21-1

患儿,男,8岁,入院前1周发热38.9℃,伴有咳嗽、咽痛。当地治疗1天后热退,仍时有咳嗽,4天后出现眼、面水肿,渐波及下肢;同时尿少呈茶色尿,入院前1天尿量约100ml,既往体健。入院体检:体温36.8℃,脉搏80次/分,呼吸24次/分,血压135/90mmHg,体重47kg。神清,面色苍白,眼睑及颜面水肿,咽充血明显,双侧扁桃体Ⅱ度肿大、充血、无脓点,心率80次/分,肝脾未触及,双下肢非凹陷性水肿。尿常规:蛋白(＋＋),RBC(＋＋＋),WBC(－),颗粒管型(＋),诊断为急性肾炎。

问题: 1. 对该患儿如何进行护理评估?

2. 对该患儿制订哪些护理措施?

急性肾小球肾炎简称急性肾炎,是一组不同病因所致的感染后免疫反应引起的急性弥漫性肾小球炎性疾病。多见于5~10岁儿童,男女比例约为2∶1。绝大多数为A组β溶血性链球菌所致,称之为急性链球菌感染后肾炎。临床以血尿、少尿、水肿和高血压为主要表现;重者可有严重循环充血、高血压脑病及急性肾衰竭等。本病预后较好。

考点: 急性肾炎概念

链接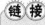

肾小球肾炎是怎样发生的?

肾小球肾炎的病因和发病机制尚不完全明了。大量肾活检的病理检查和实验性肾小球肾炎研究表明:大多数肾炎由免疫因素引起,主要机制为抗原抗体反应引起的变态反应。已知能引起肾炎的抗原种类很多,根据其来源分两大类:一类为内源性抗原,包括肾小球性和非肾小球性;一类为外源性抗原,主要为生物性抗原体(细菌、病毒、寄生虫、真菌和螺旋体等)感染的产物以及药物、外源性凝集素和异种血清等。抗原抗体复合物主要通过原位免疫复合物形成和循环复合物沉积两种方式引起肾炎。

一、护 理 评 估

1. 致病因素/健康史　询问患儿或家长,起病前1~4周有无链球菌感染史,如扁桃体

198

炎、皮肤脓疱病等。询问水肿开始的时间、持续时间、发生部位、发展顺序及程度。

2. 身心状况

（1）症状评估：起病初有无低热、乏力、食欲下降等症状，家长有否发现患儿在晨起时眼睑及颜面部水肿，1～2 日后即波及全身，询问患儿排尿次数、尿量及其颜色有无改变，饮食、活动及睡眠有无改变，有无头痛、头晕、恶心、呕吐、呼吸困难等严重表现。

考点：急性肾炎前驱感染史

（2）护理体检：检查咽部、颈部淋巴结、皮肤等处有无前驱感染未彻底治愈的病灶。观察患儿颜面及全身有无水肿，水肿是否为非凹陷性，观察有无肉眼血尿；测量体温、心率、呼吸、血压等；判断有无发热、心率增快、呼吸增快、高血压等表现。

链接

急性肾炎病情恶化的表现

部分急性肾炎患儿在起病 1～2 周病情急剧恶化，甚至危及生命。主要有：

（1）严重循环充血：表现为心率增快、心脏增大、呼吸增快、端坐呼吸、咳粉红色泡沫痰、颈静脉怒张、肝增大等。

（2）高血压脑病：表现为剧烈头痛、恶心、呕吐、复视或一过性失明、惊厥或昏迷等。

（3）急性肾衰竭：表现为尿量明显减少，出现氮质血症、酸中毒、电解质紊乱等。

（3）社会心理状态：询问或观察患儿有无因治疗及活动限制中断与同伴的玩耍、不能上学等而产生紧张、忧虑、抑郁、否认、对抗等情绪，甚至出现情绪低落、烦躁易怒、不合作等表现；患儿家长是否因患儿病程长、经济负担重等原因表现出焦虑、失望、沮丧等。

考点：急性肾炎一般表现和重症表现

3. 辅助检查资料

（1）血液检查：早期红细胞、血红蛋白轻度减少，白细胞计数增多或正常；血沉增快；抗链球菌溶血素"O"增高；补体下降。

（2）尿液检查：尿蛋白（＋～＋＋＋），红细胞增多，有少量的白细胞及多种管型。

二、护 理 问 题

考点：急性肾炎血液和尿液检查

1. 体液过多　与钠、水潴留有关。

2. 潜在并发症　严重循环充血及心力衰竭、高血压脑病、急性肾衰竭。

三、预 期 目 标

1. 患儿水肿明显减好或消退。

2. 患儿不发生严重循环充血及心力衰竭、高血压脑病、急性肾衰竭或发生时能被及时发现及处理。

四、护 理 措 施

（一）治疗配合

1. 休息　疾病早期应严格卧床 1～2 周；待水肿消退、血压正常、肉眼血尿消失可下床轻微活动；血沉正常方可上学，仍需避免体育活动；尿液 Addis 计数正常才能恢复正常活动。

2. 遵医嘱应用利尿药　用药后注意观察利尿效果，并注意有无脱水及电解质紊乱。

3. 遵医嘱应用降压药　注意观察药物不良反应；应用硝普钠时要严密监测血压变化，根据血压随时调整滴速；药液要在静脉滴注前新鲜配制，放置 4 小时后不能再用，整个输液系须用黑纸或铝箔包裹,以免药物遇光失效,注意不要将药液漏到血管外,以免发生组织坏死。

考点: 急性肾炎休息的注意事项

护考链接

患儿,6岁,晨起眼睑水肿2天,同时伴尿少,尿色呈洗肉水样。血压120/90mmHg,咽部充血,扁桃体Ⅱ度肿大,无脓性分泌物,心肺检查无异常发现。发病前1周患上呼吸道感染。

1. 最可能的诊断是

A. 肾病综合征　B. 急性肾炎　C. 肾结石　D. 泌尿系统感染　E. 以上都不是

2. 急性肾炎患儿,经住院治疗病情好转,恢复上学的指标是

A. 水肿消退　B. 血压正常　C. 肉眼血尿消失　D. 血沉正常　E. 阿迪计数正常

点评: 患儿有水肿、尿少、血尿、高血压,发病前一周有前驱感染史,符合急性肾炎的特征。故第1题正确答案是B。急性肾炎早期应严格卧床1~2周;待水肿消退、血压正常、肉眼血尿消失可下床轻微活动;血沉正常方可上学,仍需避免体育活动;至尿液Addis计数正常才能恢复正常活动。故第2题的正确答案是D。

(二)病情观察

1. 每日评估患儿水肿的情况,每日或隔日测体重一次。

2. 详细记录出入量,观察尿量、尿色,定期送检尿常规。持续少尿提示可能有急性肾功能不全;尿量增加,肉眼血尿消失则提示病情好转。

链接

小儿正常尿量是多少,什么是少尿和无尿?

正常婴儿排尿量为400~500ml/d,幼儿500~600ml/d,学龄前期600~800ml/d,学龄期800~1400ml/d。当学龄儿童尿量少于400ml/d,学龄前儿童少于300ml/d,婴幼儿少于200ml/d,即为少尿;若尿量少于30~50ml/d为无尿。

3. 监测血压,每日定期测量血压或做血压监测。血压变化反映了血管内血容量的变化,若突然出现血压升高、剧烈头痛、一过性失明、惊厥等,应立即配合医生救治。

4. 观察患儿有否呼吸困难、青紫、颈静脉怒张、心率增加的表现,警惕循环充血状态的发生。

考点: 急性肾炎病情观察

(三)生活护理

饮食护理:急性期内应限制水、钠盐的摄入。每日食盐量1~2g;严重水肿、尿少时限制水的摄入,每天进入体内的液体量一般为前一天排出量加500ml;有氮质血症时,限制蛋白质的入量,每日0.5g/kg;尿量增加、水肿消退、血压正常后,可恢复正常饮食,以保证儿童生长发育的需要。

考点: 急性肾炎饮食护理

(四)心理护理

1. 多与患儿进行交流、游戏,与患儿交朋友,使其消除紧张心理。

2. 提供床上娱乐物品,以分散期注意力,从而减轻因卧床而引起的焦虑。

3. 对学龄期患儿要注意补习功课,鼓励其同学及老师多来院探望,给予患儿心理支持。

(五)健康教育

1. 根据年长儿及家长文化程度及理解能力选择适当的方式介绍急性肾炎的护理要点及预防措施,使其更好地与医护人员合作。

2. 强调限制患儿活动是控制病情进展的重要措施,强调控制患儿饮食的重要性。出院时应向患儿及家长说明限制活动的要求,并按医嘱做好定期复查。

3. 解释预防链球菌感染是预防本疾病的关键,并指导其预防措施。

五、护 理 评 价

在实施护理措施过程中不断评价其效果。

第 2 节　肾病综合征患儿的护理

> **案例21-2**
>
> 　　患儿,男,3岁半。1周前出现颜面水肿,渐发展至全身,尿量稍减少,色黄,曾服中药无效,以"肾病综合征"收入院。体检:体温 37℃,P100 次/分,呼吸 25 次/分,血压 86/60mmHg,体重 17kg,眼睑颜面明显水肿,心率 100 次/分,律齐,无杂音,腹胀,脐呈"一"字形,移动性浊音阳性,肝脾不大,双下肢凹陷性水肿。尿常规:蛋白(＋＋＋),24 小时尿蛋白定量 2.2g,胆固醇增高,血清蛋白降低,补体正常。
>
> **问题:**1. 对该患儿如何进行护理评估?
> 　　　　2. 对该患儿制订哪些护理措施?

　　肾病综合征是由于肾小球滤过膜的通透性增高,导致大量血浆白蛋白从尿中丢失而引起的一种临床症候群,以大量蛋白尿、低白蛋白血症、高脂血症和不同程度水肿为其特征。肾病综合征有原发性和继发性两大类,小儿时期绝大多数是原发性,男孩多于女孩。原发性又分为单纯性肾病和肾炎性肾病两型,临床以单纯性肾病多见。

一、护 理 评 估

　　1. 致病因素/健康史　应注意评估患儿起病的急缓,有无诱因如感染、劳累及预防接种等,本次是初次发病还是复发;了解饮食情况;病后有无做过有关检查,是否明确诊断;是否应用激素治疗以及治疗效果如何。

　　2. 身心状况

　　(1)症状评估:询问患儿水肿的部位和程度,是否开始眼睑、面部水肿,随后波及全身严重时两眼难以睁开;了解有无尿量减少及血尿;有无并发呼吸道、皮肤等感染的症状。

　　(2)护理体检:注意测量血压、腹围、体重等;观察水肿的部位和程度,指压时是否呈凹陷性,阴囊皮肤有无变薄而透明,甚至有体液渗出;观察尿液的次数、量和颜色;检查有无伴发胸腔积液及腹水等。

考点:肾病综合征临床特征及分类

考点:肾病综合征健康史

> **链接**
>
> ### 肾病综合征的并发症
>
> 常见并发症有:
> (1)感染:最常见的是呼吸道感染,自发性腹膜炎是较突出的并发症,多见于有腹水的患儿。
> (2)电解质紊乱:主要是低钠血症、低钾血症和低钙血症。
> (3)血管栓塞:以肾静脉栓塞最常见,患儿可有腰痛或腹痛、肉眼血尿或肾衰竭等。
> (4)其他:因长期应用糖皮质激素可出现库欣综合征、消化性溃疡、肾上腺危象、骨质疏松等不良反应。

　　(3)社会心理状态:患儿因承受医院、家庭、社会等多方面的压力,可产生抑郁、烦躁、隐瞒、否认等情绪;长期应用糖皮质激素治疗导致患儿外形的改变会使患儿产生自卑心理。家长常因病情反复、担心糖皮质激素的不良反应对将来健康的影响而出现焦虑。

考点:肾病综合征身心状况

3. 辅助检查资料

（1）血液检查：血浆总蛋白及白蛋白明显减少，胆固醇明显增多，血沉明显增快。肾炎性肾病者可有血清补体减少，有不同程度的肾功能障碍及氮质血症。

（2）尿液检查：蛋白定性多为（＋＋＋～＋＋＋＋），24 小时尿蛋白定量＞0.05～0.1g/kg。肾炎性肾病患儿尿内红细胞可增多。

考点： *肾病综合征辅助检查*

二、护理问题

1. 体液过多　与血浆蛋白减少致水分外渗及钠、水潴留有关。

2. 有感染的危险　与免疫功能、抵抗力降低有关。

3. 有皮肤完整性受损的危险　与皮下组织水肿导致局部抵抗力下降有关。

4. 潜在并发症　肾上腺糖皮质激素的不良反应。

三、预期目标

1. 水肿减轻或减退。

2. 体温在正常范围，无感染的表现。

3. 皮肤保持完好，未发生损伤。

4. 不发生肾上腺称皮质激素治疗的严重不良反应，发生时能被及时发现。

四、护理措施

（一）治疗配合

1. 遵医嘱使用糖皮质激素　常用泼尼松，口服给药，应严格遵医嘱保证患儿服药。

2. 糖皮质激素疗效不佳者，加用免疫抑制剂　常用环磷酰胺，宜饭后服用，用药期间应鼓励多饮水。

3. 按医嘱给予蛋白质及利尿剂　严重水肿的患儿，应用利尿剂时应特别注意，因患儿循环血量降低，大量利尿可加重血容量不足，有出现低血容量性休克或静脉血栓形成的危险。还应注意有否电解质紊乱的发生。

4. 加强皮肤、口腔护理　皮肤破损可用2%甲紫或聚维酮碘外用。每日用碳酸氢钠液漱口2～3次。

5. 肾病患儿预防接种要避免使用活疫苗　在大量使用激素和免疫抑制剂时可相应延长接种时间，一般应在症状缓解停药1年后方可进行。

考点： *肾病综合征的首选药物*

（二）病情观察

1. 注意观察皮质激素的不良反应，如血压的改变、体重、体态等。警惕有无感染及潜伏病灶的扩散。遵医嘱及时补充钙剂，以免发生骨质疏松或手足抽搐症。

2. 应用免疫抑制剂时要监测血压、白细胞计数的变化，注意有无胃肠道反应及出血性膀胱炎。

（三）生活护理

1. 注意休息，适当限制患儿活动　一般不必严格卧床休息，仅重度水肿时需卧床；平时可定时下床轻微走动，要保持正常的生活规律，不要过度劳累。

2. 肾病患儿与感染性疾病患儿分室收治　病房每日进行空气消毒，减少探视人数。

3. 给予合理的饮食　①调理饮食，制订合理的食谱。有蛋白尿和水肿时给予易消化饮食,盐的摄入量控制在每日 2g;重度水肿患者适当限制钠、水的摄入量,一般患儿不须过分限制,以免造成电解质紊乱。大量蛋白尿期间蛋白质摄入量不宜过多,以控制在每日 2g/kg 为宜,尿蛋白消失后应多补充优质蛋白质;减少动物性脂肪,以植物性脂肪或鱼油为宜。②增加富含钾、钙和维生素 D 食物的摄入。

4. 皮肤护理 ①保持皮肤清洁、干燥,及时更换内衣。被褥松软,经常翻身。②腋窝及腹股沟等处,每天擦洗 1~2 次,并保持干燥,预防感染。③臀部和四肢水肿严重时,可垫橡皮气垫或棉圈,或用气垫床。④阴囊水肿用棉垫或吊带托起,皮肤破裂处敷盖消毒敷料,预防感染。⑤严重水肿者应尽量避免肌内注射药物,因水肿严重,药物不易吸收,可从注射部位外渗,导致局部潮湿、糜烂、感染等。

考点: 肾病综合征饮食管理

(四) 心理护理

针对家长及患儿存在的心理生活,耐心讲解本病的有关知识。对于担心形象改变的焦虑和自卑心理,应多给予解释,告诉患儿停药后会恢复正常。同时,指导家长及其他患儿或同伴多给患儿心理支持,保持良好的情绪,积极配合治疗与护理。

考点: 肾病综合征皮肤护理

(五) 健康教育

1. 根据患儿及家长的文化程度及理解能力选择适当的方式,介绍本病的护理要点及治疗反应。

2. 讲解对本病患儿活动及饮食的要求;出院时指导家长做好家庭护理,强调一定要定期复查,继续遵医嘱用药,不能随便停药。

3. 避免患儿到人多的公共场所,以免发生感染。

4. 病情缓解后患儿可上学,但不能参加剧烈活动,防止疾病的反复或复发。

护 考 链 接

4 岁患儿,女,因全身水肿,以肾病综合征入院。体检:面部、腹壁及双下肢水肿明显。实验室检查:尿蛋白(++++),胆固醇升高,血浆白蛋白降低。

1. 该患儿目前最主要的护理问题是

A. 焦虑　B. 排尿异常　C. 体液过多　D. 有继发感染的可能　E. 有皮肤完整性受损可能

2. 目前给予最主要的护理措施是

A. 卧床休息　B. 无盐饮食　C. 高蛋白饮食　D. 高脂肪饮食　E. 肌内注射给药

3. 若病情好转,出院时健康指导应强调

A. 介绍本病病因　　　　　B. 说明本病的治疗反应　C. 遵医嘱服药,不能随便停药

D. 说明不能剧烈活动的重要性　E. 讲解预防复发的注意事项

点评:根据题干患儿为肾病综合征,有全身水肿、大量蛋白尿、低蛋白血症和高脂血症。由于血浆蛋白减少致胶体渗透压降低及水钠潴留致患儿体液过多,表现为高度水肿,故第 1 题该患儿目前最主要的护理问题正确答案为 C。重度水肿者需卧床休息至水肿消退,故第 2 题正确答案为 A。肾病综合征治疗首选的是糖皮质激素,患儿出院后还要继续服用,所以出院时健康指导要嘱咐家长按时给患儿服药,切忌随意停药,讲解停药的危害,并告诉家长激素减量的方法,所以第 3 题正确答案为 C。

五、护 理 评 价

在实施护理措施过程中评价患儿水肿消退的情况,饮食情况及用药情况。

小结

急性肾小球肾炎多数病例继发于急性链球菌感染之后,以5~10岁小儿多见。主要表现为水肿、少尿、血尿、高血压。主要护理措施包括减轻体液过多,保证休息及限制钠盐和水的摄入,减少严重循环充血、高血压脑病、急性肾衰竭等并发症的发生。肾病综合征具有大量蛋白质、低蛋白血症、高胆固醇血症及水肿四大特征。本病病程较长,易反复,要随着病情的发展,采用合理的护理措施。如注意休息、调整饮食、预防感染、预防激素治疗不良反应的发生等。

自测题

A₁型题

1. 关于急性肾炎叙述正确的是( )
   A. 水肿最早出现在肢体下垂部分
   B. 水肿最早出现在眼睑
   C. 多为病毒感染所致
   D. 水肿为凹性水肿
   E. 一般不出现血尿

2. 急性肾炎患儿体液过多的护理不正确的是( )
   A. 严格卧床休息　B. 限制钠、水的摄入
   C. 肾区保暖热敷　D. 按医嘱给予利尿剂
   E. 给予高脂肪、高蛋白、高维生素的饮食

3. 急性肾炎的临床特点是( )
   A. 水肿、高血压、蛋白尿
   B. 水肿、血尿、蛋白尿
   C. 水肿少尿、高血压、血尿
   D. 血尿、氮质血症
   E. 血尿、蛋白尿、氮质血症

4. 急性肾炎患儿低盐饮食应持续到( )
   A. 水肿消退　　　B. 血尿消失
   C. 尿蛋白消失　　D. 水肿消退、血压正常
   E. 镜下血尿消失

5. 哪一项不是单纯性肾病综合征的临床特征?( )
   A. 大量蛋白尿　B. 低蛋白血症　C. 高脂血症
   D. 高血压　　　E. 不同程度的水肿

6. 肾病综合征患儿大量蛋白尿期间的饮食错误的是( )
   A. 低盐　　　　B. 高热量　C. 高蛋白
   D. 低动物性脂肪　E. 高可溶性纤维

A₂型题

7. 患儿,男,7岁,因急性肾炎入院,目前患儿自觉疲乏无力,眼睑水肿,尿呈洗肉水样。此时对该患儿首要的护理措施是( )
   A. 限制蛋白入量　B. 卧床休息　C. 肾区热敷

   D. 监测血压　　　E. 每天测量体重1次

8. 患儿,男,3岁,因颜面水肿1周入院,初步诊断为肾病综合征。现患儿阴囊皮肤水肿明显,呈透明状。目前对该患儿首要的护理措施是( )
   A. 绝对卧床休息　　　B. 严格限制水的入量
   C. 保持床铺清洁、柔软　D. 高蛋白饮食
   E. 用丁字带托起阴囊并保持干燥

A₃型题

(9~12题共用题干)

患儿,男,6岁,患上呼吸道感染2周后,出现食欲减退、乏力、尿少、水肿。体温37.5℃,血压增高。尿蛋白、红细胞各(+),补体C3降低。诊断为急性肾小球肾炎。

9. 该患儿首优的护理问题是( )
   A. 体温升高　　B. 体液过多　C. 营养不足
   D. 排尿异常　　E. 活动无耐力

10. 该患儿的护理措施哪项正确( )
    A. 严格卧床休息1~2周
    B. 给予易消化的普食
    C. 血尿消失后可加强锻炼
    D. 每日留取晨尿送培养
    E. 严格控制蛋白质摄入量

11. 该患儿入院3天后,症状加重,呼吸困难,不能平卧,肺部有湿啰音,心音低钝,有奔马律,肝右肋下3cm 可能发生了( )
    A. 肺部感染　　　B. 电解质紊乱
    C. 急性心力衰竭　D. 高血压脑病
    E. 急性肾功能不全

12. 本病绝大多数是由下列哪种病原体感染所致?( )
    A. A组β溶血性链球菌　　B. 大肠埃希菌
    C. 轮状病毒　　　　　　D. 葡萄球菌
    E. 白色念珠菌

(段慧琴)

第22章

神经系统疾病患儿的护理

李大爷的宝贝孙女,医生怀疑患上了化脓性脑膜炎,须做脑脊液检查。李大爷一听,非常恐惧,死活不让做,怕把孩子抽成残疾。那么抽脑脊液能导致残疾吗? 通过本节课的学习,相信你一定会明白的。

第1节　化脓性脑膜炎患儿的护理

10个月患儿,因发热、头痛、呕吐与惊厥入院。入院后,脑脊液检查诊断为化脓性脑膜炎,经抗生素治疗1周后,患儿一般情况好转,退热。停药3天后,患儿再次出现发热、呕吐、前囟门饱满与惊厥。

问题:1.此患儿停药后病情反复,最可能的原因是什么?

2.还应做哪些检查确诊?

化脓性脑膜炎是由各种化脓性细菌感染引起,以发热、呕吐、头痛、烦躁和抽搐,并伴有脑膜刺激征及脑脊液改变为主要临床特征的神经系统急性感染性疾病。婴幼儿多见,病死率较高,神经系统后遗症较多。本病多由脑膜炎奈瑟菌、肺炎链球菌、流感嗜血杆菌引起,细菌大多从呼吸道侵入,选择敏感抗生素控制感染。

一、护理评估

考点:化脓性脑膜炎概念、病原体、感染途径

1.致病因素/健康史　询问患儿发病前有无呼吸道、消化道或皮肤感染史,新生儿有无脐带感染史(新生儿化脓性脑膜炎以大肠埃希菌感染为主)。此外,还要了解患儿有无鼻窦炎、中耳炎、乳突炎、穿通性头颅外伤、脑脊膜膨出等病史。

2.身心状况

(1)症状评估:主要询问患儿有无如下症状:①病前上呼吸道、消化道、脐带感染症状。②有无发热、烦躁、嗜睡、委靡、昏迷等感染中毒症状。③有无头痛、喷射性呕吐、尖叫、惊厥等颅内压增高症状。④新生儿症状不典型,应注意有无哭声微弱、反应低下、拒乳、黄疸、发绀和呼吸不规则等症状。

(2)护理体检:重点是测体温、呼吸、脉搏及血压,注意前囟有无隆起、有无脑膜刺激征阳性(颈项强直、凯尔尼格征及布鲁津斯基征)及神经系统损伤体征,有无头痛及其加重或缓解的方式,有无意识障碍及其程度,注意有无体液不足、营养不足、脑疝先兆及其他并发症。

(3)社会心理状态:不同年龄患儿的压力来源,患儿与家长的依恋关系及对本病的认识。

3.辅助检查资料

(1)血常规检查:白细胞计数明显增高,以中性粒细胞为主。

205

（2）脑脊液检查：外观浑浊、压力增高，白细胞数在 $1000 \times 10^6/L$ 以上，以中性粒细胞为主。糖含量明显降低，蛋白质含量增高。涂片或细菌培养可找出致病菌。

考点：化脓性脑膜炎脑脊液检查

二、护理问题

1. 体温过高　与细菌感染有关。
2. 营养失调（低于机体需要量）　与摄入不足、身体消耗增多有关。
3. 有受伤的危险　与反复抽搐有关。
4. 潜在并发症　颅内压增高、硬脑膜下积液、脑积水。
5. 恐惧　与担心预后不良有关。

三、预期目标

1. 患儿体温维持正常。
2. 患儿能得到足够营养，能满足机体需要。
3. 患儿不发生受伤情况。
4. 患儿不发生并发症或发生并发症时能及时发现并处理。
5. 家长能接受疾病的事实，并能主动配合治疗与护理。

四、护理措施

（一）治疗配合

1. 遵医嘱给予抗生素治疗，并了解各种药物的使用要求，配伍禁忌及毒副作用，如青霉素稀释后应在 1 小时内输完。

2. 遵医嘱给予 20% 甘露醇、呋塞米、肾上腺皮质激素等药物降低颅压。对惊厥患儿保持呼吸道通畅、给氧，遵医嘱使用镇静、止惊剂，如地西泮、苯巴比妥等。

3. 协助腰椎穿刺。做好抢救准备，做好氧气、吸引器、人工呼吸机、硬脑膜下穿刺包（化脓性脑膜炎发病率最高的并发症是硬脑膜下积液）及侧脑室引流包的准备。

考点：化脓性脑膜炎应用抗生素治疗

护考链接

患儿，男，5 个月，3 天前出现哭闹，右耳流脓，现体温 39.5℃，神志不清，出现喷射性呕吐。初步诊断为化脓性脑膜炎，需做腰椎穿刺。此时重要的护理是：

A. 固定患儿于屈曲位　　　B. 对患儿讲明腰椎穿刺的目的和意义

C. 给患儿备皮　　　　　　D. 安慰家长并说明此项操作的意义和安全性

E. 准备腰椎穿刺包

点评：根据题干，患儿为化脓性脑膜炎需做腰椎穿刺。穿刺需要的护理如下：①穿刺前先向患儿或家长讲明腰椎穿刺的意义和目的，并说明对身体无明显伤害。②穿刺时协助医生固定患儿于合适体位。③穿刺后让患儿去枕平卧 6 小时，以防发生头痛。作为一项有创伤性的操作，家长非常担心其安全性，所以此时最重要的护理是安慰家长并说明此项操作的意义和安全性。故正确答案是 D。

（二）病情观察

注意患儿意识、体温、脉搏、呼吸及呕吐情况，有无惊厥及瞳孔变化，特别注意有无呼吸衰竭、脑水肿、脑疝及其他并发症的发生。

链接

脑脊液检查会导致残废吗？

脑脊液是脑室脉络膜分泌的填充在脑和脊髓的蛛网膜下隙，主要起保护大脑和脊髓，缓冲震动、维持颅内压平衡的作用；同时为脑和脊髓输送营养和代谢产物。正常情况脑脊液压力和成分是恒定的，当大脑发生病变时脑脊液会发生变化，所以检查脑脊液可以为临床提供重要诊断依据。抽取时很简单，一般仅需几毫升，而且很快得到补充；穿刺之后只要去枕平卧 4～6 小时，不会有什么反应。所以抽取脑脊液检查是不会导致残疾的。家长担心的残疾是有些中枢系统病变留下的后遗症，与抽取脑脊液无关。

（三）生活护理

1. 保持安静、尽量避免各种刺激。
2. 卧床休息，保持头肩抬高及头侧位。
3. 给予营养丰富、易消化的流质或半流质饮食，应少食多餐。
4. 注意加强口腔护理，及时更换体位。

考点：化脓性脑膜炎病情观察

（四）心理护理

对患儿及家长给予安慰、关心和爱护，使其接受疾病的事实，增加战胜疾病的信心，积极配合治疗。

考点：急性肾炎饮食护理

（五）健康教育

主动向患儿家长介绍病情、用药原则及护理方法，使其主动配合。为恢复期患儿制订相应的功能训练计划，指导家长具体的护理措施，减少后遗症发生。

五、护 理 评 价

评价患儿体温是否恢复正常，是否有效地避免了外伤，患儿营养是否得到了满足，家长和患儿能否正确对待疾病，恐惧感是否缓解。对有后遗症的患儿，家长能否掌握康复及护理方法。

第 2 节　病毒性脑炎患儿的护理

案例22-2

5 岁患儿，主因多语、哭笑无常 1 天，惊厥 1 次急诊入院。患儿 3 天前曾出现发热、头痛和呕吐，院外按"感冒"治疗效果不佳，近 1 日来突然出现多语、哭笑无常，入院前突然惊厥 1 次。体检：体温 38.5℃，神志不清，哭笑无常，脑膜刺激征（－）。脑脊液检查诊断：病毒性脑炎。

问题：1. 请作出该患儿现存的护理问题？
2. 对该患儿制订哪些护理措施？

病毒性脑炎是指由病毒感染引起的中枢神经系统的脑实质炎症，常表现为发热、头痛、抽搐、精神异常、意识障碍和脑脊液改变等。本病病情轻重不等，轻者可自行缓解，危重者可导致后遗症或死亡。如炎症同时累及脑膜可表现为病毒性脑炎、脑膜炎。本病 80％ 为肠道病毒感染引起，治疗要点为抗病毒治疗及对症治疗。

考点：病毒性脑炎的临床特征

一、护理评估

1. 致病因素/健康史　询问患儿发病前有无上呼吸道感染、消化道感染的病史,有无其他传染病发病史,有无接触动物或昆虫叮咬史。

2. 身心状况

(1) 症状评估:主要询问有无发热、头痛、恶心、呕吐、腹痛等上呼吸道和消化道感染症状,有无嗜睡、昏睡、昏迷或抑郁、呆滞、多语、哭笑无常等精神异常和意识障碍症状,有无头痛、呕吐、尖叫、惊厥等颅内压增高症状,有无失语、瘫痪、共济失调、感觉异常等脑实质受损症状。

(2) 护理体检:检查患儿有无前囟门隆起、视神经盘水肿、瞳孔不等大等颅内压增高的体征;如脑膜受累时,可出现脑膜刺激征阳性;检查患儿有无面神经麻痹、吞咽困难、失语、肢体运动障碍,不自主动作、小脑共济失调等局限性神经系统体征等。

考点: *病毒性脑炎脑脊液检查*

(3) 社会心理状态:严重病例可导致后遗症甚至危及生命,家长有担心、焦虑和恐惧心理。

3. 辅助检查资料　脑脊液检查:压力增高,细胞数轻度增多,大多在$(10\sim500)\times10^6/L$,以淋巴细胞为主,蛋白质定量正常或增高,糖和氯化物正常。

二、护理问题

1. 体温过高　与病毒血症有关。
2. 急性意识障碍　与脑实质炎症有关。
3. 躯体移动障碍　与昏迷、肢体瘫痪有关。
4. 营养失调(低于机体需要量)　与摄入不足有关。
5. 潜在并发症　颅内压增高症。

三、预期目标

1. 患儿体温维持在正常范围内。
2. 患儿意识逐渐恢复正常。
3. 患儿躯体移动障碍好转或消失。
4. 患儿营养供给能满足机体的需要。
5. 患儿不发生严重并发症或发生并发症能及时发现并处理。

四、护理措施

(一) 治疗配合

1. 遵医嘱使用抗病毒药物、镇静止惊剂、营养脑细胞药物、高压氧、脱水剂、利尿剂、降压药等,并做好配合抢救呼吸、循环衰竭的准备工作。

2. 体温在38.5℃以上,遵医嘱给予物理降温或药物降温。

3. 患儿卧床期间协助患儿洗漱、进食、大小便及个人卫生等;适当使用气圈、气垫等预防压疮;保持瘫痪肢体于功能位置,每2小时翻身1次;轻拍背促痰排出,避免坠积性肺炎。

(二) 病情观察

1. 观察瞳孔及呼吸变化　保持呼吸道通畅,必要时吸氧。如发现呼吸节律不规则、两侧瞳孔不等大、对光反应迟钝,多提示有脑疝及呼吸衰竭发生。

2. 观察意识变化　如患儿出现烦躁不安、意识障碍,应警惕是否存在脑水肿。

（三）生活护理

1. 注意口腔清洁和皮肤清洁,进食清淡、易消化的饮食,对不能进食者尽早给予鼻饲,保证热量供给。

2. 对昏迷或吞咽困难的患儿,取平卧位,一侧背部稍垫高,头偏向一侧。

（四）心理护理

耐心向患儿及家长介绍本病的防治知识,介绍患儿的病情,告知本病多数预后良好。要多关爱患儿,减轻患儿及家长对本病预后的担忧、焦虑和恐惧心理。

（五）健康教育

做好患儿及家长的心理护理,向家长提供日常生活护理及保护患儿的一般知识,指导并鼓励家长坚持智力训练和瘫痪肢体的功能锻炼。

五、护 理 评 价

考点:病毒性脑炎的护理措施

患儿体温是否降至正常范围内,意识是否恢复正常,躯体能否顺利的移动,营养供给是否能满足机体的需要,并发症是否发生,发生时是否及时发现并发症。

小结

化脓性脑膜炎是由各种细菌感染引起,以发热、呕吐、头痛、烦躁、抽搐并伴有脑膜刺激征及脑脊液改变为主要临床特征的神经系统急性感染性疾病。主要治疗和护理措施是按医嘱用抗生素控制感染、退热、降颅压、镇静等,同时密切监测生命体征和并发症的出现。病毒性脑炎是指由各种病毒感染引起的中枢神经系统的脑实质炎症,累及脑膜时表现为脑炎、脑膜炎。本病 80% 以上是由肠道病毒感染引起,临床以发热、头痛、抽搐、精神异常、意识障碍和脑脊液改变等为其特征,主要治疗和护理措施是按医嘱给予抗病毒治疗、降温、镇静、降颅压等,并密切观察有无呼吸和循环衰竭等并发症的发生。

自 测 题

A_1 型题

1. 确诊化脓性脑膜炎和病毒性脑炎的主要依据是（　　）

　　A. 临床表现　　　　B. 病史

　　C. 脑超声波检查　　D. 脑脊液病原学检查

　　E. 头部 CT

2. 化脓性脑膜炎患儿护理措施哪项是错误的（　　）

　　A. 密切观察病情　　B. 定期翻身

　　C. 病室保持安静　　D. 保证充分的营养和水分

　　E. 惊厥昏迷时采取仰卧位

3. 典型的化脓性脑膜炎脑脊液改变是（　　）

　　A. 细胞数增高、蛋白增高、糖增高

　　B. 细胞数增高、蛋白增高、糖正常

　　C. 细胞数增高、蛋白正常、糖增高

　　D. 细胞数正常、蛋白增高、糖下降

　　E. 细胞数增高、蛋白增高、糖下降

4. 出生时存在,以后永不消失的神经反射有（　　）

　　A. 拥抱反射　　B. 角膜反射　　C. 腹壁反射

　　D. 握持反射　　E. 吸吮反射

5. 新生儿化脓性脑膜炎最常见的病原菌是（　　）

　　A. 脑膜炎双球菌　　　　B. 肺炎链球菌

　　C. 流感杆菌　　　　　　D. 大肠埃希菌

　　E. 厌氧菌

A_2 型题

6. 1 岁婴儿,因发热、呕吐、惊厥来诊,确诊为化脓性脑膜炎。本病最易出现的并发症是（　　）

A. 脑疝　　　B. 硬脑膜下积液　C. 脑积水

D. 智力低下　E. 水、电解质紊乱

7. 患儿,男,10个月。因"抽搐2次伴意识丧失"入院。体温39.6℃,嗜睡状,呕吐1次,四肢抽动。脑脊液检查:压力升高、外观清亮,白细胞数200×10⁶/L,以淋巴细胞为主,糖和氯化物正常,1周前曾患上呼吸道感染。该患儿可能的诊断是(　　)

A. 病毒性脑膜炎　　　B. 化脓性脑膜炎

C. 结核性脑膜炎　　　D. 颅内高压

E. 脑疝

A₃型题

(8～10题共用题干)

患儿,女,9个月,体温40℃,惊厥,喷射性呕吐,前囟饱满。脑脊液检查:糖降低,氯化物降低,蛋白质增高,白细胞数增高(中性粒细胞为主)。

8. 该患儿最可能的诊断是(　　)

A. 病毒性脑炎　　　　　B. 结核性脑膜炎

C. 化脓性脑膜炎　　　　D. 颅内出血

E. 以上都不正确

9. 该患儿首要的护理问题是(　　)

A. 体温升高　　　　　B. 疼痛

C. 有体液不足的危险　D. 急性意识丧失

E. 调节颅内压能力下降

10. 以下的护理措施哪项是错误的(　　)

A. 抬高床头10°～15°　B. 观察生命体征

C. 增加补液量　　　　D. 保持室内安静

E. 给予甘露醇

(段慧琴)

第23章

惊厥患儿的护理

你知道小儿惊厥的病因吗？你知道宝宝发烧也会"抽风"吗？生活中遇到小儿"抽风"你会紧急处理吗？惊厥俗称"抽风"，是由于大脑运动神经元异常放电引起的全身或局部肌群发生不自主的强直性或阵挛性收缩，常伴意识障碍，是小儿时期常见的急症。特别是婴幼儿，由于大脑发育未成熟，皮质神经细胞的分化不全，神经元的树突发育不全，轴突神经髓鞘未完全形成，兴奋性冲动易于泛化。小儿惊厥分感染性和非感染性两大类。

> **案例23-1**
>
> 一天，李阿姨领着2岁的孩子正在超市购物，突然孩子一声尖叫，倒地抽搐。李阿姨惊恐万分，大声哭喊，不知所措。这时有人说："快把孩子按住"，有人说："赶快叫孩子，别丢了魂"，有人帮着掐人中穴，还有人说："赶快送医院"，现场乱作一团。这时李阿姨好像醒过神来，抱起孩子就往医院跑。
>
> **问题：**1. 大家这么做对不对？为什么？
>
> 2. 遇到这种情况，你认为正确的做法是什么？

一、护 理 评 估

1. 致病因素/健康史　询问患儿的出生史、个人史、既往史及家族史。出生史主要询问出生时有无产伤、窒息、缺血、缺氧史，有无缺血缺氧性脑病、颅内出血、呼吸窘迫综合征等病史；个人史主要询问患儿营养喂养史，如有无饥饿史（低血糖）、日光照射不足、维生素D摄入不足等；既往史主要询问既往有无发热惊厥史（提示高热惊厥）、癫痫发作史、颅内及颅外感染性疾病史等；家族史主要询问家族成员有无惊厥病史，此外还要了解有无中毒史、心脏或肾脏疾病史、颅脑损伤等病史。

> **链接**
>
> **小儿常见惊厥的临床特点**
>
> （1）高热惊厥：多见于6个月至3岁小儿，高热骤起时发作，发作后意识恢复快，无神经系统阳性体征，发作停止1～2周脑电图正常，部分患儿有家族倾向。
>
> （2）低钙惊厥：多见于1岁以内小儿，一般不高热，常有佝偻病的症状和体征。发作后意识恢复快，玩耍正常，无神经系统阳性体征，血离子钙下降，钙剂治疗有效。
>
> （3）癫痫：既往有脑损伤、脑缺氧窒息、脑出血和颅内感染后遗症病史，有既往反复发作史或癫痫家族史，一般不高热（发热也可诱发癫痫发作），发作后意识恢复慢，脑电图检查出现棘波、尖波、棘慢复合波等异常波形。

2. 身心状况

（1）症状评估：向家长询问患儿最主要的症状，即惊厥的情况。如发作时的表现、持续的

211

时间及发作停止后的意识状态、发作的次数;发作时的伴随症状,如有无发热、有无头痛、呕吐等。

(2)护理体检:惊厥发作时,在急救处理的同时,要观察抽搐的表现,注意心肺听诊;惊厥发作停止后,要测体温,检查有无皮疹、淤点,前囟是否隆起,神经反射有无异常。

(3)社会心理资料:患儿家长因知识缺乏面对抽搐的患儿非常紧张,多表现为惊慌失措,并采取错误的处置方式,如大声喊叫、摇晃患儿等。惊厥患儿的心理改变主要表现在发作后,如年长的癫痫患儿在醒来时可产生失控感、自卑、恐惧等心理。

3. 辅助检查资料 检查血、尿、便常规,根据病情需要可测定血生化、脑脊液,必要时可做脑电图、颅脑 B 型超声、颅脑 CT、磁共振成像等检查。

二、护理问题

1. 有窒息的危险 与惊厥发作有关。
2. 有外伤的危险 与抽搐、意识障碍有关。
3. 知识缺乏 家长缺乏有关惊厥急救、护理及预防的知识。

三、预期目标

1. 控制惊厥,患儿不发生惊厥。
2. 患儿不发生外伤或及时发现和处理。
3. 患儿家长能说出惊厥发作时的紧急处理原则及护理要点。

四、护理措施

(一)治疗配合

1. 惊厥发作时就地抢救,松解患儿衣服领口,去枕仰卧位,头偏向一侧;将舌轻轻向外牵拉,及时清除呼吸道分泌物及口腔呕吐物,保持呼吸道通畅。

2. 频繁惊厥或持续时间较长的患儿应在手中或腋下放置纱布,防止皮肤摩擦受损,但牙关紧闭时,不要强力撬开,以免损伤牙齿;专人守护。

护考链接

患儿 3 岁,惊厥反复发作入院,为防止该患儿惊厥时外伤,以下处理哪项错误?
A. 将纱布放在患儿的手中   B. 移开床上一切硬物   C. 用约束带捆绑四肢
D. 床边设置防护栏   E. 压舌板裹纱布置上下磨牙之间

点评:患儿发生惊厥时,为防止外伤,将纱布放在患儿的手中,防止皮肤摩擦受损;移开床上一切硬物,防止惊厥时硬物损伤患儿;床边设置床挡,防止坠床;出牙的患者应用纱布包裹压舌板置于患儿上下磨牙之间,防止舌咬伤;惊厥的患儿不能用约束带捆绑四肢,以防惊厥发作牵拉损伤肢体。故正确答案为 C。

---

3. 吸氧及遵医嘱应用抗惊厥药物,必要时给予物理降温或药物降温。
4. 准备好急救用品如吸痰器、气管插管用具及急救药品。

考点:惊厥的急救处理

(二)病情监测

1. 观察惊厥类型、应用止惊药后的效果,止惊后的神志情况。
2. 观察生命体征、面色、瞳孔大小、对光反应等重要生命体征,及有无呕吐及大便性状等,如发现异常及时通知医生。

（三）生活护理

1. 要在床边设置防护床挡,防止着地摔伤,注意将床上的一切硬物移开,以免造成损伤。
2. 保持患儿安静,避免一切不必要的刺激如声、光及触动等,以防诱发惊厥。
3. 保持室内空气流通,保持皮肤清洁干燥,以防皮肤感染。

（四）心理护理

关心体贴患儿,处置操作熟练、准确,消除恐惧心理。向家长介绍疾病的有关知识、治疗方法及预后,以及这次发作的病因及诱因,争取家长配合治疗。

（五）健康教育

患儿出院时向家长讲解惊厥的预防及急救措施,如发作时要就地抢救,针刺(或指压)人中穴、合谷穴,保持安静。发作缓解时迅速将患儿送往医院查明原因,防止再发作。根据不同的病因,讲解不同的注意事项。

五、护　理　评　价

患儿发生惊厥时无窒息发生,无外伤;患儿家长或其监护人能否说出惊厥发作时的紧急处理原则及护理要点。

小结

　　小儿惊厥是儿科常见的重要急症,有感染性和非感染性原因。表现为全身或局部骨骼肌群突然发生不自主收缩,常伴有意识障碍。可能的护理问题主要有:①窒息;②外伤;③知识缺乏。在护理过程中应注意:①做好治疗配合,执行医嘱,准备好吸痰器、气管插管等用具,防止发生窒息和外伤。②加强病情观察,监测患儿生命体征、面色及神志,发现异常及时向医师汇报。③提供心理护理,增强患儿及家长治疗的信心。

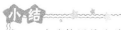

自　测　题

A_1 型题

1. 可引起小儿惊厥发作的因素有(　　)
   A. 原发性癫痫　　　　B. 低血钙
   C. 中毒性菌痢　　　　D. 高热
   E. 以上均是

2. 处理惊厥发作的患儿,应采取以下哪种措施(　　)
   A. 立即抱往医院
   B. 使劲摇晃,叫醒患儿
   C. 就地抢救,立即松解衣领、平卧头侧位
   D. 采取头高脚低位
   E. 牵拉按压患儿肢体,不让其乱动

3. 小儿高热惊厥的特点为(　　)
   A. 多见于 6 个月至 3 岁小儿
   B. 高热骤起时发作
   C. 发作后意识恢复快

D. 无神经系统阳性体征
E. 以上均是

4. 小儿惊厥时应重点观察(　　)
   A. 体位变化　　　　B. 呼吸、瞳孔变化
   C. 发绀程度　　　　D. 呕吐情况
   E. 肌肉张力改变

A_2 型题

5. 患儿 10 个月,因高热惊厥入院,经治疗痊愈,准备出院。对其家长健康指导的重点是(　　)
   A. 合理喂养的方法　　B. 体格锻炼的方法
   C. 惊厥预防及急救措施　D. 预防接种的时间
   E. 小儿体检的时间

A_3 型题

(6～8 题共用题干)

　　患儿,1 岁半。发热、流涕、咳嗽约 4 小时,半小时前突然"抽风"一次,持续约 5 分钟,为全身大

发作。1岁时发热时曾发作1次,情况与本次类似。查体:神志清楚,一般情况好,体温39℃,咽红,呼吸音稍粗,神经系统检查(一),来院急诊。

6. 该患儿"抽风"的原因最可能是( )

    A. 化脓性脑膜炎

    B. 癫痫

    C. 维生素D缺乏性手足搐搦症

    D. 高热惊厥

    E. 中毒性脑病

7. 该患儿到院后的立即处理应是( )

A. 按医嘱给予止惊药   B. 给予抗生素治疗

C. 给予约束   D. 在口腔放置压舌板

E. 给予补充钙剂

8. 该患儿的预后( )

    A. 患儿会越来越重

    B. 随年龄增长,多数会自愈

    C. 需服用抗癫痫药治疗

    D. 需长期服用钙片、鱼肝油治疗

    E. 需加大抗生素的量治疗

(段慧琴)

实　　训

实训1　产前检查技能训练

一、孕期腹部检查

孕期腹部检查包括视诊、测宫高和腹围、四步触诊法和听诊。妊娠期每次产前检查均做腹部检查,以便了解胎儿大小、胎产式、胎先露、胎方位及先露入盆情况,结合骨盆测量结果评估头盆是否相称,以选择分娩方式。

（一）实训目标

1. 学会测量宫底高度和腹围、腹部四步触诊方法,判断胎方位。说出腹部四步触诊手法检查的目的。

2. 学会胎心音听诊方法、计胎心频率。

3. 体现良好的职业素质。

> **实训案例1**
>
> 蒋女士,29岁,已婚,孕2产0,孕32周,孕期无特殊不适。今天应约来进行产前检查,询问护士胎位及胎心是否正常。护士应如何判断胎头、胎臀及胎儿四肢的位置,怎样正确听取胎心音?

（二）实训准备

1. 环境准备　检查室内光线充足,空气流通好,设备齐全,整洁安全。天冷时注意保暖。

2. 护士准备　衣帽服装整洁,洗净并温暖双手,态度和蔼地向孕妇说明检查目的,站立于孕妇的右侧。

3. 用物准备　软皮尺、胎心听诊器、计时钟表、孕妇孕产期保健卡。

4. 孕妇(孕妇模型)准备　排空膀胱后仰卧于检查床上,头稍垫高,双腿屈曲稍向两侧分开,露出腹部。

5. 师生准备　据学生人数分成若干小组,每位辅导老师负责指导3～4个小组学生;要求学生课前预习。操作练习过程以小组为单位进行。

（三）操作步骤

1. 视诊　观察腹部外形、大小、有无腹壁妊娠纹、**静脉曲张**、手术瘢痕、水肿等。

2. 测量宫高与腹围

3. 腹部四步触诊

第一步手法:检查者面向孕妇头端,两手置于子宫底部,了解外形、手测宫高,估计胎儿大小与孕周是否相符;然后两手指腹相对轻推,判断宫底是胎儿哪部分。如为硬而圆有浮球感的则是胎头,如为软而宽,形态不规则的则是胎臀。

第二步手法:双手分别放在腹部两侧,一手固定,另一手轻轻深按压检查,两手交替,从上至下仔细分辨胎背及胎儿四肢的位置。

第三部:右手拇指与其余四指分开,置于耻骨联合上方轻握胎先露部并向左右推动,鉴别是头还是臀,判断是否入盆(衔接)。

第四步:检查者面向孕妇足端,两手分别置于先露部的两侧,向骨盆入口方向下压,进一步核实胎先露部并确定胎先露部入盆的程度。

4. 听诊　胎心在胎儿背部靠近头侧听得最清楚。孕妇两腿放平伸直,护士持胎心听诊器放在胎心听诊最清楚的部位听诊,看钟表数 1 分钟胎心的次数。

(四)注意事项

1. 动作轻柔,操作完成后,协助孕妇做起、整理衣裤、穿鞋。

2. 整理床铺,物品归放原处。

3. 向孕妇说明检查结果。

4. 向孕妇进行健康教育,如饮食、休息、活动、自我监护等。

(五)实训评价及小结

1. 评价学生完成实验操作的态度。

2. 评价学生操作步骤是否规范,还存在哪些问题,找出解决的方法。抽查两组学生,由学生先评价,教师总结。

3. 评价学生测量数据是否准确,存在哪些影响数据准确的因素,是否能通过课后练习改进。

二、骨盆外测量

骨盆测量包括外测量和内测量,是重要的产科检查项目之一。通过骨盆外测量,可以间接了解孕妇真骨盆大小,结合胎儿大小评估头盆情况,判断分娩是否顺利。

实训案例 2

　　李女士,28 岁,身高 140cm,孕 1 产 0,孕 38 周来院就诊。因临近预产期,孕妇正为自己能否顺利分娩而担忧。护士应如何测量骨盆径线并向孕妇说明?

(一)实训目标

1. 学会骨盆外测量各径线检查方法及其正常值。

2. 态度认真负责,体现良好的职业素质。

(二)实训准备

1. 环境准备　同孕期腹部检查。

2. 护士准备　同孕期腹部检查。

3. 用物准备　骨盆外测量器,检查骨盆测量器刻度是否准确。

4. 孕妇(孕妇模型或学生)准备　排空膀胱,取伸腿仰卧位,暴露下腹部、臀部上部。

(三)操作步骤

1. 测量髂棘间径　测量两侧髂前上棘外缘间的距离。先触摸两侧髂前上棘外缘,手持骨盆测量器两端置于其上,看清测量器上刻度值。

2. 测量髂嵴间径　方法同上,测量两侧髂嵴外缘间最宽的距离。

3. 测量骶耻外径　孕妇左侧卧位,背向检查者,左腿屈曲,右腿伸直;测量器两端分别放在耻骨联合上缘中点和第五腰椎棘突下读测量器数值。

4. 测量坐骨结节间径　孕妇仰卧,两腿弯曲,双手抱膝,使双腿贴近腹部,暴露臀部,将测量器两端置于坐骨结节间前段内侧缘,查看测量器数值。

(四)注意事项

1. 持器姿势正确,孕妇体位选择恰当,动作轻并与孕妇交流取得配合,各径线取点准确,读数精确。

2. 操作完成后,协助孕妇做起,整理衣裤、穿鞋;整理床铺,物品归放原处。

3. 向孕妇说明骨盆外测量结果。

链接

"第五腰椎棘突下"的定位方法

　　有以下几种方法:①相当于腰骶部菱形窝的上角。②菱形窝两侧角的水平连线中点上方 2cm。③相当于两侧髂嵴最高点连线中点下 1～1.5cm 处。

4. 向孕妇进行健康教育,如饮食、卫生、休息、活动、自我监护,如有不适及时就诊等。

（五）实训评价及小结

同"孕期腹部检查"。

（六）课后作业

每位学生完成一份实训报告。内容:每位学生骨盆测量的结果及评价;实验过程存在的问题及希望老师继续提供哪方面的帮助等。

实训 2　正常接生、初生新生儿的护理

（一）实训目标

1. 学会正常分娩产妇的外阴冲洗消毒的操作,并能够关心体贴产妇。

2. 熟悉接产的操作过程,学会保护会阴及初生新生儿的初步处理操作。

3. 学会各产程中能做出相应的护理配合。

4. 加深对三个产程概念的理解。

（二）实训准备

1. 临床见习　确定指导老师,选择合适的案例,确定分批次学生名单。学生学习待产室、分娩室的规章制度,强调要以认真的态度进行见习。

2. 观看视频　准备正常分娩录像带或 DVD 等视频资料、案例 1～2 份。

3. 在实训室进行模拟接生

（1）用物准备:听筒 1 个、血压器 1 个、听诊器 1 个、外阴清洁消毒用物、产包、气门芯 2 个、吸痰管 1 根、会阴侧切剪 1 把、新生儿衣物、高级产妇模型等。

（2）师生准备:按产房相关制度执行,严格无菌操作。

（三）实训方法与步骤

1. 医院见习　组织学生以 3～4 位为一组,由老师或医院的带教老师指导,在待产室、分娩室观察产程、接生及初生新生儿的护理。

2. 在教室播放视频　观看产程、接生及初生新生儿护理。

3. 在实训室模拟接生的护理配合　学生以 9～10 位为一组,由老师利用模型先演示接生过程及接生中的护理措施要求,然后学生 3 人一组进行操作,教师巡视纠错、指导。

（四）注意事项

1. 重视产妇主诉,给予个性化、人性化的全面护理。

2. 注意采取预防产后出血的措施,产后在产房观察的内容及时间。

（五）实训评价及小结

通过观察与提问评价是否按实训目标完成教学。

（六）课后作业

掌握三个产程及其评估内容。

实训 3　正常新生儿护理

（一）实训目标

1. 学会正常新生儿沐浴的护理。

2. 学会正常新生儿抚触的护理。

（二）实训准备

1. 临床见习　确定指导老师和分批次学生名单到医院产科见习。

2. 实训室　准备新生儿沐浴与抚触录像带或 DVD 等视频资料。学生观看教学视频及老师演示后,学生人手一个新生儿模型进行新生儿擦浴、淋浴和盆浴;在新生儿模型上练习抚触手法:头面部、胸部、腹部、四肢、背部、臀部。

（1）用物准备

1）沐浴前准备:室温 26～28℃,淋浴水温 40～45℃,盆浴水温 38～40℃;新生儿衣服、尿布、大毛巾、温湿小毛巾、无刺激的婴儿专用肥皂、爽身粉、软膏、塑料布、磅秤、沐浴装置、护脐贴等用物。

2）抚触前准备:室温 26～30℃,轻声播放柔和的音乐;备好适量的润肤油、爽身粉、毛巾、尿片和衣服;抚触者摘下手表、戒指等,洗净并温暖双手,倒润肤油于掌心,润滑双手。

（2）师生准备

（三）实训步骤

1. 临床见习　指导老师带领下参观医院淋浴室并分组观看新生儿淋浴和抚触。

2. 实验室操作

（1）新生儿沐浴

1）护士用水温计测水温、用手腕内侧感受水温。

2）洗净手,解开包被、检查腕条、核对姓名、床号、脱衣服解尿布。第一次沐浴时先轻轻擦去胎脂,特别注意颈部、腋下、腹股沟等皮肤皱褶处。脐部贴上护脐贴,避免水弄湿脐部。预热沐浴床垫,将新生儿抱至沐浴床上,用小毛巾依次洗眼→鼻→嘴→面→头。

洗脸,冲湿头部,将婴儿专用肥皂（或沐浴露）涂在护士的手上,洗新生儿的头和耳后;再用水冲净,注意不要使水流入耳内,并注意保护眼、耳。

3）按先上后下,先对侧后近侧的原则冲洗躯干四肢。

4）洗毕,抱新生儿到沐浴台的大毛巾上,用大毛巾包裹后,用温湿小毛巾擦净面部、头部,再用大毛巾擦干全身。

5）脐部护理后,皱襞处扑上爽身粉,臀部涂软膏,核对手腕条上床号、姓名等,穿好衣裤,挂上标牌,清洁耳鼻后抱回母亲处。

6）注意事项:避免在喂奶前后 1 小时内沐浴。出生后体温不稳定前不宜淋浴。沐浴时减少暴露时间,动作轻柔快捷;沐浴过程观察新生儿反应。一人一物,预防交叉感染。

（2）新生儿抚触:第 1 至第 4 步新生儿取仰卧位,第 5、6 步摆放新生儿于俯卧位。每个部位抚触 4～6 次。

1）头面部抚触:两手拇指指腹从前额中央向两侧滑动至太阳穴,然后从下颌中央向外上滑动,让上下唇呈微笑状;四指并拢,用指腹从前额发际向上后滑动,并停止与两耳后乳突处,轻轻按压。

2）胸部抚触:双手示指和中指指腹分别由新生儿同侧胸部的外下方,顺肋缘向上经胸骨滑向对侧肩部交叉抚触。

3）腹部抚触:双手除拇指外,其余四指并拢,左手四指指腹按顺时针方向沿脐周从右下腹、右上腹、左上腹滑至左下腹,右手按逆时针方向同法操作。

4）四肢抚触:双手握上臂交替从近端向远端滑行达腕部,再自近端向远端按捏上臂肌肉;然后,两拇指相对放横,拇指指腹自手心近心端向远心端交替滑行,示、中指指腹在手背侧滑动,最后用拇指、示指和中指指腹自新生儿指根到指尖逐一提滑。同法抚触下肢。

5）背部抚触：双手、中、无名指腹以脊柱为起点，向外侧滑行，自上而下，然后从上颈部到腰部抚触脊柱两侧。

6）臀部抚触：双手食、中、无名指腹从两臀的内侧向外侧作环形滑动。

7）注意事项：①抚触时用力要适当，最初轻柔为主，然后逐渐增加压力。②在抚触过程中要密切观察新生儿的反应，出现哭闹、肌张力增高、皮肤颜色变化应立即停止。③抚触时间不宜过长，每日 2~3 次，时间从每次 5 分钟开始，一般不超过 15 分钟。④抚触应选择在新生儿两次喂奶之间，清醒、半空腹、沐浴后为最佳时间。新生儿进食后 1 小时内和脐带尚未脱落时暂不做腹部抚触。

（四）实训评价及小结

通过观察与提问评价是否按实训目标完成教学。

实训 4　妊娠期高血压疾病患者的护理

（一）实训目标

1. 加深妊娠期高血压疾病分类的记忆。

2. 学会制订子痫前期患者的护理措施。

3. 在实训中，培养对患者的关爱情感。

（二）实训准备

1. 临床见习　确定指导老师，选择合适的案例；学生分批次的名单。强调要以认真的态度进行见习。

2. 观看视频　准备妊娠期高血压疾病的 DVD、多媒体课件、案例。

（三）实训步骤

1. 医院见习　组织以 6~8 位学生为一组，由老师和（或）医院的带教老师指导，在高危妊娠病区，让一位学生代表向患者收集资料及进行必要的护理体查，之后回到示教室讨论。

2. 在教室播放 DVD 等视频资料，观看妊娠期高血压疾病。

（四）注意事项

针对妊娠期高血压疾病特点，实训中注意避免声、光对患者的刺激，体查时动作轻柔。观察硫酸镁静脉滴注过程的观察指标。

（五）实训评价及小结

通过收集资料和必要护理体查（观看）。

1. 对妊娠期高血压疾病的分类能否理解并记忆？

2. 如何针对患者制订合适的护理措施？

3. 在见习中你实施了哪项护理措施？

可由学生每组讨论后派代表或老师围绕以上问题进行评价及小结；也可由老师根据学生的具体情况选择评价的内容与方式。

实训 5　异常分娩与分娩期并发症产妇的护理

（一）实训目标

1. 学会判断协调性宫缩乏力及其护理措施。

2. 学会产后出血病因判断及具有初步的预防、配合医生处理产后出血的能力。

3. 培养严密观察、紧张有序的工作作风,树立分秒必争的观念,具有应急止血能力。

（二）实训准备

1. *师生准备* 确定指导老师,确定学生分批次名单。要求学生课前预习;学习医院相关规章制度。

2. *案例准备* 选择合适的案例,与患者事先沟通,取得配合,让学生能顺利完成病史的采集等,完成见习目标。

（三）实训步骤

根据各学校的教学资源可以选择:医院见习、多媒体教学、病例讨论等形式。

1. *病房病例见习* 全班分成若干小组分别由教师(学校教师或医院有经验的护士)带教,较理想是采用护理查房的方式进行。

2. *多媒体教学* 临床见习有困难时,可通过电教录像片进行。

3. *病案讨论* 通过案例或观看录像后,由学生分组讨论,由小组的代表发言,最后由师生共同归纳、小结,制定护理措施。

（四）实验室操作

介绍3种宫缩乏力时的止血方法:按摩子宫止血法、纱布填塞宫腔法、宫腔水囊填塞法。

1. *按摩子宫止血法* 检查产妇膀胱充盈情况,必要时导尿。

（1）经腹按摩法:①左手在耻骨联合上缘向下按压使子宫上升。②右手置于子宫底部,拇指放于子宫前壁,其余4指放于子宫后壁。③双手作均匀有力的,有节律的按摩。④按摩过程中应间隔性地按压子宫底将宫腔内积血排出,以利于子宫收缩和子宫收缩恢复正常。

（2）腹部—阴道双手按摩法:①术者一手握拳置于阴道前穹隆,顶住子宫前壁。②另一只手经腹部按压子宫后壁,使子宫前屈。③先挤压出宫腔内积血。④两手相对紧压子宫并作按摩。⑤有节律持续轻柔按摩 15 分钟,促进子宫收缩。⑥注意使用无菌技术。⑦应用宫缩剂配合按摩,以维持子宫处于良好收缩状态。

2. *纱布填塞宫腔法* ①常规消毒,洗手,戴手套。②用灭菌纱布条在盛 0.9%氯化钠溶液的治疗碗中浸湿挤干。③术者用一手在腹部固定宫底,用另手或持卵圆钳将长 1～1.5m、宽 6～8cm,4～6 层大纱条送入宫腔内,自宫底向外逐层填塞。④填塞应紧密,不留空隙,均匀,剩余的纱布条留于阴道内。⑤填塞后,测量血压、脉搏等生命体征。⑥24 小时后缓慢抽出纱布条,抽出前先注射宫缩剂。

3. *宫腔水囊填塞法* ①采用避孕套,导尿管自制水囊,消毒备用。②常规消毒、洗手、戴手套。③将水囊打开放在消毒治疗碗备用。④术者用窥器打开阴道暴露宫颈,聚维酮碘消毒宫颈,卵圆钳将水囊送入宫腔底部,注入 250～500ml 的 0.9%氯化钠溶液膨胀宫腔,必要时也可注入 500～1000ml 0.9%氯化钠溶液。⑤防止水囊脱出,阴道内填塞无菌纱布。⑥水囊填塞后,测量血压、脉搏等生命体征,填充期间需要预防性使用抗生素。⑦12～24 小时后取出水囊,取出前应注意宫缩素及抗生素的使用。

（五）实训评价及小结

通过观察与提问评价完成情况,并小结不足,以利今后改进。

（六）课后作业

独立完成以下案例分析。

实训案例3

　　某初产妇,26岁,教师。孕1产0,孕39周。自诉妊娠期间无特殊,产前检查无异常。下腹阵痛已10多小时,宫缩时产妇大声呼叫,在床上辗转不安。已两餐未进,入院后未解小便。助产士肛查:宫口开3cm,胎头 S^1 ,未破膜。临床诊断:协调性宫缩乏力。处理意见:给予输液、镇静剂。经过3小时后给予人工破膜加静脉滴注缩宫素加强宫缩,观察产程的进展。

　　护理体查:体温37℃,脉搏85次/分,呼吸19次/分,血压120/75mmHg,产妇发育正常,营养中等。疲乏,精神较紧张。心肺听诊无异常,肝脾触诊不满意(足月妊娠腹膨隆之故)。膀胱稍胀,压之有尿意感。产科检查:宫高38cm,腹围98cm,枕左前位,胎心140次/分,宫缩25～30秒/6～8分钟,用手指压宫底部肌壁仍出现凹陷。未见阴道流液。

　　目前最主要的护理问题:①疲乏,与第一产程较长、产妇体力消耗及进食少有关。②潜在并发症:胎儿窘迫。

问题:1. 针对护理问题,制订哪些护理措施?

　　　2. 制订护理措施的依据是什么?

实训案例4

　　某女士,28岁,中学教师,孕1产1,产前检查情况正常,无凝血功能异常。足月妊娠入院分娩。因第一、第二产程宫缩乏力,行会阴侧切及胎头吸引术娩出1活女婴,10分钟娩出胎盘,检查胎盘胎膜完整。之后阵发性宫缩欠佳,1小时内阴道出血约700ml。每次护士观察宫缩时产妇均向护士询问出血量,对不断地阴道出血表示担心。

　　护理体查:体温36.9℃,脉搏100次/分,呼吸20次/分,血压100/60mmHg,产妇精神尚好。腹部检查:子宫轮廓不甚清,经按摩后触及宫底在脐上1指,按压有凹陷,按压宫底时有暗红色的血液、小血块从阴道流出。软产道未发现裂伤。

问题:1. 该产妇最可能的出血原因是什么?

　　　2. 应采取哪些主要护理措施?

实训6　新生儿窒息复苏术

（一）实训目标

1. 能叙述新生儿窒息的分度。

2. 学会新生儿窒息抢救物品的准备。

3. 学会抢救新生儿窒息的方法和步骤。

（二）实训准备

1. 观看视频　准备新生儿复苏录像带或DVD等视频资料、案例1～2份。

2. 在实训室进行模拟新生儿窒息复苏术

（1）物品的准备

1）准备全套复苏器械:①喉镜(配有01号、1号叶片)。②各种型号气管套管、金属芯、胶布、剪刀、氧气管、氧气源、吸引设备(球形洗耳球、电动吸引器、吸痰管)、复苏气囊及面罩、听诊器、5号电池一对、手套、喉镜备用灯泡。

2）一个辐射保湿台。

实训案例5

　　某女士,34岁,孕1产0,孕41周,产钳助产分娩一女婴,体重3.7kg。新生儿娩出后心率110次/分,呼吸不规则,口唇青紫,哭声低,四肢屈曲,Apgar评分7分。应如何护理新生儿?

3）新生儿窒息模型。

4）急救药物:1∶10 000肾上腺素,纳洛酮,扩容药(0.9％氯化钠溶液、林格-乳酸钠溶液),5％碳酸氢钠溶液,10％葡萄糖溶液。

（2）人员准备:每小组由学生各扮演产科与儿科医生、助产士、护士。

（3）新生儿用物准备。

（4）环境准备:取暖设备、灯光等。

（三）实训步骤

1. 老师演示后学生分组用新生儿模型练习。

2. 老师进行巡视,纠正学生操作中的错误之处。

3. 教师随机对学生操作进行抽查测试,大家评价,教师总结。

（四）操作步骤

1. 新生儿出生后快速评估　①是否足月孕。②羊水颜色性状。③有无呼吸或哭声。④肌张力如何?

2. 初步复苏（A）

（1）防止热量散失:置新生儿于辐射热源保暖区,消毒浴巾擦干身体及头部,移去湿毛巾。

（2）建立通畅呼吸道:①迅速摆正体位。仰卧,头部略后仰,颈部适度仰伸,可放肩垫。②清理呼吸道。清理呼吸道分泌物,先口、咽后鼻腔。③黏稠颗粒状羊水污染时,行气管插管吸净下呼吸道胎粪。

（3）诱发呼吸:进行触觉刺激。轻拍足底或弹足跟,摩擦背部。

（4）上述20秒内完成。

3. 评价新生儿,观察呼吸、心跳、皮肤颜色三项指标,进行决策。

4. 正压人工呼吸（B）

1）正压人工呼吸的指征:①无呼吸。②有呼吸,心率低于100次/分。③吸入100％氧气仍持续发绀。

2）呼吸囊正压人工呼吸的方法:①摆正婴儿头部位置,确认气道通畅。②操作者站在新生儿侧面或头侧位置。③选择适当大小的面罩,放置时先扣下颌尖,然后盖上口鼻,用手固定好面罩,使用100％的纯氧,气流量5升/分,(空气也可以作为复苏气源)。④操作者只需要用手指尖按压气囊,按压的频率为每分钟40～60次。30秒后查心率,数6秒,乘10,得出一分钟心率。若心率小于60次/分,则行胸外按压。

5. 胸外按压（C）　见第11章。

6. 应用药物（D）　见第11章。

7. 评价（E）　见第11章。

（五）注意事项

1. 仪表端庄、严肃认真,操作轻巧,动作到位。

2. 辐射保暖台应预热,以便立即可用;正确摆好新生儿的体位。

3. 抢救物品(药品、器械、氧气等)随手可及、可用。

4. 避免新生儿损伤。

5. 寒冷季节要注意新生儿的保暖。

（六）实训评价及小结

通过观察与提问评价是否按实训目标完成教学。

实训 7　剖宫产术前后的护理

实训案例6

患者,女,32岁,高危产妇(肥胖,巨大儿估计体重4.8kg)孕足月求诊于某医院,患者为经产妇,签字坚决要求试产。4小时后产程无进展,胎心145次/分,宫缩20~30秒/8~10分,宫口开大2cm,头先露,S^1,患者不得已要求剖宫产。此时你应评估哪些内容?请制订一份合理的术前、术后的护理计划。

（一）实训目标

1. 简述剖宫产术前后患者的护理评估内容。

2. 学会剖宫产术患者评估资料的收集。

3. 制订一份剖宫产术术前、术后的整体护理计划。

4. 关心体贴患者,具有争分夺秒的精神。

（二）实训内容

1. 择期剖宫产与紧急剖宫产手术的术前准备(心理护理)。

2. 剖宫产术后的整体护理。

（三）实训准备

1. 临床病例。

2. 整体护理评估表,体格检查用物。护理模拟人或学生模拟患者。

3. 导尿包。

（四）实训步骤

1. 医院见习　①在教师的指导下收集资料,按术前、术后的评估表与患者交谈。进行护理体格检查,阅读有关资料。②分析病例资料。③制订一份术前、术后的整体护理计划。

2. 在教室播放视频资料,观看剖宫产术前、中、后的护理。

（五）注意事项

1. 收集资料要按术前、术后的评估表进行,避免漏项。

2. 严格评估剖宫产的手术指征。

3. 检查动作轻柔,及时、准确。

（六）实训小结

实训 8　儿科医疗机构及护理管理

1. 实训内容　儿科门诊、急诊及病区的设置和护理管理。

2. 实训目标

(1) 了解儿科医疗机构的构成。

(2) 学会儿科门诊、急诊及病区的护理管理。

(3) 在课间临床实训时表现出认真的态度,观察并评价护士在护理管理工作中的态度。

3. 实训方法

（1）实训地点：医院儿科。

（2）实训方法：先集中介绍见习医院及儿科的概况，然后分组（每组约 10 人）分别由带教老师带领，边参观，边讲解，后 20 分钟安排学生与带教老师相互提问、讨论，最后由带教老师总结。

实训 9　正常新生儿的特点及护理

1. 实训内容

（1）见习正常新生儿的身心状况和护理要点。

（2）选择个案情景，学生向家长进行健康指导，主题为向家长示范护理新生儿的各种基本技能，如新生儿游泳、哺喂、穿衣、更换尿布、脐部护理；向家长介绍喂养（包括添加辅食）、保暖、防感染、预防接种等有关知识。

2. 实训目标

（1）简述正常新生儿的身心状况。

（2）学会制订正常新生儿的护理措施。

（3）在课间临床习见时表现出认真、关爱的态度。

3. 实训方法

（1）实训地点：医院新生儿病区或产科婴儿室。

（2）实训方法

1）先集中由带教老师讲述后分组，每 5～10 个人一组，由学校和医院带教老师带领，边观察，边讲解，最后小结。

2）若无条件到医院实训，可观看正常新生儿的特点及护理的录像，然后教师组织学生进行讨论。

实训 10　新生儿疾病患儿的护理

1. 实训内容

（1）见习新生儿缺氧缺血性脑病、新生儿颅内出血、新生儿黄疸、新生儿硬肿症、新生儿败血症、新生儿脐炎、新生儿低血糖、新生儿低钙血症患儿的身心状况和护理要点。

（2）选择个案情景，学生向患儿家长进行健康指导（主题为预防新生儿感染的方法）。

2. 实训目标

（1）学会观察新生儿缺氧缺血性脑病患儿的意识改变。

（2）学习制订新生儿缺氧缺血性脑病、新生儿颅内出血、新生儿黄疸、新生儿硬肿症、新生儿败血症、新生儿脐炎、新生儿低血糖、新生儿低钙血症患儿的护理措施。

（3）在实训时培养认真的态度，同情和关爱患儿。

3. 实训方法

（1）实训地点：医院新生儿病区。

（2）实训方法

1）先集中由带教老师讲述后分组，每 5～10 个人一组，由学校和医院带教老师带领，边观察,边讲解,最后小结。

2)若无条件到医院见习,可在示教室观看新生儿疾病的录像,然后教师组织学生进行个案护理讨论。

实训 11　维生素 D 缺乏性佝偻病患儿的护理

1.实训内容

(1)对维生素 D 缺乏性佝偻病患儿进行护理评估,提出护理要点。

(2)选择一佝偻病患儿的病例,学生分组讨论其身心状况和护理要点,并模拟角色扮演,向患儿家长进行健康指导(主题为如何预防维生素 D 缺乏性佝偻病)。

2.实训目标

(1)学会维生素 D 缺乏性佝偻病患儿的评估。

(2)能对收集到的病历资料进行分析、整理,提出护理问题,学习制订维生素 D 缺乏性佝偻病患儿的护理计划。

(3)在见习过程中培养认真的态度,同情和关爱患儿,能理解家长,并能同患儿和家长进行有效的沟通。

3.实训方法

(1)实训地点:医院儿科病区。

(2)实训方法

1)先集中由带教老师讲述后分组,每 5～10 人一组,由学校和医院带教老师带领,边观察,边讲解,最后小结。

2)若无条件到医院见习,教师可挑选一例维生素 D 缺乏性佝偻病的个案,在示教室组织学生进行个案护理讨论。

实训 12　小儿腹泻病患儿的护理

1.实训内容

(1)对小儿腹泻病患儿进行护理评估,提出护理要点。

(2)选择一腹泻患儿的病例,学生分组讨论其身心状况和护理要点,并模拟角色扮演,向患儿家长进行健康指导(主题为如何预防小儿腹泻)。

2.实训目标

(1)学会小儿腹泻病患儿的评估。

(2)能对收集到的病历资料进行分析、整理,提出护理问题,学习制订小儿腹泻病患儿的护理计划。

(3)在见习过程中培养认真的态度,同情和关爱患儿,能理解家长,并能同患儿和家长进行有效的沟通。

3.实训方法

(1)实训地点:医院儿科病区。

(2)实训方法

1)先集中由带教老师讲述后分组,每 5～10 人一组,由学校和医院带教老师带领,边观察,边讲解,最后小结。

2) 若无条件到医院见习,教师可挑选一例小儿腹泻病的个案,在示教室组织学生进行个案护理讨论。

实训 13 呼吸道感染患儿的护理

1. 实训内容

(1) 对急性上呼吸道感染、肺炎患儿进行护理评估,提出护理要点。

(2) 选择一肺炎患儿的病例,学生分组讨论其身心状况和护理要点,并模拟角色扮演,向患儿家长进行健康指导。

2. 实训目标

(1) 学会急性上呼吸道感染、肺炎患儿的评估。

(2) 能对收集到的病历资料进行分析、整理,提出护理问题,制订护理计划。

(3) 在见习时表现出认真的态度,同情和关爱患儿,并能跟患儿和家长进行有效的沟通。

3. 实训方法

(1) 实训地点:医院儿科病区。

(2) 实训方法

1) 先集中由带教老师讲述后分组,每 6～10 人为一组,由学校和医院带教老师带领,边观察,边讲解,最后小结。

2) 若无条件见习到呼吸系统感染的患儿,教师可挑选一例个案,在示教室组织学生进行个案护理讨论。

实训 14 营养性缺铁性贫血患儿的护理

1. 实训内容

(1) 对营养性缺铁性贫血患儿进行护理评估,提出护理要点。

(2) 选择一缺铁性贫血患儿的病例,学生分组讨论其身心状况和护理要点,并模拟角色扮演,向患儿家长进行健康教育。

2. 实训目标

(1) 学会营养性缺铁性贫血患儿的评估。

(2) 能对收集到的病历资料进行分析、整理,提出护理问题,制订护理计划。

(3) 见习过程中表现出认真的态度,能关爱和同情患儿,能理解家长,并能跟患儿和家长进行有效的沟通。

3. 实训方法

(1) 临床见习

1) 见习地点:医院儿科病房

2) 见习方法:①教师在儿科病房选定缺铁性贫血患儿若干例。②学生分组(每组 6～10人)对患儿进行护理评估,向患儿及家长询问健康史、进行护理体检、阅读有关辅助检查资料。③学生分组讨论患儿的病情、护理问题和护理计划要点。④每位学生对采集的评估资料进行分析整理,撰写一份护理病历,并制订护理计划,由教师批改后归纳总结。

（2）病例讨论：石海，男，9 个月，系早产儿，单纯牛乳喂养，因面色逐渐苍白 2 个月入院。查体：精神差，面色及睑结膜苍白，心前区可闻Ⅱ级收缩期杂音，肝肋下 3cm，脾肋下 1 cm。Hb：50g/L，RBC：$2.9×10^{12}$/L，外周血涂片中显示红细胞形态大小不均，以小细胞为主，中央染色浅。诊断为营养性缺铁性贫血。

讨论：①该患儿的主要护理问题有哪些？②为该患儿制订一份护理计划。③角色扮演：1人扮护士，1 人扮患儿家长，护士对家长进行健康教育。

实训 15　急性肾炎患儿和肾病综合征患儿的护理

1. 实训内容

（1）对急性肾炎患儿和肾病综合征患儿进行护理评估，提出护理要点。

（2）选择急性肾炎患儿和肾病综合征患儿的病例，学生分组讨论其身心状况和护理要点，写出护理计划。

2. 实训目标

（1）学会急性肾炎患儿和肾病综合征患儿的评估。

（2）能对收集到的病历资料进行分析、整理，提出护理问题，制订护理计划。

（3）见习过程中表现出认真的态度，能关爱和同情患儿，能理解家长，并能跟患儿和家长进行有效的沟通。

3. 实训方法

（1）临床见习

1）见习地点：医院儿科病房

2）见习方法：①教师在儿科病房选定急性肾炎患儿和肾病综合征患儿若干例。②学生分组（每组 6～10 人）对患儿进行护理评估，向患儿及家长询问健康史、进行护理体检、阅读有关辅助检查资料。③学生分组讨论患儿的病情、护理问题和护理计划要点。④每位学生对采集的评估资料进行分析整理，撰写一份护理病历，并制订护理计划，由教师批改后归纳总结。

（2）病例讨论

1）肖××，男，10 岁，患儿入院前 2 周发热 39℃，咽痛，当地治疗 1 天后热退，仍时有咳嗽，9 天后出现眼、面水肿，渐波及下肢，同时尿少，茶色尿，入院前 1 天尿量约 100ml，既往体健。入院查体：体温 36.8℃，脉搏 80 次/分，呼吸 24 次/分，血压 135/90mmHg，体重 47kg。神清，面色苍白，眼睑及颜面水肿，咽充血明显，双侧扁桃体Ⅱ度肿大，充血，无脓点。心率 80次/分，肝脾未触及，双下肢非凹陷性水肿。尿常规：蛋白（＋＋）、RBC（＋＋＋）、WBC（－）、颗粒管型（＋）。诊断为急性肾炎。讨论：①患儿的主要护理问题有哪些？②为该患儿制订一份护理计划。

2）方××，男，3 岁半。患儿 1 周前出现颜面水肿，渐发展至全身，尿量稍减少，色黄，曾服中药无效，以肾病综合征收入院。查体：体温 37℃，脉搏 100 次/分，呼吸 25 次/分，血压 86/60mmHg，体重 17kg。眼睑颜面明显水肿，心率 100 次/分，律整，无杂音，腹胀，脐呈"一"字形，移动性浊音阳性，肝脾不大，双下肢凹陷性水肿。尿常规：蛋白（＋＋＋），24 小时尿蛋白定量 2.2g，胆固醇增高，血白蛋白降低，补体正常。讨论：①该患儿的主要护理问题有哪些？②为该患儿制订一份护理计划。

母婴与儿童青少年护理
教学基本要求

（72学时）

一、课程性质和任务

　　母婴与儿童青少年护理是卫生中等职业护理专业的一门主干专业课程,主要内容包括临床护理的基本理论、基础知识和基本技能。其主要任务是使学生树立"以人的健康为中心"的护理理念,为护理对象提供减轻痛苦、促进健康、保持健康的服务。

二、课程教学目标

（一）知识教学目标

1. 了解常见病的概念、治疗原则和健康教育的内容。
2. 理解常见病患者的护理评估、护理问题,掌握其护理措施。
3. 了解常见急危重症患者的急救原则。

（二）能力培养目标

1. 具有对护理对象进行护理评估和应用护理程序进行整体护理的能力。
2. 在教师指导下,能对急危重症患者进行初步应急处理和配合抢救。
3. 初步学会应用临床医学知识和人际交流与咨询的技巧,在社区中进行母婴与儿童青少年的护理。
4. 具有对常见病患者的病情变化和治疗反应进行观察和初步分析的能力。
5. 具有实施常用护理操作技术和常用手术护理配合的能力。

（三）思想教育目标

1. 通过认识疾病对人身心危害,以及护理对象对维护和促进其健康的护理需求,进一步认识和珍爱生命,初步养成自觉地关心、爱护、尊重护理对象、全心全意为护理对象服务的观念与行为意识。
2. 通过学习与实践,养成自觉按照护理程序工作的观念和认真、热情、主动地执行护理措施的工作意识。
3. 通过对实践的认识,建立医学的"洁净"观,不怕脏和累,爱岗敬业。
4. 通过学习与实践,建立与其他人员配合工作的团队意识,培养协助精神。
5. 培养自觉爱护器械、仪器、设备的观念。
6. 有学习、尝试临床护理新理论、新方法、新技术的创新意识。

三、教学内容和要求

教学内容	了解	理解	掌握	教学内容	了解	理解	掌握
一、女性生殖系统生理及保健				五、异常妊娠患者的护理			
1. 卵巢和子宫内膜的周期性变化		√		1. 妊娠早期出血性疾病患者的护理			
2. 妇女一生各阶段的生理特点及保健要点		√		(1)护理评估		√	
3. 月经的临床表现及月经期保健			√	(2)护理问题		√	
二、孕妇妊娠期的生理、心理变化及保健				(3)护理目标	√		
1. 妊娠生理		√		(4)护理措施(含健康教育)			√
2. 妊娠期母体的生理与心理变化		√		(5)护理评价	√		
3. 产前检查			√	2. 妊娠晚期出血性疾病患者的护理			
4. 胎产式、胎先露、胎方位		√		(1)护理评估		√	
三、正常分娩期产妇的护理				(2)护理问题	√		
1. 概述		√		(3)护理目标	√		
2. 第一产程产妇的护理				(4)护理措施(含健康教育)			√
(1)护理评估		√		(5)护理评价	√		
(2)护理问题		√		3. 妊娠期高血压疾病患者的护理			
(3)护理目标	√			(1)护理评估		√	
(4)护理措施			√	(2)护理问题		√	
(5)护理评价	√			(3)护理目标	√		
3. 第二产程产妇的护理				(4)护理措施(含健康教育)			√
(1)护理评估		√		(5)护理评价	√		
(2)护理问题		√		4. 双胎妊娠、羊水量异常患者的护理			
(3)护理目标	√			(1)护理评估		√	
(4)护理措施			√	(2)护理要点		√	
(5)护理评价	√			5. 早产与过期妊娠患者的护理			
4. 第三产程产妇的护理				(1)护理评估	√		
(1)护理评估		√		(2)护理要点		√	
(2)护理问题		√		6. 高危妊娠患者的护理			
(3)护理目标	√			(1)护理评估		√	
(4)护理措施			√	(2)护理要点		√	
(5)护理评价	√			六、妊娠合并症妇女的护理			
四、正常产褥期产妇的护理				1. 妊娠合并心脏病患者的护理			
1. 产褥期母体的变化			√	(1)护理评估		√	
2. 产褥期妇女的护理				(2)护理问题		√	
(1)护理评估		√		(3)护理目标	√		
(2)护理问题	√			(4)护理措施(含健康教育)			√
(3)护理目标	√			(5)护理评价	√		
(4)护理措施(含健康教育)			√	2. 妊娠合并糖尿病患者的护理			
(5)护理评价	√			(1)护理评估		√	
				(2)护理问题		√	

续表

教学内容	了解	理解	掌握
(3)护理目标	✓		
(4)护理措施(含健康教育)			✓
(5)护理评价	✓		
3.妊娠合并贫血患者的护理			
(1)护理评估		✓	
(2)护理问题			
(3)护理目标	✓		
(4)护理措施(含健康教育)			✓
(5)护理评价	✓		
七、异常分娩患者的护理			
1.产力异常患者的护理			
(1)护理评估		✓	
(2)护理问题			
(3)护理目标	✓		
(4)护理措施(含健康教育)			✓
(5)护理评价	✓		
2.产道异常患者的护理			
(1)护理评估		✓	
(2)护理问题			
(3)护理目标	✓		
(4)护理措施(含健康教育)			✓
(5)护理评价	✓		
3.胎儿异常患者的护理			
(1)护理评估		✓	
(2)护理问题			
(3)护理目标	✓		
(4)护理措施(含健康教育)			✓
(5)护理评价	✓		
八、分娩期并发症患者的护理			
1.产后出血患者的护理			
(1)护理评估		✓	
(2)护理问题			
(3)护理目标	✓		
(4)护理措施(含健康教育)			✓
(5)护理评价	✓		
2.子宫破裂患者的护理			
(1)护理评估		✓	
(2)护理问题			
(3)护理目标	✓		

教学内容	了解	理解	掌握
(4)护理措施(含健康教育)			✓
(5)护理评价	✓		
3.羊水栓塞患者的护理			
(1)护理评估		✓	
(2)护理问题			
(3)护理目标	✓		
(4)护理措施(含健康教育)			✓
(5)护理评价	✓		
九、产褥感染患者的护理			
(1)护理评估	✓		
(2)护理问题			
(3)护理目标	✓		
(4)护理措施(含健康教育)			✓
(5)护理评价	✓		
十、胎儿窘迫与胎膜早破患者的护理			
1.胎儿窘迫患者的护理			
(1)护理评估		✓	
(2)护理问题			
(3)护理目标	✓		
(4)护理措施(含健康教育)			✓
(5)护理评价	✓		
2.胎膜早破患者的护理			
(1)护理评估	✓		
(2)护理问题	✓		
(3)护理目标	✓		
(4)护理措施(含健康教育)			✓
(5)护理评价	✓		
十一、新生儿窒息患儿的护理			
(1)护理评估		✓	
(2)护理问题		✓	
(3)护理目标	✓		
(4)护理措施(含健康教育)			✓
(5)护理评价	✓		
十二、晚期产后出血患者的护理			
(1)护理评估	✓		
(2)护理问题	✓		
(3)护理目标	✓		
(4)护理措施(含健康教育)			✓
(5)护理评价	✓		

教学内容	教学要求			教学内容	教学要求		
	了解	理解	掌握		了解	理解	掌握
十三、产科常见手术患者的护理				(5)护理评价	√		
1. 阴道助产术产妇的护理				5. 新生儿败血症患儿的护理			
(1)临床应用	√			(1)护理评估		√	
(2)护理配合要点		√		(2)护理问题	√		
2. 剖宫产术产妇的护理				(3)护理目标	√		
(1)临床应用	√			(4)护理措施(含健康教育)			√
(2)护理配合要点		√		(5)护理评价	√		
十四、儿童护理总述				6. 新生儿寒冷损伤综合征患儿的护理			
1. 小儿年龄分期及各期特点		√		(1)护理评估		√	
2. 生长发育		√		(2)护理问题	√		
3. 小儿营养与婴幼儿喂养			√	(3)护理目标	√		
4. 小儿用药		√		(4)护理措施(含健康教育)			√
5. 计划免疫		√		(5)护理评价	√		
十五、新生儿与新生儿疾病患儿的护理				7. 新生儿脐炎患儿的护理			
1. 正常足月新生儿及早产儿的特点及护理				(1)护理评估		√	
				(2)护理问题	√		
(1)护理评估		√		(3)护理目标	√		
(2)护理问题		√		(4)护理措施(含健康教育)			√
(3)护理目标		√		(5)护理评价	√		
(4)护理措施(含健康教育)			√	8. 新生儿低血糖患儿的护理			
(5)护理评价	√			(1)护理评估		√	
2. 新生儿缺氧缺血性脑病患儿的护理				(2)护理问题	√		
(1)护理评估		√		(3)护理目标	√		
(2)护理问题	√			(4)护理措施(含健康教育)			√
(3)护理目标	√			(5)护理评价	√		
(4)护理措施(含健康教育)			√	9. 新生儿低钙血症患儿的护理			
(5)护理评价	√			(1)护理评估		√	
3. 新生儿颅内出血患儿的护理				(2)护理问题	√		
(1)护理评估		√		(3)护理目标	√		
(2)护理问题	√			(4)护理措施(含健康教育)			√
(3)护理目标	√			(5)护理评价	√		
(4)护理措施(含健康教育)			√	十六、营养性疾病患儿的护理			
(5)护理评价	√			1. 营养不良患儿的护理		√	
4. 新生儿黄疸患儿的护理				(1)护理评估	√		
(1)护理评估		√		(2)护理问题	√		
(2)护理问题	√			(3)护理目标			√
(3)护理目标	√			(4)护理措施(含健康教育)	√		
(4)护理措施(含健康教育)			√	(5)护理评价	√		
				2. 维生素D缺乏性佝偻病患儿的护理			

教学内容	了解	理解	掌握
(1)护理评估		√	
(2)护理问题		√	
(3)护理目标		√	
(4)护理措施(含健康教育)			√
(5)护理评价	√		
3. 维生素D缺乏性手足抽搐症患儿的护理			
(1)护理评估		√	
(2)护理问题	√		
(3)护理目标	√		
(4)护理措施(含健康教育)			√
(5)护理评价	√		
十七、消化系统疾病患儿的护理			
1. 口腔炎患儿的护理			
(1)护理评估		√	
(2)护理问题	√		
(3)护理目标	√		
(4)护理措施(含健康教育)			√
(5)护理评价	√		
2. 腹泻患儿的护理			
(1)护理评估		√	
(2)护理问题		√	
(3)护理目标		√	
(4)护理措施(含健康教育)			√
(5)护理评价	√		
十八、呼吸系统疾病患儿的护理			
1. 急性上呼吸道感染患儿的护理			
(1)护理评估		√	
(2)护理问题	√		
(3)护理目标	√		
(4)护理措施(含健康教育)			√
(5)护理评价	√		
2. 肺炎患儿的护理			
(1)护理评估		√	
(2)护理问题	√		
(3)护理目标	√		
(4)护理措施(含健康教育)			√
(5)护理评价	√		
十九、先天性心脏病患儿的护理			

教学内容	了解	理解	掌握
(1)护理评估		√	
(2)护理问题	√		
(3)护理目标	√		
(4)护理措施(含健康教育)			√
(5)护理评价	√		
二十、造血系统疾病患儿的护理			
1. 营养性缺铁性贫血患儿的护理			
(1)护理评估		√	
(2)护理问题		√	
(3)护理目标		√	
(4)护理措施(含健康教育)			√
(5)护理评价	√		
2. 营养性巨幼红细胞贫血患儿的护理			
(1)护理评估		√	
(2)护理问题	√		
(3)护理目标	√		
(4)护理措施(含健康教育)			√
(5)护理评价	√		
二十一、泌尿系统疾病患儿的护理			
1. 急性肾小球肾炎患儿的护理			
(1)护理评估		√	
(2)护理问题	√		
(3)护理目标	√		
(4)护理措施(含健康教育)			√
(5)护理评价	√		
2. 肾病综合征患儿的护理			
(1)护理评估		√	
(2)护理问题	√		
(3)护理目标	√		
(4)护理措施(含健康教育)			√
(5)护理评价	√		
二十二、神经系统疾病患儿的护理			
1. 化脓性脑膜炎患儿的护理			
(1)护理评估		√	
(2)护理问题	√		
(3)护理目标	√		
(4)护理措施(含健康教育)			√
(5)护理评价	√		
2. 病毒性脑炎患儿的护理			

教学内容	教学要求			教学内容	教学要求		
	了解	理解	掌握		了解	理解	掌握
(1)护理评估		√		(1)护理评估		√	
(2)护理问题	√			(2)护理问题	√		
(3)护理目标	√			(3)护理目标	√		
(4)护理措施(含健康教育)			√	(4)护理措施(含健康教育)			√
(5)护理评价	√			(5)护理评价	√		
二十三、惊厥患儿的护理							

实践教学模块

序号	教学内容	教学要求		
		会	掌握	熟练掌握
一、母婴护理部分	1.产前检查技能训练示教与分组练习	√		
	2.正常接生、初生新生儿的护理　临床见习或看录像或实训室	√		
	3.临床见习或看录像或实训室　产褥期正常新生儿护理	√		
	4.临床见习或看录像或病例讨论　妊娠期高血压疾病患者的护理	√		
	5.临床见习或看录像或病例讨论　异常分娩与分娩并发症产妇的护理	√		
	6.看录像或实训室或病例讨论　新生儿窒息复苏术	√		
	7.临床见习或看录像或病例讨论　剖宫产术前后的护理	√		
二、儿科护理	8.临床见习　儿科医疗机构及护理管理	√		
	9.临床见习或看录像　正常新生儿的特点及护理	√		
	10.临床见习或看录像或病例讨论　新生儿疾病患儿的护理	√		
	11.临床见习或看录像或病例讨论　维生素D缺乏性佝偻病患儿的护理	√		
	12.临床见习或看录像或病例讨论　小儿腹泻患儿的护理	√		
	13.临床见习或看录像或病例讨论　呼吸道感染患儿的护理	√		
	14.临床见习或看录像或病例讨论　营养性缺铁性贫血患儿的护理	√		
	15.临床见习或看录像或病例讨论　急性肾炎患儿和肾病综合征患儿的护理	√		

四、说　明

1. 本教学分理论与实践两部分,可根据本地情况增加内容及病案。

2. 本教学基本要求　对理论知识的要求分为了解、理解、掌握三个层次。

(1)了解:知道"是什么"。能记住学过的知识要点。

(2)理解:懂得"为什么"。能领会概要的含义,并能解释知识点的内容。

(3)掌握:能"应用"。能分析知识的联系和区别,并能综合运用知识解决临床问题。

对实训部分内容的要求仅为一个层次,即"会":在老师的指导下,能够正确地进行技术操作或实验,临床见习或病例讨论时,能根据收集到的患者资料,进行讨论、分析、归纳,列出护理问题并制订护理措施。

3. 教学过程应多采用现代教育技术、病例讨论、角色扮演、行动导向和见习参观等多种多样的教学方法,培养学生的主动性、胆量;训练动手能力和人际沟通等能力;注意理论联系实际,提高其工作能力和综合素质,形成良好的专业形象。

4. 可通过课堂提问、作业、讨论、平时测验、操作技能考核、护理病历书写及考试等情况对学生的学习情况进行评价。

学时分配建议

序号	教学内容	学时数		
		理论	实践	合计
1	女性生殖系统生理及保健	1.5	0.5	2
2	孕妇妊娠期的生理、心理变化及保健	3	2.5	6
3	正常分娩期产妇的护理	3	4	6
4	正常产褥期产妇的护理	1	1	2
5	异常妊娠患者的护理	5	3	8
6	妊娠合并症患者的护理	2	0	2
7	异常分娩患者的护理	2	1	3
8	分娩期并发症患者的护理	2.5	2	4.5
9	产褥感染患者的护理	0.5	0	0.5
10	胎儿窘迫与胎膜早破患者的护理	1	0	1
11	新生儿窒息患儿的护理	0.5	0.5	1.5
12	晚期产后出血患者的护理	0.5	0	0.5
13	产科常见手术患者的护理	0.5	0.5	1
14	儿童护理总述	4	1	5
15	新生儿与新生儿疾病患儿的护理	6	2	8
16	营养性疾病患儿的护理	1	1	2
17	消化系统疾病患儿的护理	2	1	3
18	呼吸系统疾病患儿的护理	3	1	4
19	先天性心脏病患儿的护理	1	0	1
20	造血系统疾病患儿的护理	1	1	2
21	泌尿系统疾病患儿的护理	1	1	2
22	神经系统疾病患儿的护理	1	0	1
23	惊厥患儿的护理	1	0	1
24	机动	1	1	2
	合计	47	25	72

参 考 文 献

陈吉庆 . 2002 . 儿科护理学 . 南京：东南大学出版社

丰有吉，沈铿 . 2010 . 妇产科学 . 北京：人民卫生出版社

桂红民 . 2002 . 高热惊厥复发的危险因素及家庭护理 . 实用护理杂志 . 18(5)：43

胡亚美，江载芳 . 2002 . 诸福棠实用儿科学 . 第 7 版 . 北京：人民卫生出版社

黄怀宇，黄爱松 . 2008 . 母婴与儿童青少年护理 . 第 2 版 . 北京：科学出版社

黄力毅 . 2004 . 儿科护理学 . 北京：人民卫生出版社

黄美凌 . 2010 . 妇产科护理学笔记 . 北京：科学出版社

乐杰 . 2008 . 妇产科学 . 第 7 版 . 北京：人民卫生出版社

梅国建 . 1999 . 儿科护理学 . 北京：人民卫生出版社

美国家庭医师学会编，盖铭英审译 . 2002 . 高级产科生命支持 . 第 4 版 . 北京：中国协和医科大学出版社

倪必群 . 2002 . 妇婴保健 . 北京：人民卫生出版社

秦浩 . 2003 . 产科学 . 济南：山东科学技术出版社

任新贞 . 2004 . 妇产科护理学 . 北京：人民卫生出版社

沈晓明，王卫平 . 2010 . 儿科学 . 第 7 版 . 北京：人民卫生出版社

王慕逖 . 2001 . 儿科学 . 第 5 版 . 北京：人民卫生出版社

王肇福 . 1997 . 儿科护理学 . 广州：广东科技出版社

吴培英 . 2010 . 妇产科护理 . 北京：科学出版社

夏海鸥 . 2001 . 妇产科护理学 . 北京：人民卫生出版社

夏泉源 . 2002 . 临床护理(下册). 北京：人民卫生出版社

夏泉源 . 2003 . 临床护理学 . 北京：人民卫生出版社

薛花，程瑞峰 . 2008 . 产科学及护理 . 北京：人民卫生出版社

杨锡强，易著文 . 2004 . 儿科护理学 . 第 6 版 . 北京：人民卫生出版社

杨玉杰 . 2010 . 母婴保健 . 第 2 版 . 北京：人民卫生出版社

姚在新 . 1997 . 儿科学 . 第 3 版 . 北京：人民卫生出版社

中华人民共和国卫生部，中国人民解放军总后勤部卫生部 . 2011 . 临床护理实践指南 . 北京：人民军医出版社

周昌菊，陶新陆，丁娟 . 2001 . 现代妇产科护理模式 . 北京：人民卫生出版社

朱念琼 . 2005 . 儿科护理学 . 北京：人民卫生出版社

朱延力 . 1998 . 儿科护理学 . 北京：人民卫生出版社

自测题选择题参考答案

第 1 章

1. C 2. E 3. B 4. E 5. C 6. D 7. C

第 2 章

1. B 2. E 3. B 4. D 5. E 6. A 7. C 8. B 9. E 10. A 11. C 12. B 13. C 14. D 15. A 16. C

第 3 章

1. C 2. E 3. C 4. A 5. A 6. B 7. B 8. D 9. C 10. B 11. C 12. C 13. D 14. B 15. B 16. E

第 4 章

1. B 2. E 3. A 4. C 5. A 6. B 7. B 8. D 9. D 10. E 11. B

第 5 章

1. C 2. D 3. B 4. D 5. B 6. B 7. D 8. A 9. A 10. C 11. A 12. C 13. D 14. C 15. C 16. C 17. B 18. C 19. E 20. E 21. B

第 6 章

1. C 2. D 3. B 4. A 5. E 6. A 7. A 8. C 9. E 10. B 11. B 12. C 13. E 14. E 15. D

第 7 章

1. C 2. D 3. D 4. E 5. D 6. C 7. D 8. C 9. A 10. B 11. D 12. E

第 8 章

1. A 2. A 3. C 4. C 5. A 6. A 7. B 8. A 9. A 10. B 11. A 12. C 13. A 14. E 15. E 16. C 17. D

第 9 章

1. E 2. D 3. B 4. D 5. C 6. B 7. B 8. C 9. E 10. E 11. E

第 10 章

1. A 2. C 3. C 4. A 5. E 6. A 7. D 8. B 9. B 10. B 11. C 12. E 13. D 14. D 15. C

第 11 章

1. D 2. C 3. A 4. D 5. B 6. C 7. D 8. B 9. D

第 12 章

1. B 2. D 3. A 4. E 5. E 6. A 7. E

第 13 章

1. D 2. E 3. E 4. C 5. A 6. E 7. C 8. A 9. D 10. B 11. C 12. E

第 14 章

1. D 2. C 3. B 4. B 5. A 6. E 7. B 8. C 9. B 10. E 11. C 12. D 13. C 14. E 15. C 16. C 17. A 18. D 19. B 20. D

236

第15章

1. D　2. D　3. A　4. C　5. D　6. B　7. B　8. E　9. D　10. D　11. B　12. D　13. E　14. C
15. D　16. B　17. B　18. E　19. A　20. C

第16章

1. B　2. B　3. E　4. C　5. B　6. E　7. A　8. B　9. C　10. D

第17章

1. B　2. E　3. E　4. B　5. E　6. D　7. A　8. A　9. C　10. D　11. A　12. D　13. A　14. B
15. B　16. B　17. E　18. B　19. C　20. B

第18章

1. A　2. B　3. D　4. B　5. B　6. E　7. B　8. E　9. E　10. C

第19章

1. C　2. A　3. E　4. E　5. E　6. B　7. A　8. D　9. D　10. C

第20章

1. D　2. C　3. E　4. C　5. E　6. C　7. D　8. A　9. B　10. A　11. C　12. C

第21章

1. B　2. E　3. C　4. D　5. D　6. C　7. B　8. E　9. B　10. A　11. C　12. A

第22章

1. D　2. E　3. E　4. B　5. D　6. B　7. A　8. C　9. A　10. C

第23章

1. E　2. C　3. E　4. B　5. C　6. D　7. A　8. B